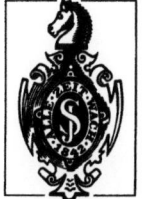

Berndt Lüderitz

Geschichte der Herzrhythmusstörungen

Von der antiken Pulslehre
zum implantierbaren Defibrillator

Unter Mitarbeit von Bruno Inhester

Mit 114 zum Teil farbigen Abbildungen

Springer-Verlag
Berlin Heidelberg New York
London Paris Tokyo
Hong Kong Barcelona
Budapest

Professor Dr. med. BERNDT LÜDERITZ
Medizinische Universitätsklinik
Sigmund-Freud-Straße 25, D-5300 Bonn 1

Dr. med. BRUNO INHESTER
Burloer Straße 29, D-4280 Borken

ISBN-13: 978-3-642-77941-1 e-ISBN-13: 978-3-642-77940-4
DOI:10.1007/978-3-642-77940-4

Die Abbildung auf dem Schutzumschlag
[Frans van Mieris d. Ältere (1635–1681) „Der Besuch des Arztes"]
wurde vom Kunsthistorischen Museum, Wien, zur Verfügung gestellt.

Die Deutsche Bibliothek – CIP-Einheitsaufnahme
Lüderitz, Berndt: Geschichte der Herzrhythmusstörungen :
von der antiken Pulslehre zum implantierbaren Defibrillator /
Berndt Lüderitz. Unter Mitarb. von Bruno Inhester.
– Berlin ; Heidelberg ; New York ; London ; Paris ; Tokyo ;
Hong Kong ; Barcelona ; Budapest : Springer, 1993

Dieses Werk ist urheberrechtlich geschützt. Die dadurch begründeten Rechte, insbesondere die der Übersetzung, des Nachdrucks, des Vortrags, der Entnahme von Abbildungen und Tabellen, der Funksendung, der Mikroverfilmung oder der Vervielfältigung auf anderen Wegen und der Speicherung in Datenverarbeitungsanlagen, bleiben, auch bei nur auszugsweiser Verwertung, vorbehalten. Eine Vervielfältigung dieses Werkes oder von Teilen dieses Werkes ist auch im Einzelfall nur in den Grenzen der gesetzlichen Bestimmungen des Urheberrechtsgesetzes der Bundesrepublik Deutschland vom 9. September 1965 in der jeweils gültigen Fassung zulässig. Sie ist grundsätzlich vergütungspflichtig. Zuwiderhandlungen unterliegen den Strafbestimmungen des Urheberrechtsgesetzes.

© Springer-Verlag Berlin Heidelberg 1993
Softcover reprint of the hardcover 1st edition 1993

Die Wiedergabe von Gebrauchsnamen, Handelsnamen, Warenbezeichnungen usw. in diesem Werk berechtigt auch ohne besondere Kennzeichnung nicht zu der Annahme, daß solche Namen im Sinne der Warenzeichen- und Markenschutz-Gesetzgebung als frei zu betrachten wären und daher von jedermann benutzt werden dürften.

Reproduktion der Abbildungen: Gustav Dreher GmbH, Stuttgart

Vorwort

*Die großen Begebenheiten in der Welt
werden nicht gemacht, sondern finden sich ein.*

G. C. Lichtenberg (1742–1799)

Diagnostik und Therapie der Herzrhythmusstörungen haben eine lange und faszinierende Vorgeschichte. Seit altersher beeindruckt kaum ein klinisches Zeichen den Patienten (und den Arzt) mehr als der unregelmäßige Herzschlag. So hat Beethoven seine eigenen Herzrhythmusstörungen vertont (Klaviersonate op. 81 a „Les adieux"), lange bevor Einthoven das Elektrokardiogramm als elektrischen Ausdruck der regelmäßigen und unregelmäßigen Herztätigkeit graphisch dokumentierte. – Obschon im 5. vorchristlichen Jahrhundert die altchinesische Pulslehre den Grundstein der Rhythmologie legte, gelang der entscheidende Durchbruch in der Erkennung und Behandlung kardialer Arrhythmien erst in diesem Jahrhundert. Exponentiell entwickelte sich der pharmakologische und elektrophysiologische Erkenntniszuwachs in den letzten Jahrzehnten. Dies wurde begünstigt durch die immense klinische Bedeutung, die die Herzrhythmusstörungen erfuhren: einmal durch die Verschiebung der Alterspyramide der Patienten in höhere Altersklassen, die naturgemäß häufiger von Arrhythmien betroffen sind, zum anderen durch die erhebliche Zunahme der Durchblutungsstörungen der Herzkranzgefäße als wichtigster Ursache der Herzrhythmusstörungen. Die koronare Herzkrankheit ist nicht nur zur bedeutendsten Erkrankung des Herzens geworden, sondern auch zur wichtigsten Krankheit überhaupt – gemessen an der Todesursachenstatistik der westlichen Industrieländer. Unter den Komplikationen der ischämischen Herzkrankheiten spielen Arrhythmien die größte Rolle, besteht doch ein unmittelbarer Zusammenhang zu dem so häufigen plötzlichen (arrhythmogenen) Herztod als mutmaßlich vermeidbarem „elektrischem Unfall" des Herzens.

Ebenso wie andere Gebiete der Medizin hat auch die Rhythmologie ihre Geschichte. Der aktuelle Wissensstand ist nicht das Ergebnis einer konsequenten Entwicklung, genausowenig wie das Fach einen statischen, monolithischen Gedankenkomplex darstellt. Die heutige Rhythmologie ist vielmehr das Resultat zahlreicher kompetitiver wissenschaftlicher Ansätze, oft zufälliger Natur, von denen einzelne sich als brauchbar erwiesen, weiterverfolgt wurden, und so zu einem Erkenntniszuwachs führten.

Der – häufig reizvolle – Blick in die Vergangenheit erleichtert nicht nur die Beurteilung zahlreicher Details und dadurch die Orientierung in der Fülle wichtiger und weniger wichtiger Fakten, sondern erschließt auch dem Betrachter den Zeithorizont des gesamten Fachgebiets. Die Rhythmologie ist also kein geschichtsloses Faktenwissen, sondern eine evolutionäre aus dem Wettstreit unterschiedlicher Lösungsansätze entstandenes dynamisches Fachgebiet, für das das vorliegende Buch nur eine Zwischenbilanz darstellt.

Mit der vorgelegten geschichtlichen Abhandlung ist nicht beabsichtigt, in einen Wettstreit mit den Medizinhistorikern zu treten. Vielmehr soll versucht werden, die historische und chronologische Entwicklung der Rhythmologie nachzuzeichnen, so wie sie der Autor in fast 30jähriger klinisch-wissenschaftlicher Beschäftigung mit der Materie erfahren hat. Dabei kann trotz allen Bemühens kein Anspruch auf Vollständigkeit erhoben werden. Ebensowenig sind subjektive Wertungen in der Betrachtung von Ereignissen und Personen auszuschließen. Grundlage dieser Schrift sind die eigenen Arbeiten zur Gesamtproblematik der Herzrhythmusstörungen einschließlich der elektrischen Stimulation des Herzens, des Herzschrittmachers und der pharmakologischen Therapie, begleitet von einigen historischen Betrachtungen zum Thema. Zahlreiche Ergänzungen ergaben sich durch die Dissertation von B. Inhester, der durch Bibliotheksbesuche im In- und Ausland das Quellenmaterial wesentlich erweitern konnte.

Um dem nicht ständig mit Herzrhythmusstörungen befaßten Leser den gedanklichen Zugang zu erleichtern, haben wir dem historischen Teil eine kurze aktuelle Systematik der Herzrhythmusstörungen vorangestellt. Hier finden sich auch für den praktischen ärztlichen Alltag geeignete Hinweise zur Diagnostik und Therapie. Zugleich bildet dieses Kapitel die Basis für den nachfolgenden geschichtlichen Abriß. – Als Anhang sind ein Glossar mit Stichworten zur Rhythmologie (Begriffe und Definitionen) sowie eine Synopsis beigefügt. Neben dem Sachindex dient ein Namenverzeichnis der Orientierung.

Wir hoffen, daß das Buch damit nicht nur für den Kardiologen und kardiologisch ausgerichteten Internisten, für den Herzchirurgen, den Kinderkardiologen, den Anästhesisten und Intensivmediziner von Belang ist, sondern für alle ärztlichen Kolleginnen und Kollegen, die mit Herzrhythmusstörungen im weitesten Sinne zu tun haben, und vielleicht auch für den interessierten Nichtmediziner. Zu Anregungen und Hinweisen aus dem Leserkreis sei herzlich eingeladen. – Dem Springer-Verlag ist wieder für vielfältigen Rat und allseitige Unterstützung zu danken, besonders aber für die Bereitschaft, die Geschichte der Herzrhythmusstörungen als bibliophile Ausgabe erscheinen zu lassen.

Bonn, Winter 1992/93 BERNDT LÜDERITZ

Inhaltsverzeichnis

Teil I
Kurze Systematik der Herzrhythmusstörungen

Rhythmusstörungen des Herzens 3

Elektrophysiologische Grundlagen 3
  Pathogenese der Herzrhythmusstörungen 3
    Bradykarde Rhythmusstörungen 5
    Tachykarde Rhythmusstörungen 5
    Fokale Impulsbildung 6
    Kreisende Erregung (Reentry, Circus movement) 6
Differentialdiagnose der Herzrhythmusstörungen 9
  Oberflächenelektrokardiographie 10
    Ruhe-EKG 10
    Ösophagus-EKG 10
    Telemetrie 10
    Automatische EKG-Auswertung 10
    Langzeit-EKG (Holter-Monitoring) 11
    Spätpotentiale 11
    Tachyarrhythmien 12
    Extrasystolie 13
    Bradyarrhythmien 15
  Intrakardiale Ableitungen 19
Klinik spezieller Syndrome 20
    Sinusknotensyndrom 20
    Wolff-Parkinson-White-(WPW-)Syndrom 23
    Lown-Ganong-Levine-(LGL-)Syndrom 25
    Karotissinussyndrom 26
Therapie der Herzrhythmusstörungen 27
  Allgemeiner Behandlungsplan 27
  Medikamentöse Therapie 30
    Nebenwirkungen der Antiarrhythmika 31

Elektrotherapie (Herzschrittmacher) 35
   Indikation zur Schrittmachertherapie 35
   Schrittmachertypen, Herzschrittmachercode,
      Schrittmacher-EKG 36
   Stimulationsarten mit besonderer klinischer Bedeutung . . . 37
Notfallbehandlung 42

Teil II
Historische Entwicklung der Rhythmologie

Pulslehre – Beginn der Rhythmologie 47

Altchinesische Pulslehre 47
   PIEN TS'IO (ca. 5. Jh. v. Chr.) 47
   WANG SHU-HO (ca. 3. Jh. n. Chr.) 47
Pulslehre im alten Ägypten 49
   Papyrus EBERS (ca. 1550 v. Chr.): Zusammenhang zwischen
      Herzschlag und peripherem Puls 49
Pulslehre im antiken Griechenland 50
   HEROPHILOS von Chalkedon (ca. 300 v. Chr.):
      Messung der Pulsfrequenz nach Herophilos 50
Pulslehre der Spätantike 50
   Claudius GALENUS (ca. 129–199 n. Chr.): Pulslehre des Galenus . 50
Pulslehre im 16./17. Jahrhundert 52
   William HARVEY (1578–1657): Blutzirkulation 52
   Santorio SANTORIO (1561–1636): Pulsilogium 54
Pulslehre im 17./18. Jahrhundert 55
   Michael Bernhard VALENTINI (1657–1729): Valentinis Pulsschema 56
Pulslehre im 19./20. Jahrhundert 56
   Von der ersten Aufzeichnung eines menschlichen Elektro-
      kardiogramms bis zur bipolaren Extremitätenableitung:
      Augustus Desire WALLER (1856–1922),
      Willem EINTHOVEN (1860–1927) 56
   Karel Frederik WENCKEBACH (1864–1940): Wenckebachs Werke
      als Grundlage für die moderne Arrhythmiediagnostik 62

*Zur Geschichte der Pathogenese und Symptomatik
der Herzrhythmusstörungen* 67

Kardial und neurologisch bedingte Synkopen:
    Geronimo MERCURIALE (1530–1606) 67
Bradykardie und synkopaler Anfall: Marcus GERBEZIUS (1658–1718),
    Giovanni Battista MORGAGNI (1682–1771) 67
Kardial bedingte Synkopen: Robert ADAMS (1791–1875),
    William STOKES (1804–1878) 70
Stannius-Ligaturen: Hermann Friedrich STANNIUS (1808–1883) . . 74
Paroxysmale Tachykardie: Leon BOUVERET (1850–1929),
    August HOFFMANN (1862–1929),
    Louis Benedict GALLAVARDIN (1875–1957) 76
Wolff-Parkinson-White-(WPW-)Syndrom: Louis WOLFF (geb. 1898),
    John PARKINSON (1885–1976), Paul Dudley WHITE (1886–1973) . 80
Lown-Ganong-Levine-(LGL-)Syndrom: Bernhard LOWN (geb. 1921),
    W. F. GANONG (geb. 1924), Samuel Albert LEVINE (1891–1966) . 85
Romano-Ward-Syndrom: Cesarino ROMANO (geb. 1924),
    Owen Conor WARD (geb. 1923); Jervell- und Lange-Nielsen-
    Syndrom: Anton JERVELL, Fred LANGE-NIELSEN 86
Sinusknoten-Syndrom (sick sinus syndrome):
    Bernhard LOWN (geb. 1921) 88

*Zur Geschichte der Entdeckung des Reizbildungs-
und Erregungsleitungssystems* 91

Chronologische Übersicht 91
Purkinje-Fasern: Johannes Evangelista PURKINJE (1787–1869) . . 91
His-Bündel: Wilhelm HIS der Jüngere (1863–1934) 93
Kent-Paladino-Bündel: Giovanni PALADINO (1842–1917),
    Albert Frank Stanley KENT (1863–1958) 95
AV-Knoten: Ludwig ASCHOFF (1866–1942),
    Suano TAWARA (1873–1952) 98
Sinusknoten: Arthur Berridale KEITH (1866–1955),
    Martin William FLACK (1882–1931) 102
Bachmann-Bündel: Jean George BACHMANN (1877–1959) . . . 106
James-Bündel: Thomas Naum JAMES (geb. 1925) 107
Intraventrikuläre Erregungsleitungsstörungen:
    Mauricio B. ROSENBAUM 109

Diagnostik kardialer Rhythmusstörungen 111

Nichtinvasive Untersuchungsverfahren 111
   Elektrokardiographie 112
      Standard-EKG, Ösophagus-EKG, Langzeit-EKG 112
      Ventrikuläre Spätpotentiale 113
Invasive Untersuchungsverfahren 114
   Intrakardiale Ableitung und Elektrostimulation:
   Dirk DURRER (1918–1984) 115
   Kreisende Erregung 117

Historische Entwicklung der antiarrhythmischen Pharmakotherapie . . . 119

Herzglykoside 119
Antiarrhythmika 123
   Chinidin 123
   Cocain als Lokalanästhetikum 126
   Procainamid 127
   Lidocain 127
   Disopyramid 129
   Ajmalin 129
   Phenytoin (Diphenylhydantoin) 131
   Flecainid 132
   Propafenon 132
   β-Rezeptorenblocker 133
   Amiodaron 133
   Sotalol 134
   Kalziumantagonisten (Verapamil, Gallopamil, Diltiazem) . . . 134
Magnesium 137

Zur Geschichte der Elektrotherapie vom 16. bis zum 20. Jahrhundert . . 139

Fortschritte der modernen Elektrotherapie 148
Bradykarde Herzrhythmusstörungen 148
   Indikation zur Schrittmachertherapie 148
Tachykarde Herzrhythmusstörungen 149
   Kardioversion/Defibrillation 149
   Antitachykarde Schrittmachertherapie 150
   Ablationsverfahren 151
   Implantierbare Kardioverter/Defibrillatoren (ICD) 153

Antiarrhythmische Kardiochirurgie 157

Supraventrikuläre Arrhythmien 157
Ventrikuläre Arrhythmien 158
Herztransplantation 159

Glossar: Begriffe und Definitionen, Stichwörter zur Rhythmologie . . . 161

Synopsis 167

Diagnostik 167
    Anamnese und Klinik 167
    EKG-Registrierung 168
    Elektrophysiologische Untersuchung 168
        Tachykardie mit schmalem QRS-Komplex 168
        Tachykardie mit breitem QRS-Komplex 168
Therapie 169
    Sinustachykardie 169
    Paroxysmale atriale Tachykardie 169
    Vorhofflimmern/-flattern 169
    Präexzitationssyndrome 170
    Ventrikuläre Extrasystolie 170
    Ventrikuläre Tachykardie 170
Therapiekontrolle nach Einleitung antiarrhythmischer Maßnahmen 171

Literatur 173

Namenverzeichnis 191

Sachverzeichnis 195

Teil I
Kurze Systematik der Herzrhythmusstörungen

Rhythmusstörungen des Herzens

Elektrophysiologische Grundlagen

Herzrhythmusstörungen lassen sich einteilen in Störungen der Reizbildung und Störungen der Erregungsleitung. Ursachen ektoper Reizbildung können gesteigerte Automatie, abnorme Automatie und getriggerte Aktivität sein. Erregungsleitungsstörungen können in linearen geschlossenen Leitungsbahnen oder auch im räumlichen Gesamtzellverband zu Arrhythmien führen.

Das Spektrum therapeutischer Möglichkeiten bei kardialen Rhythmusstörungen reicht von physikalischen Maßnahmen über die medikamentöse Behandlung bis hin zu elektrotherapeutischen und chirurgischen Eingriffen am Myokard und Erregungsleitungssystem. Die erfolgreiche Anwendung dieser Maßnahmen beruht nicht zuletzt auf dem zunehmenden Verständnis der pathogenetischen Mechanismen aus experimentell gewonnenen Kenntnissen der elektrophysiologischen Eigenschaften des pathologisch veränderten Myokards und Erregungsleitungssystems.

Pathogenese der Herzrhythmusstörungen

Das Aktionspotential stellt die Antwort auf einen Reiz dar (vgl. Abbildung 1). Eine Erregung tritt ein, wenn die Faser depolarisiert wird, d. h. wenn das Ruhemembranpotential um einen kritischen Betrag unterhalb des Ruhemembranpotentials gesenkt wird (sog. kritisches Potential). – Erreicht das Membranpotential durch den depolarisierenden Impuls diesen kritischen Wert, das Schwellenpotential, so nimmt die Natriumleitfähigkeit der Zellmembran stark zu; es resultiert ein Natriumeinstrom, der die Depolarisation der Einzelfaser bewirkt. Bei ausreichender Amplitude des depolarisierenden Impulses, aber zu langsamem Amplitudenanstieg bleibt ein Aktionspotential aus. Als Ursache wird die unterschiedliche zeit- und potentialabhängige Aktivierung und Reaktivierung des Natriumsystems angesehen.

Das Aktionspotential unterliegt dem Alles-oder-nichts-Gesetz. Bei Reizstärken unterhalb des Schwellenniveaus bleibt die spezifische Zellant-

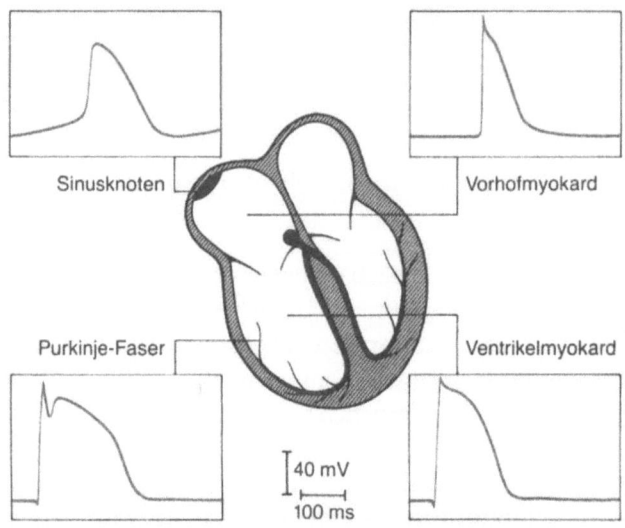

Abbildung 1
Aktionspotentiale verschiedener myokardialer Strukturen. Registrierungen vom isolierten Kaninchenherzen. Im Gegensatz zu den Aktionspotentialen des Vorhofmyokards, des Ventrikelmyokards und der Purkinje-Faser zeigen die Aktionspotentiale am Schrittmacherareal in der Diastole einen instabilen Verlauf. Die Dauer der Depolarisationsphase ist strukturspezifisch; die längsten Aktionspotentiale werden an der Purkinje-Faser gemessen [228]

wort aus, während das Aktionspotential oberhalb des Schwellenwertes von der Reizstärke unabhängig ist. Unter physiologischen Bedingungen ist das fortgeleitete Aktionspotential selbst der adäquate Reiz für die elektrische Aktion der Zelle. Daneben kann auch elektrische, thermische oder mechanische Stimulation zu Aktionspotentialen führen, oder es kann bei Ausbleiben jeglichen Reizes in allen Herzabschnitten Spontanaktivität auftreten.

Die Geschwindigkeit, mit der sich die Erregungsfront über das Myokard ausbreitet, ist von den elektrochemischen Ionenkonzentrationsgradienten und transmembranären Ionenfluxen, als deren Ausdruck das Aktionspotential gilt, und den sog. „passiven Membraneigenschaften" abhängig. Nicht ohne Einfluß sind auch Zellgröße, Zelldimensionen und intrazelluläre Verbindungen der unterschiedlichen Gewebestrukturen des Herzens: Reizbildungsgewebe, Vorhofmyokard, AV-Knoten, Erregungsleitungsgewebe, Ventrikelmyokard.

Elektrophysiologische Grundlagen

Bradykarde Rhythmusstörungen

Bradykardien entstehen entweder durch eine Dysfunktion der Reizbildung oder aufgrund einer gestörten Erregungsleitung. Eine Abnahme der Reizfrequenz im Sinusknoten als dem natürlichen Impulsgeber des Herzens kann seine Ursache haben in einer Verlängerung der Aktionspotentialdauer, in einer Zunahme des maximalen diastolischen Potentials, d. h. einer Hyperpolarisation, die ein verzögertes Erreichen des kritischen Potentials bedingt, oder in einer verminderten Anstiegssteilheit der diastolischen Depolarisation. Umgekehrt führen die gegensinnigen Veränderungen zu einer Zunahme der Impulsfrequenz des natürlichen Herzschrittmachers. – Die Erregungsleitungsgeschwindigkeit wird im wesentlichen determiniert durch Aktionspotentialamplitude, maximale Anstiegsgeschwindigkeit des Aktionspotentials, Schwellenpotential und durch die Glanzstreifen („intercalated discs"). Die Leitungsgeschwindigkeit ist um so größer, je höher die Aktionspotentialamplitude und -anstiegsgeschwindigkeit, je negativer das Schwellenpotential, je zahlreicher die Glanzstreifen und je niedriger deren elektrischer Widerstand sind [334]. Maximale Anstiegsgeschwindigkeit und Amplitude des Aktionspotentials werden weitgehend durch den schnellen Einstrom von Natriumionen bestimmt. Die Depolarisation der Membran oder eine durch pharmakologische Maßnahmen (z. B. Antiarrhythmika mit lokalanästhetischer Wirkung) bedingte Hemmung des Natriumeinstroms führt über eine Abnahme von Anstiegssteilheit und Aktionspotentialamplitude zu einer Senkung der Leitungsgeschwindigkeit. Auch eine Verminderung der funktionellen Verknüpfung des Herzmuskelgewebes durch Nekrose, Dehiszenz oder fibrotische Einlagerungen kann zu einer Abnahme der Leitungsgeschwindigkeit führen.

Störungen der Erregungsleitung unterscheiden sich naturgemäß in ihrem Ausmaß, das zwischen einer graduellen Leitungsverzögerung und einer kompletten Blockierung der Erregungsleitung variieren kann. Unter klinischen Bedingungen gewinnen Störungen der Reizbildung und Erregungsleitung v. a. beim sog. Sinusknotensyndrom (s. unten), bei den sinuatrialen sowie atrioventrikulären Blockierungen verschiedener Schweregrade besondere Relevanz.

Tachykarde Rhythmusstörungen

Als Ursache tachykarder Rhythmusstörungen sind zwei unterschiedliche pathogenetische Prinzipien zu diskutieren: die fokale Impulsbildung und die kreisende Erregung (s. unten). Während die kreisende Erregung vorwiegend pathologische Veränderungen der Erregungsleitung zur Voraussetzung hat, ist die ektope Impulsbildung im besonderen Maße mit umschriebenen Störungen der Depolarisations- und Repolarisationsvorgänge der Zellmembran verknüpft.

Pathogenese tachykarder Rhythmusstörungen:

Reizbildung
Gesteigerte Automatie
Abnorme Automatie
Getriggerte Aktivität

Erregungsleitung
Kreisende Erregung im präformierten Leitungsweg
Kreisende Erregung ohne präformierten Leitungsweg

Fokale Impulsbildung

Vielfältige Einflüsse wie Hypoxie, Ischämie, Erhöhung der extrazellulären Kalziumkonzentration, Verminderung der extrazellulären Kaliumkonzentration und Überdehnung können zu einer fokalen Impulsbildung führen. Es ist hierbei zu unterscheiden zwischen der gesteigerten Automatie – als einem pathologisch beschleunigten physiologischen Vorgang –, der abnormen Automatie und der sog. „getriggerten Aktivität", einer Störung der Repolarisation der Zellmembran (vgl. Abbildung 2).

Kreisende Erregung (Reentry, Circus movement)

Reizbildung und Erregungsleitung vollziehen sich im Herzen nach einem zeitlichen und räumlichen Muster, das durch die unterschiedlichen elektrophysiologischen Eigenschaften der beteiligten Strukturen vorgegeben ist. Selbst bei Ausbreitung der Erregungswelle in nur eine Richtung wird die Wiedererregung eines Myokardareals durch die gleiche Erregungswelle durch die im Verhältnis zur Erregungsausbreitungszeit lange Refraktärzeit verhindert (dieses Verhältnis liegt in der Größenordnung 1:2). Ist jedoch neben der unidirektionalen Leitung lokal die Erregungsausbreitung verzögert – so lange, bis angrenzende Myokardareale ihre Erregbarkeit wiedererlangt haben –, so ist die Voraussetzung für eine Wiedererregung oder sogar eine Perpetuierung der Erregungswelle gegeben.

Als Substrate, die unter den genannten Voraussetzungen an Kreiserregungen beteiligt sein können, kommen nicht nur präformierte lineare Leitungsstrukturen wie das intraventrikuläre Leitungssystem und akzessorische Leitungsbahnen zwischen Vorhof und Ventrikel in Betracht, sondern auch Sinusknoten, Vorhof, AV-Knoten sowie infarziertes und fibrotisches

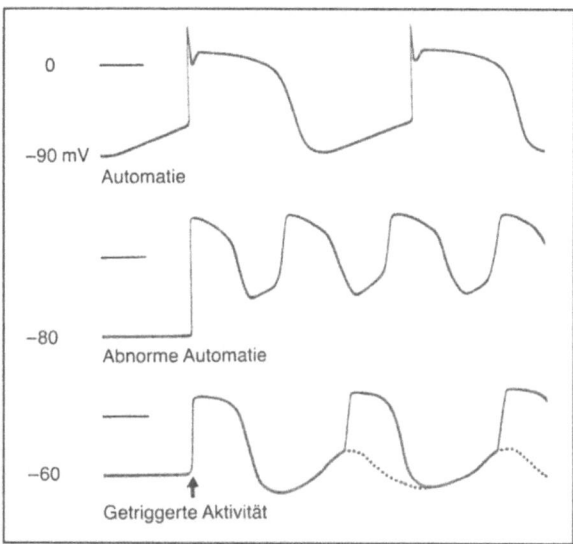

Abbildung 2
Mechanismen gesteigerter Impulsbildung am Herzen. Schematische Darstellung intrazellulärer Potentialableitungen. *Oben:* Purkinje-Faser. Gesteigerte Automatie beruht auf erhöhter diastolischer Depolarisationsgeschwindigkeit. Das diastolische Membranpotential verläuft dabei noch im physiologischen Bereich von −90 bis −70 mV. *Mitte:* Abnorme Automatie tritt im Ventrikelmyokard, in Purkinje-Faser und atrialer Muskulatur nach Teildepolarisation der Membran auf −50 mV auf. *Unten:* Getriggerte Aktivität kann durch Auslösen eines Aktionspotentials (↑) initiiert werden und beruht auf oszillierenden Nachpotentialen im Anschluß an die Repolarisationsphase

Ventrikelmyokard. Besonders bei akuter regionaler Ischämie sind die Voraussetzungen für Reentryerregungen erfüllt: Neben herabgesetzter Leitungsgeschwindigkeit und unidirektionalen Blockierungen finden sich zusätzlich vollständig unerregbare Myokardareale und Areale mit extrem langen Refraktärzeiten in Nachbarschaft mit normalen Myokardbedingungen, die dem Auftreten von Reentryerregungen weiter entgegenkommen (Einzelheiten s. [228]).

Für die Entstehung einer kreisenden Erregung müssen folgende Voraussetzungen erfüllt sein:
1. Unidirektionale Blockierung eines Impulses in einer oder in mehreren Herzregionen;
2. Erregungsfortleitung über eine alternative Leitungsbahn;
3. Verzögerte Erregung distal der Blockierung;
4. Wiedererregung der proximal des Blocks gelegenen Bezirke [255].

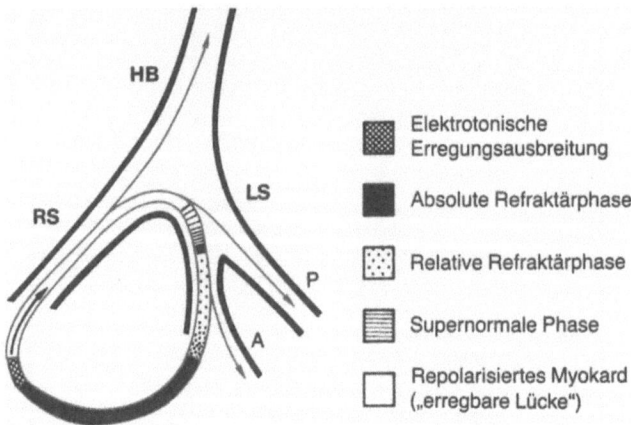

Abbildung 3
Schematische Darstellung einer Reentrytachykardie bei antegradem Rechtsschenkelblock. Schwarzes Areal: Länge des absolut refraktären Teilabschnittes des Leitungsweges (Dauer von absoluter Refraktärzeit multipliziert mit Leitungsgeschwindigkeit). Die Erregung verläuft in diesem Modell über den anterioren (*A*) und posterioren (*P*) Faszikel des linken Tawara-Schenkels (*LS*) und erregt retrograd den rechten Tawara-Schenkel (*RS*). – *HB* His-Bündel. Es erfolgt ein Wiedereintritt der Erregung in das linke Tawara-System vor Eintreffen der nächsten retrograd übergeleiteten Sinuserregung. Somit resultiert die Perpetuierung einer kreisenden Erregung

Zur Aufrechterhaltung einer kreisenden Erregung muß die Wellenlänge der Erregung (Dauer von absoluter Refraktärzeit multipliziert mit Leitungsgeschwindigkeit) kürzer sein als die Kreisbahn, damit die Erregungsfront stets in ein Gebiet vorzudringen vermag, das nicht refraktär ist. Die schematische Darstellung einer kreisenden Erregung am Modell eines antegraden Rechtsschenkelblocks ist in Abbildung 3 wiedergegeben. – Als Ansatzpunkte für die Unterbrechung einer kreisenden Erregung ergeben sich:
1) die Verlängerung der Refraktärperiode im atypischen Leitungskreis (z. B. durch Pharmaka oder spezielle elektrische Stimulation);
2) Erhöhung der Leitungsgeschwindigkeit im atypischen Leitungskreis;
3) Verkleinerung des Radius des atypischen Leitungskreises;
4) Depolarisation der erregbaren Lücke durch Elektrostimulation.

Differentialdiagnose der Herzrhythmusstörungen

Vielfältige Ursachen können kardialen Arrhythmien zugrundeliegen:
- Ischämie (koronare Herzkrankheit)
- Infektion (Myokarditiden)
- Intoxikation (Glykoside, Alkohol, Nikotin)
- Elektrolytstörungen (Hyper-, Hypokaliämie)
- Endokrine Erkrankungen (Hyper-, Hypothyreose)
- Mechanische Faktoren (Herzfehler, Trauma)
- Schrittmacherfunktionsstörungen

Häufig sind sie entzündlich (z. B. Myokarditis) oder mechanisch bedingt (z. B. Mitralstenose); sie können ischämische (z. B. Myokardinfarkt) oder metabolische Ursachen (z. B. Schilddrüsendysfunktion) haben oder auch toxisch induziert sein (z. B. Glykosidintoxikation); ferner kommen elektrische Ursachen in Frage (z. B. Schrittmacherfehlfunktion); besonders sei auf Elektrolytstörungen (z. B. Hypo- und Hyperkaliämie) hingewiesen. Neuerdings werden auch psychogene Ursachen (Depressionen) im Zusammenhang mit dem Auftreten ventrikulärer Arrhythmien diskutiert. Eine schematische Übersicht über das Reizbildungs- und Erregungsleitungsgewebe des Herzens gibt Abbildung 4.

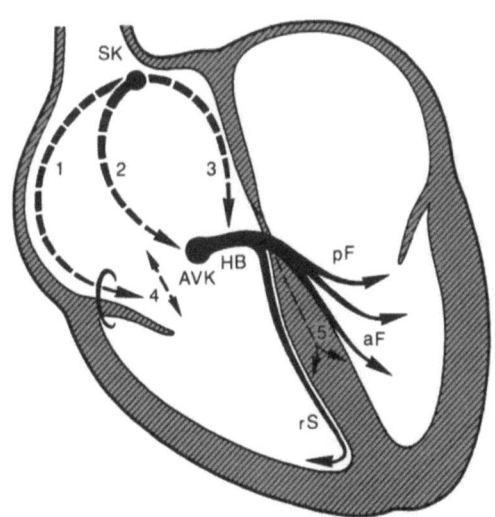

Abbildung 4
Schematische Darstellung des Reizbildungs- und Erregungsleitungssystems des Herzens. *SK* Sinusknoten; *AVK* Atrioventrikularknoten; *HB* His-Bündel; *rS* rechter Schenkel; *aF* anteriorer Faszikel; *pF* posteriorer Faszikel des linken Schenkels; *1* Thorel-Bündel; *2* Wenckebach-Bündel; *3* James-Bündel; *4* Kent- und Paladino-Fasern; *5* Mahaim-Fasern. (Aus [197])

Oberflächenelektrokardiographie

Ruhe-EKG

Nachdem Einthoven 1903 die apparativen Voraussetzungen zur Registrierung des Erregungsablaufs am Herzen geschaffen hatte, sind zahlreiche Verbesserungen hinsichtlich der EKG-Registriertechnik und -Auswertung beschrieben worden [81]. Die bipolaren Extremitätenableitungen (sog. Standardableitungen) sind ergänzt worden durch die Brustwandableitungen nach Wilson (1933) und die unipolaren Ableitungen nach Goldberger (1942) [123, 383].

Ösophagus-EKG

Das Ösophagus-Elektrokardiogramm, das bereits 1906 erstmals am Patienten abgeleitet wurde, läßt sich zur Analyse von Vorhofbelastung, ektopischen Reizbildungen und Leitungsaberrationen einsetzen. Unter Beibehaltung konventioneller Ableitungssysteme sind in den letzten Jahren zahlreiche sinnvolle technische Weiterungen einer breiten Anwendung zugeführt worden:

Telemetrie

Bereits Einthoven hatte eine telephonische EKG-Übermittlung vorgenommen. Heute ist es möglich, die elektrokardiographischen Potentiale auf ein Telephonsystem zu übertragen und über das normale Fernsprechnetz weiterzuleiten. Das Verfahren erlaubt es dem Arzt oder auch dem Patienten, ein EKG dorthin zu übermitteln, wo eine sachkundige EKG-Beurteilung bei Arrhythmien möglich ist. Das telephonisch weitergeleitete EKG kann auf einem Monitor oder auf einem EKG-Registriergerät gespeichert werden. Die EKG-Telemetrie erlaubt eine zeitlich und örtlich unabhängige drahtlose Aufnahme von Elektrokardiogrammen und hat besonders für die umweltorientierte EKG-Diagnostik (am Arbeitsplatz, während körperlicher Belastungen etc.) Bedeutung erlangt. Rhythmusstörungen sind telemetrisch in aller Regel ausreichend erfaßbar. Die EKG-Telemetrie ist heute für die Erkennung von Arrhythmien in der Präventiv- und Rehabilitationsmedizin wie für die rechtzeitige Identifikation bedrohlicher Rhythmusstörungen unentbehrlich.

Automatische EKG-Auswertung

In letzter Zeit wurden die Bemühungen verstärkt, die EKG-Auswertung Computern zu übertragen. Die Formanalyse erweist sich für automatische

Auswertesysteme derzeit problemloser als die Identifikation von Herzrhythmusstörungen. – Der derzeit erreichte Entwicklungsstand der Computeranalyse hat bereits ein hohes technisches und wissenschaftliches Niveau erreicht und läßt die Anwendbarkeit der automatischen EKG-Auswertung für zahlreiche Forschungs- und Routinevorhaben sinnvoll erscheinen.

Langzeit-EKG (Holter-Monitoring)

Durch kontinuierliche Langzeit-EKG-Aufzeichnung und zeitgeraffte Analyse wurde die Erkennung vereinzelt auftretender Herzrhythmusstörungen wesentlich erweitert. Die Analysesysteme bestehen prinzipiell aus Aufnahmegerät und Wiedergabegerät. Verwendung finden tragbare batteriebetriebene Magnetbandregistriergeräte, die eine kontinuierliche Aufzeichnung des EKG-Signals auf Tonbandspulen oder Kassetten über lange Zeiträume ermöglichen, ohne hierbei den Probanden in seiner körperlichen Bewegungsfreiheit wesentlich zu beeinträchtigen. Folgende Forderungen sind an moderne Registriergeräte zu stellen (Empfehlungen der International Electrotechnical Commission 1977, 1978, vgl. [209]):
a) Registrierdauer von mindestens 24 h bei Aufzeichnung des vollständigen EKG's;
b) Aufzeichnung von mindestens 2 EKG-Ableitungen, getrennte zusätzliche Aufzeichnung eines Zeitkanals;
c) Möglichkeit der Ereignismarkierung durch den Probanden;
d) Frequenzbereich der Aufzeichnung zwischen 0,05 und 25 Hz;
e) Lineare Registrierung im Amplitudenbereich ±5 mV mit der Möglichkeit, Eichsignale zu geben.

Spätpotentiale

Als Parameter der nichtinvasiven Risikobeurteilung hat sich die Analyse des hochverstärkten EKG's inzwischen etabliert. Während in größeren Patientengruppen eine gute Korrelation zwischen Spätpotentialen und dem spontanen Auftreten arrhythmischer Ereignisse gefunden wurde, trifft dies auf ausgewählte Subgruppen nur bedingt zu. Gerade Kranke mit paroxysmalem Kammerflattern/-flimmern haben häufig im Intervall keine Spätpotentiale. Daher liegt es nahe, nach dynamischen Spätpotentialen zu verschiedenen Tageszeiten, während Ruhe- und Belastungssituationen, während ischämischer Episoden oder in Phasen hoher Extrasystolierate zu suchen. Technische Voraussetzungen sind eine störungsfreie Aufzeichnung der Signale, besonders im hohen Frequenzbereich, hohe Abtastfrequenz, die Möglichkeit sowohl zur Mitteilung der Signale über die Zeit als auch zum spektrotemporalen Mapping, vom Benutzer beeinflußbare Parameter der Datenspeicherung und der Filtercharakteristik [190, 282].

Tachyarrhythmien

Die wichtigsten Störungen der Herzschlagfolge sind in den Abbildungen 5–8 dargestellt (vgl. [273]). Die Herzrhythmusstörungen können in abnormer Reizbildung und in Überleitungsstörungen begründet sein. Es ist daher sinnvoll, zwischen Reizbildungs- und Erregungsleitungsstörungen zu differenzieren (s. oben). Zu den nomotopen Reizbildungsstörungen sind die Sinusbradykardie (Frequenz <60/min), die Sinustachykardie (Frequenz >100/min) und die Sinusarrhythmie zu rechnen (vgl. Abbildung 5). Die sog. passiven heterotopen Reizbildungsstörungen treten bei Verlangsamung oder Ausfall der Reizbildung im Sinusknoten oder bei Blockierung der AV-Überleitung auf. Hierher gehören die Knotenersatzsystolen und -ersatzrhythmen; ferner die Kammerersatzsystolen und -ersatzrhythmen; weiterhin der wandernde Schrittmacher (vgl. Abbildung 5).

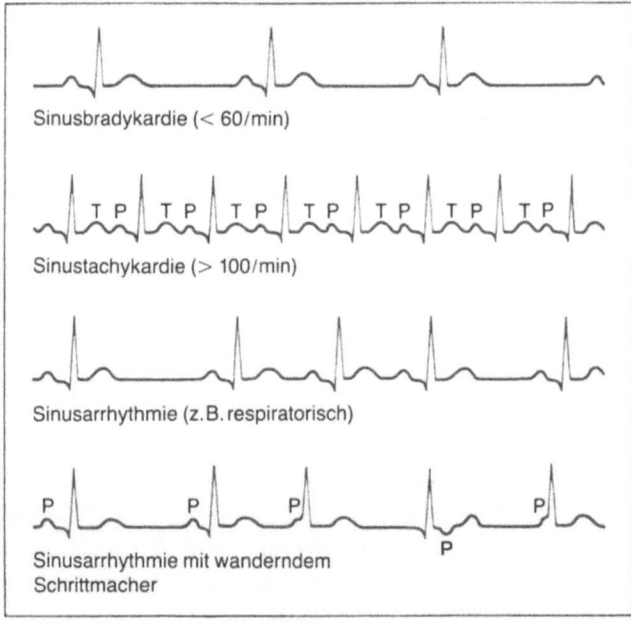

Abbildung 5
Nomotope Reizbildungsstörungen und wandernder Schrittmacher

Besonders gefürchtet ist die paroxysmale atriale Tachykardie mit Block, die ein seltenes, aber charakteristisches Zeichen einer digitalogenen Rhythmusstörung darstellt (Abbildung 7, 2. Registrierung). Diese Störung, die häufig mit wechselnden AV-Blockierungen einhergeht, einschließlich der Wenckebach-Periodik, entsteht in mehr als 70 % der Fälle als Nebenwirkung einer Glykosidtherapie. Von der supraventrikulären Tachykardie zu unterscheiden sind die Kammertachykardien mit den erkennbar deformierten Kammerkomplexen. Das Vorhofflimmern (Abbildung 7) kann mit langsamer oder schneller Überleitung bzw. tachy- oder bradysystolischer Kammerfrequenz (z. B. bei Mitralstenose) in Erscheinung treten. Das Vorhofflattern ist durch das typische Sägezahnmuster der Vorhofdepolarisation charakterisiert. Die beiden unteren Registrierungen (Abbildung 7) zeigen das vital bedrohliche Kammerflattern, das häufig in letales Kammerflimmern übergeht.

Extrasystolie

Abzugrenzen sind davon die sog. aktiven heterotopen Reizbildungsstörungen, zu denen die Extrasystolen unterschiedlichen Reizursprungs zu rechnen sind (Abbildung 6); ferner die paroxysmalen Tachykardien und das Kammerflattern und Kammerflimmern (Abbildung 7). – Die supraventrikulären Extrasystolen sind erkennbar an schmalen Kammerkomplexen und je nach Reizursprung (im AV-Knotenareal) unterschiedlichen P-Wellen. Demgegenüber weisen in aller Regel schenkelblockartig deformierte Kammerkomplexe auf ventrikuläre Extrasystolen hin, wobei gelegentlich, je nach Blockbild, eine Differenzierung zwischen rechts- und linksventrikulären Heterotopien möglich ist (Abbildung 6). Multiplen, vorzeitigen sowie polytopen ventrikulären Extrasystolen kommt naturgemäß ein höherer Krankheitswert zu als vereinzelt auftretenden monotopen Kammerextrasystolen (vgl. Übersicht). Meist sind die ventrikulären Extrasystolen von einer kompensatorischen Pause gefolgt, wohingegen supraventrikuläre Extrasystolen infolge ihrer Rückleitung zum Sinusknoten zu einer Änderung des Grundrhythmus führen. Paroxysmale supraventrikuläre Tachykardien (Abbildung 7) geben sich typischerweise durch schmale Kammerkomplexe zu erkennen.

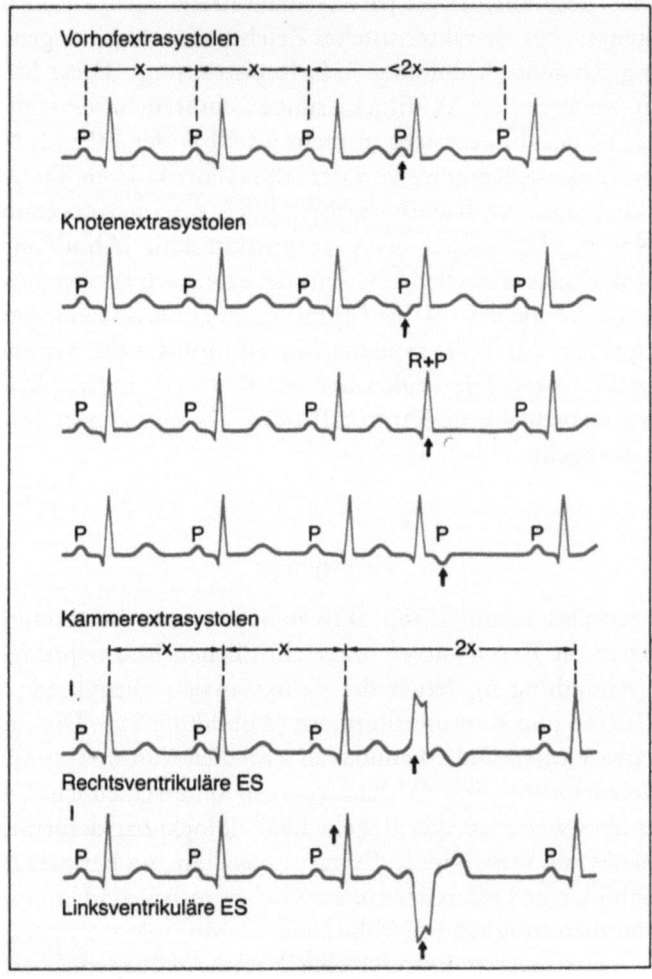

Abbildung 6
Supraventrikuläre und ventrikuläre Extrasystolie (*ES*)

Einteilung ventrikulärer Arrhythmien; VES = ventrikuläre Extrasystolen (nach [217])

Klasse 0:	Keine Arrhythmie
Klasse I:	Isolierte monotope VES, < 1/min, < 30/h
Klasse II:	Isolierte monotope VES, > 30/h
Klasse III A:	Polytope VES
Klasse III B:	Bigeminus
Klasse IVA:	Gekoppelte VES, Paare ($\cong$ 2 VES hintereinander)
Klasse IV B:	Salven von VES und ventrikuläre Tachykardien ($\geq$ 3 VES hintereinander)
Klasse V:	Früh einfallende VES (R-auf-T-Phänomen)

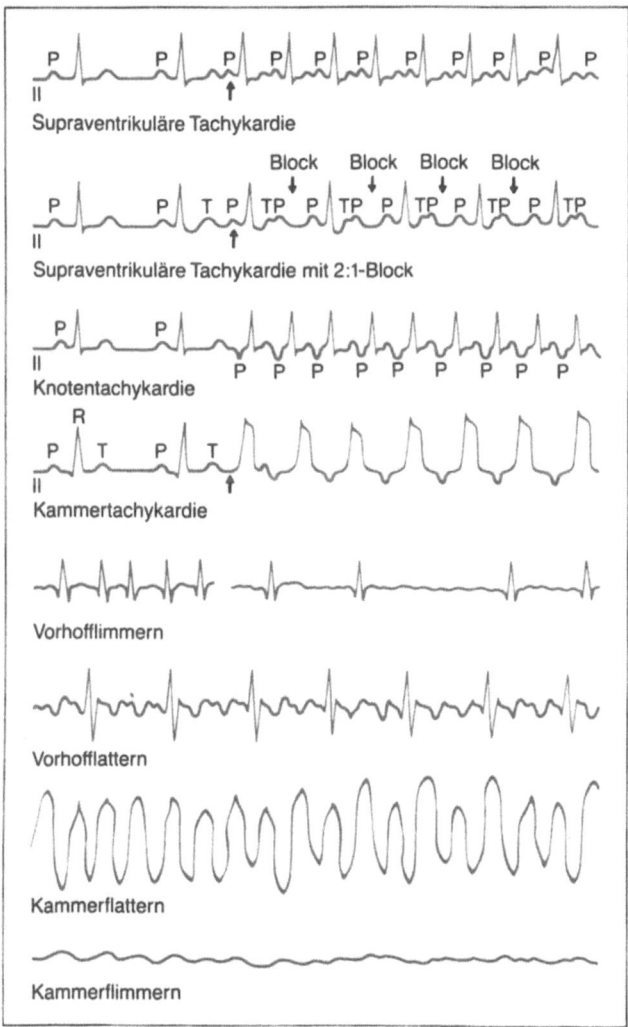

Abbildung 7
Heterotope Reizbildungsstörungen des Herzens

Bradyarrhythmien

Die Differentialdiagnose von Bradyarrhythmien ist in den meisten Fällen durch das Oberflächenelektrokardiogramm möglich. Das klinische Bild wird in der Regel zur Erstellung eines Ruhe-EKGs führen, das in typischen Fällen die Diagnose zuläßt. Wegen der oft nur intermittierend auftretenden Rhythmusstörungen führt häufig aber auch erst die 24-h-Langzeitelektro-

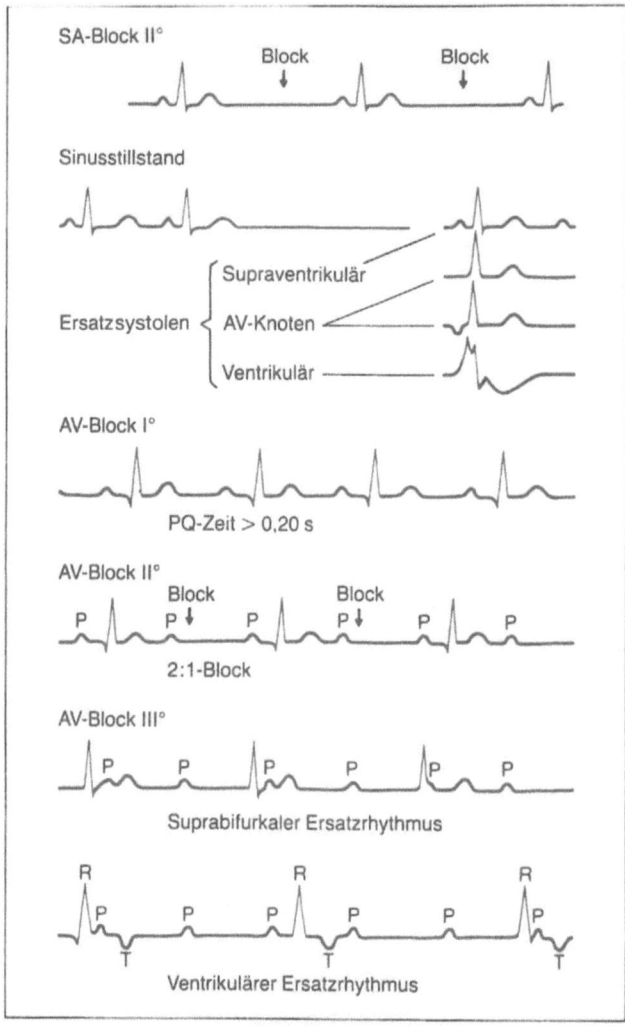

Abbildung 8
Die wichtigsten Erregungsleitungsstörungen

kardiographie (Bandspeicher-EKG) weiter (s. oben). Ein Belastungselektrokardiogramm eignet sich zur Objektivierung einer pathologischen Bradykardie, d. h. einer langsamen Herzschlagfolge ohne ausreichende Frequenzzunahme unter Belastung. Eine solche Form der Bradykardie liegt bei den meisten Patienten mit Sinusknotensyndrom vor.

Zu den nichtinvasiven diagnostischen Maßnahmen gehört der Karotisdruckversuch (Karotissinusmassage). Überdurchschnittliche Frequenzsenkungen bzw. Asystolie sprechen für einen hyperaktiven Karotissinusreflex.

Erregungsleitungsstörungen (Abbildung 8) betreffen die sinuatrialen, intraatrialen, atrioventrikulären und intraventrikulären Verzögerungen bzw. die Unterbrechung der normalen Erregungsausbreitung und können je nach dem Sitz der Störung unterschieden werden. Abbildung 8 zeigt einen Sinusstillstand mit möglichem supraventrikulären, junktionalen (AV-Knoten-) oder ventrikulären Ersatzrhythmus, der die sonst lebensbedrohliche Rhythmusstörung überbrückt. Der sinuatriale (SA-)Block II. Grades ist nur erkennbar bzw. von einer Bradykardie differenzierbar, wenn intermittierend eine normale Herzschlagfolge beobachtet werden kann. Der sinuatriale Block II. Grades Typ I (Wenckebach) geht mit einer fortlaufenden Zunahme der Leitungsverzögerung bis zum Leitungsausfall einher. Die PP-Perioden sind häufig, aber keineswegs regelhaft, durch ein Zusammenrücken der P-Zacken gekennzeichnet. Allgemein gilt, daß das Pausen-PP-Intervall am längsten ist, aber nicht den doppelten Wert eines der übrigen PP-Intervalle erreicht, und daß das erste PP-Intervall nach der Pause länger als das letzte vor ihr ist. Der SA-Block II. Grades Typ II ist durch SA-Leitungsausfälle bei gleichbleibender Überleitungszeit charakterisiert. – Der SA-Block I. Grades ist nur durch intrakardiale Stimulation und Potentialableitung zu erkennen.

Die atrioventrikulären Blockbilder umfassen die verschiedenen Formen einer gestörten Erregungsleitung zwischen Vorhöfen und Ventrikeln. Eine Blockierung kann im AV-Knoten, im His-Bündel und innerhalb der ventrikulären Faszikel des Erregungsleitungssystems lokalisiert sein. Die effektive Herzfrequenz wird bei höhergradigen Leitungsstörungen durch die Automatie eines Ersatzzentrums distal der Blockierung bestimmt. Je peripherer das Ersatzautomatiezentrum, desto niedriger wird die Kammerfrequenz in der Regel sein. Hinsichtlich der prognostischen und therapeutischen Bedeutung der einzelnen Blockbilder ist die konventionelle Einteilung in AV-Blockierung I., II. und III. Grades (analog zur Einteilung der SA-Blockierung) oft nicht ausreichend. Wichtiger ist die exakte Lokalisation der durch das Oberflächen-EKG nicht objektivierbaren Leitungsstörungen durch die His-Bündelelektrographie.

Die AV-Blockierungen I. Grades sind meist oberhalb des His-Bündels lokalisiert. Atrioventrikuläre Blockierungen II. Grades scheinen in der Mehrzahl der Fälle proximal des His-Bündels gelegen zu sein, sofern es sich um Blockierungen vom Wenckebach-Typ handelt. Beim sog. Mobitz-II-Typ (AV-Block II. Grades ohne Wenckebach-Periodik) liegt die Blockierung meist distal des His-Bündels (vgl. [260]). Die Blockierung beim AV-

Block III. Grades kann sowohl proximal wie distal des His-Bündels lokalisiert sein.

Die atrioventrikuläre Blockierung I. Grades (PQ-Zeit über 0,2 s) ist häufig Zeichen einer Glykosidüberdosierung. Atrioventrikuläre Blockierungen II. und III. Grades können infolge einer hämodynamisch wirksamen Verminderung der effektiven Kammerfrequenz zu Adams-Stokes-Anfällen führen. Abbildung 8 zeigt einen AV-Block II. Grades in Form eines 2:1-Blockes und in den beiden unteren Registrierungen einen totalen AV-Block mit fehlendem Zusammenhang zwischen Vorhof- und Kammeraktionen. Ein suprabifurkaler Ersatzrhythmus mit Reizursprung oberhalb der Trennung des His-Bündels in die Tawara-Schenkel liegt in seiner Frequenz meist höher als ein peripherer idioventrikulärer Ersatzrhythmus (Abbildung 8, letzte Registrierung).

Erregungsleitungsstörungen unterhalb des His-Bündels waren lange Zeit lediglich in Rechts- und Linksschenkelblockierungen unterschieden worden. Heute muß als gesichert gelten, daß der linke Schenkel, zumindest funktionell, möglicherweise aber auch anatomisch, aus einem linksanterioren und linksposterioren Anteil besteht. Die isolierte Unterbrechung eines dieser Schenkel wird als Hemiblock bezeichnet [295]. Leitungsstörungen des linken Schenkels können also nicht nur als (kompletter) Linksschenkelblock in Erscheinung treten, sondern auch als linksanteriorer (LAH) und linksposteriorer Hemiblock (LPH) (vgl. Abbildung 9).

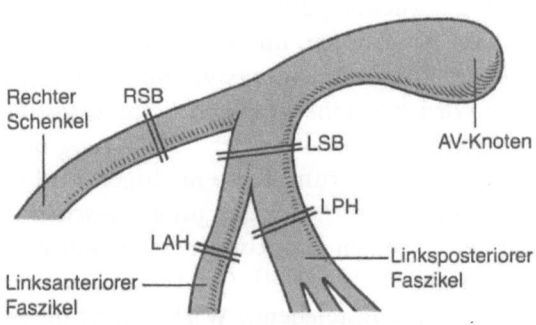

Abbildung 9
Schematische Darstellung von Hemiblock und faszikulären Blockbildern.
LAH linksanteriorer Hemiblock; *LPH* linksposteriorer Hemiblock;
RSB Rechtsschenkelblock; *LSB* Linksschenkelblock

Intrakardiale Ableitungen

Erregungsleitungsstörungen können die sinuatrialen, intraatrialen, atrioventrikulären und intraventrikulären Verzögerungen bzw. die Unterbrechung der normalen Erregungsausbreitung betreffen und sind durch elektrophysiologische Techniken je nach Sitz der Störung zu unterscheiden (Abbildung 10). (Einzelheiten s. [234, 319, 367]:

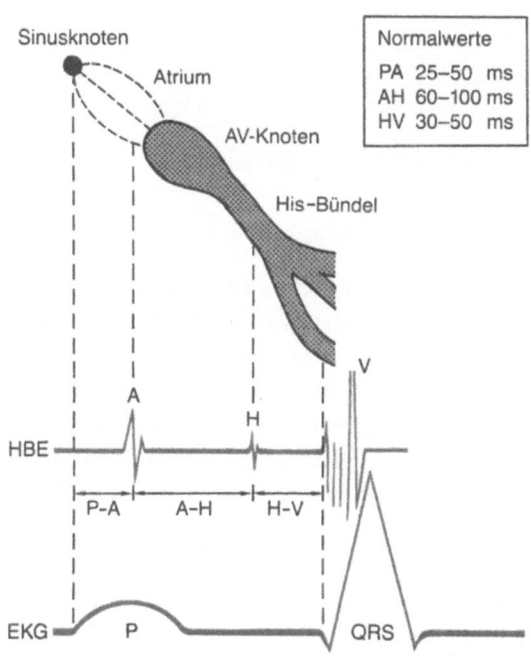

Abbildung 10
Zeitliche Beziehung zwischen His-Bündelelektrogramm (*HBE*) und Oberflächenelektrogramm (*EKG*) sowie die Abschnitte des Reizbildungs- und Erregungsleitungssystems des Herzens, die zum entsprechenden Zeitpunkt erregt werden

Invasive elektrographische Methoden:

Vorhofstimulation
a) Schnelle atriale Stimulation:
   Sinusknotenerholungszeit
b) Vorzeitige atriale Einzelstimulation:
   Sinuatriale Leitungszeit, Reentrydiagnostik, Refraktärzeitbestimmung.

His-Bündelelektrographie (meist verbunden mit Vorhofstimulation): Diagnostik atrioventrikulärer, paranodaler und intraventrikulärer Leitungsstörungen

Programmierte Ventrikelstimulation
a) Schnelle ventrikuläre Stimulation:
   Präautomatische Pause
b) Vorzeitige ventrikuläre Stimulation:
   Reentrydiagnostik, Refraktärzeitbestimmung, Therapieeinstellung und Therapiekontrolle

Klinik spezieller Syndrome

Sinusknotensyndrom

Das Syndrom des kranken Sinusknotens (Sinusknotensyndrom) umfaßt eine Gruppe komplizierter nicht-ventrikulärer Arrhythmien, als deren Ursache eine Störung der Sinusknotenfunktion angesehen wird (vgl. [90]). Andere Bezeichnungen sind: Sick-Sinus-Syndrom, Lazy-Sinus-Syndrom, Sluggish-Sinus-Syndrom und Bradykardie-Tachykardie-Syndrom. Diese Begriffe werden häufig synonym verwendet. – Rhythmusstörungen, Klinik und Diagnostik des Sinusknotensyndroms sind im folgenden wiedergegeben:

Rhythmusstörungen beim Sinusknotensyndrom
– Sinusbradykardie
– Sinuatriale Blockierungen
– Sinusknotenstillstand mit Ersatzrhythmus
– Supraventrikuläre Tachykardien
– Vorhofflimmern
– Vorhofflattern

Klinik des Sinusknotensyndroms
– Adams-Stokes-Anfall
– Embolie
– Herzinsuffizienz
– Angina pectoris
– Schwindel
– Palpitationen

Klinik spezieller Syndrome

Diagnostik des Sinusknotensyndroms
- Ruhe-EKG, Langzeit-EKG (Bandspeicher)
- Belastungs-EKG
- Atropin-Versuch
- Karotisdruckversuch
- Vorhofstimulation
   a) schnelle atriale Stimulation (Sinusknoten-Erholungszeit)
   b) vorzeitige atriale Einzelstimulation (sinuatriale Leitungszeit)

Abbildung 11 zeigt die möglichen Beziehungen zwischen dem reizbildenden und erregungsleitenden System beim Sinusknotensyndrom: Störungen des Sinusknotens können zu Sinusbradykardie, SA-Blockierungen und Sinusstillstand führen. Die Folge ist eine Bradykardie. Als Konsequenz ist aber auch das Auftreten von Vorhofextra- bzw. Ersatzsystolen und -ersatzrhythmen möglich. Vorhofstörungen können ihrerseits ebenfalls zu Vorhofextrasystolen und -ersatzrhythmen führen oder aber zu Vorhoftachykardien, Vorhofflattern und Vorhofflimmern mit resultierender Tachykardie (vgl. Abbildung 12).

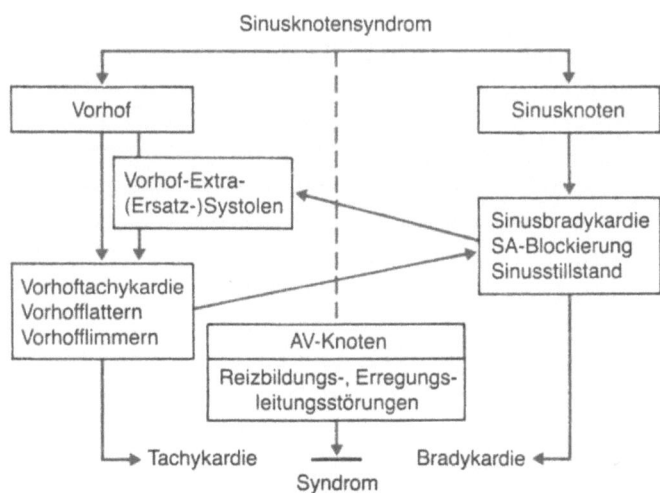

Abbildung 11
Schematische Darstellung der Pathogenese tachykarder und bradykarder Rhythmusstörungen beim Sinusknotensyndrom. (Nach [184])

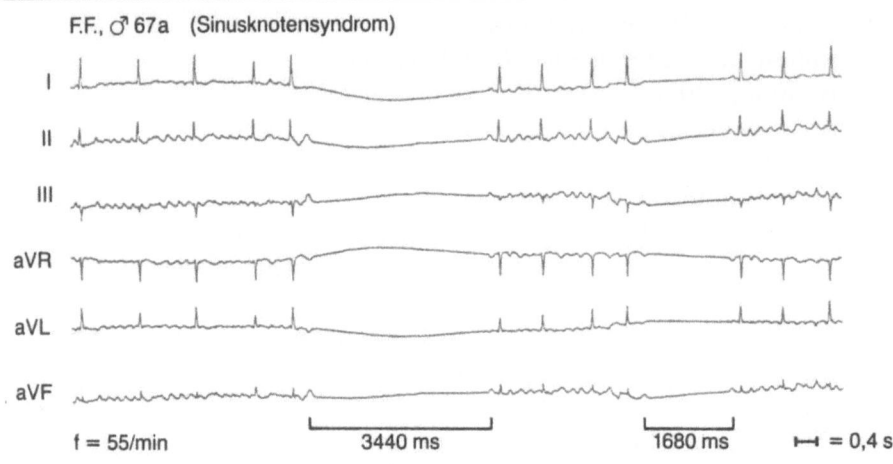

Abbildung 12
Elektrokardiographische Darstellung eines Sinusknotensyndroms (Extremitätenableitungen nach Einthoven u. Goldberger). Vorhofflimmern bzw. Vorhofflattern, Asystolie über 3440 ms. Es folgt ein spontaner Sinusschlag mit AV-Überleitung, alsdann erneutes Auftreten von Vorhofflimmern mit absoluter Arrhythmie, gefolgt von einer weiteren Asystolie über 1680 ms. Nach einer erneuten regulären Sinusaktion wiederum Auftreten einer absoluten Arrhythmie infolge Vorhofflimmerns bzw. Vorhofflatterns

Zusätzlich sind atrioventrikuläre Leitungsstörungen zu berücksichtigen, die Ursache eines Tachykardie-Bradykardie-Syndroms (Kaplan et al. [184]) sein können. Gedankliche Beziehungen bestehen zum medikamentös induzierten (z. B. digitalogenen) Tachykardie-Bradykardie-Syndrom und zum Karotissinussyndrom (s. unten), ohne daß diese Symptomenkomplexe jedoch dem Syndrom des kranken Sinusknotens im engeren Sinne zugeordnet werden.

Bradykardien bzw. der Wechsel von Tachykardien und Bradykardien mit Krankheitswert sind also das verbindende klinische Symptom, auf das sich Diagnostik und Therapie beim Sinusknotensyndrom zu beziehen haben (vgl. [33, 34]):

Therapie des Sinusknotensyndroms:

a) Medikamentöse Maßnahmen:
   Atropin
   Sympathomimetika
   Antiarrhythmika
   Digitalis (?)

b) Schrittmacherstimulation:
Pacemakerimplantation
– atriale Stimulation
– ventrikuläre Stimulation
– bifokale Stimulation
Atriale Hochfrequenzstimulation
Programmierte Einzel- bzw. Mehrfachstimulation

Wolff-Parkinson-White-(WPW-)Syndrom

Das von Wolff, Parkinson und White 1930 beschriebene Syndrom (WPW-Syndrom) ist charakterisiert durch eine Doppelerregung der Herzkammern [9, 386]. Der Begriff der Präexzitation, 1944 von Öhnell [279] geprägt und 1965 von Holzmann [162] Antesystolie genannt, bezeichnet eine vorzeitige Erregung der Kammer auf präformierten akzessorischen Erregungsleitungsbahnen unter Umgehung der AV-Leitungsbahnen (Abbildung 13).

Da die Ventrikel unter Umgehung der spezifischen Leitungsverzögerung des AV-Knotens vorzeitig erregt werden, kann es bei Vorhofflattern und Vorhofflimmern zu bedrohlichen Kammerfrequenzen kommen (Rhythmusstörungen beim WPW-Syndrom s. unten). Andererseits wird durch die zusätzliche atrioventrikuläre Verbindung die anatomische Voraussetzung für eine Kreiserregung via Vorhof–AV-Knoten–Ventrikel–akzessorisches Bündel–Vorhof geschaffen. Bei unidirektionalem Block in

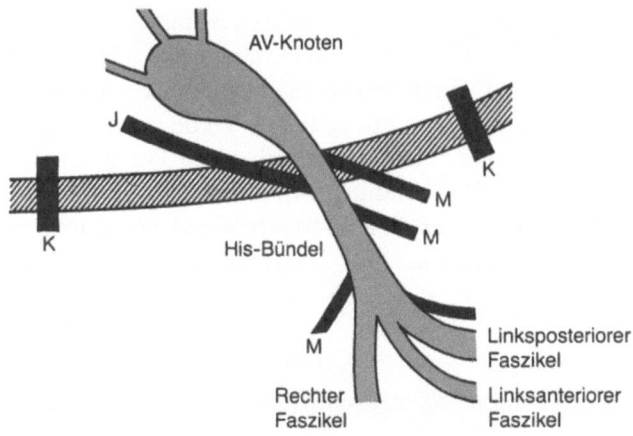

Abbildung 13
Möglichkeiten akzessorischer Leitungsbahnen beim Wolff-Parkinson-White-Syndrom.
K Kent-Bündel; *J* James-Bündel; *M* Mahaim-Fasern

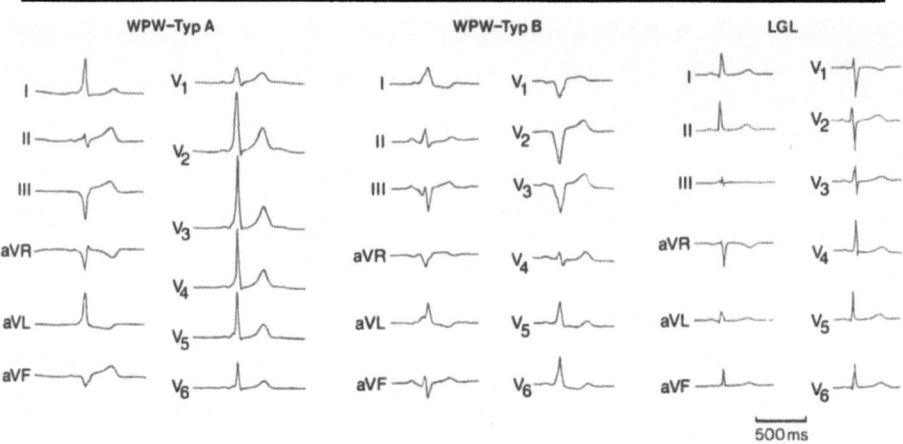

Abbildung 14
EKG-Morphologie des WPW-Syndroms Typ A und Typ B sowie des LGL-Syndroms: Einthoven-Standardableitungen sowie Goldberger-Ableitungen. (Einzelheiten s. Text)

einem Teil des Erregungskreises (meist akzessorisches Bündel) und verzögerter Erregungsleitung in einem anderen Anteil (meist AV-Knoten) werden somit kreisende Erregungen (Reentry-Tachykardie) möglich (s. unten). – In der überwiegenden Zahl der Fälle geht die Präexzitation mit keiner klinischen Symptomatik einher und ist dann als harmlose Anomalie anzusehen. Bei anderen Patienten führen Häufigkeit und hohe Frequenz der Tachykardien sowie das Zusammentreffen mit zusätzlichen Herzerkrankungen zu klinischen Symptomen. – Elektrokardiographisch ist das WPW-Syndrom gekennzeichnet durch ein abnorm kurzes atrioventrikuläres Intervall (<120 ms), durch eine Verbreiterung des QRS-Komplexes infolge verlängerter Dauer der Kammeranfangsschwankung mit trägem Initialteil (Δ-Welle) und durch einen unterschiedlich stark deformierten ST-T-Abschnitt. Je nach Ausrichtung der Δ-Welle wird zwischen einem sternal positiven Typ A und einem sternal negativen Typ B des WPW-Syndroms unterschieden (vgl. Abbildung 14). Zumindest in dem weit überwiegenden Teil der Fälle des WPW-Syndroms dürfte es sich um eine angeborene Anomalie handeln. Das Syndrom ist selten und durch eine große morphologische wie elektrophysiologische Individualität gekennzeichnet.

Rhythmusstörungen beim WPW-Syndrom

Extrasystolie
a) supraventrikulär
b) ventrikulär

Supraventrikuläre Tachykardie
a) mit schmalem QRS-Komplex
b) mit breitem QRS-Komplex

Vorhofflattern

Vorhofflimmern
a) mit Tachyarrhythmie
b) mit langsamer Kammertätigkeit

Ventrikuläre Tachkardie

Kammerflimmern

Die Behandlung der Rhythmusstörungen beim WPW-Syndrom als dem eigentlichen therapiepflichtigen Symptom sollten individuell, unter Berücksichtigung etwaiger angeborener oder erworbener Herzerkrankungen erfolgen; ggf. nach vorangegangener detaillierter Exploration der Leitungsverhältnisse mit intrakardialen Ableitungen und Refraktärzeitbestimmung. Hauptsächlich kommt es darauf an, bei Sinusrhythmus ektope Reizbildungen als Auslöser von Tachykardien zu unterdrücken. Bei einer Tachykardie gilt es, die Leitungsgeschwindigkeit und Refraktärzeit der Überleitung via AV-Knoten und/oder akzessorische Leitungsbahnen zu beeinflussen, um die Blockierung des vorhandenen Reentrykreises zu erreichen. In diesem Sinne können Antiarrhythmika wie Propafenon, Ajmalin und Chinidin oder auch Amiodaron, ggf. kombiniert mit β-Rezeptorenblockern, evtl. auch Verapamil, wirksam sein. Als Mittel der Wahl in der Akuttherapie wird von uns derzeit Propafenon in Kombination mit β-Blockern angesehen. Die Gabe von herzaktiven Glykosiden kann bei bestimmten tachykarden Rhythmusstörungen im Rahmen des WPW-Syndroms gefährlich sein (Vorhofflattern, Vorhofflimmern), wenn man davon ausgeht, daß durch Digitalis die Refraktärzeit der akzessorischen Verbindung verkürzt werden kann. Beim WPW-Syndrom mit schweren Rhythmusstörungen ist die Indikation zu einer chirurgischen Behandlung nur in speziellen Fällen gegeben bzw. neuerdings zu einer nichtoperativen Katheterablation der akzessorischen Bahn als Mittel der Wahl. Eine medikamentöse Langzeittherapie des symptomatischen WPW-Syndroms muß inzwischen als obsolet gelten [238].

Lown-Ganong-Levine-(LGL-)Syndrom

Als eine Sonderform des Präexzitationssyndroms wird das sog. LGL-Syndrom (Syndrom der kurzen PQ-Zeit mit schmalem QRS-Komplex) angesehen. Bei diesem Symptomenkomplex besteht ebenso wie beim WPW-Syndrom eine besondere Neigung zu Tachykardien. Das seltene Syndrom findet sich bevorzugt beim weiblichen Geschlecht. Die elektrokardiographische Diagnose besteht in einer auf weniger als 120 ms verkürzten PQ-Zeit bei positiven P-Wellen in I und II, ferner in schlanken QRS-Komplexen ohne Δ-Welle und in typischerweise rezidivierenden supraventrikulären Tachykardien (Abbildung 14).

Karotissinussyndrom

Klinisch relevante bradykarde Rhythmusstörungen – evtl. verbunden mit Adams-Stokes-Anfällen – können Ausdruck eines Karotissinussyndroms sein. – Dieser Symptomenkomplex bezeichnet eine Hyperreflexie der Pressorrezeptoren des Karotissinus und tritt elektrokardiographisch als Asystolie bei passagerem Sinusstillstand bzw. sinuatrialer Blockierung III. Grades oder auch vorübergehender AV-Blockierung in Erscheinung (Abbildung 15).

Klinisch kommt es zu einer zerebralen Minderdurchblutung, deren Auswirkungen von leichten Schwindelerscheinungen bis zu schweren synkopalen Anfällen reichen können. Bei entsprechenden anamnestischen Hinweisen auf ein Karotissinussyndrom sollte eine diagnostische Sicherung durch elektrokardiographische Objektivierung unter kontrollierten Bedingungen erfolgen. Glykoside und β-Rezeptorenblocker begünstigen die Reflexbereitschaft.

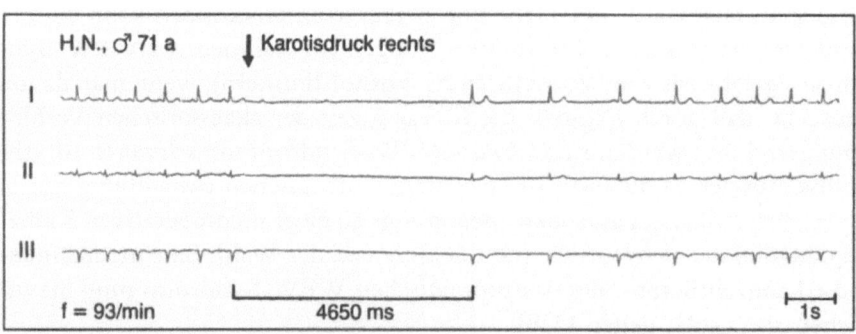

Abbildung 15
Hyperaktiver Karotissinusreflex bei einem 71jährigen Patienten mit Karotissinussyndrom. Ein rechtsseitiger Karotisdruck führt zu einer deutlichen Sinusknotendepression und einer passageren totalen AV-Blockierung (Asystolie: 4,65 s). Nach 2 supraventrikulären Ersatzschlägen stellt sich erst allmählich wieder der vorbestehende Sinusrhythmus (Frequenz: 93/min) ein

Therapie der Herzrhythmusstörungen

Allgemeiner Behandlungsplan

Die Therapie von Herzrhythmusstörungen – in der Klinik ebenso wie in der Praxis – gliedert sich in Kausaltherapie, allgemeine Maßnahmen wie Bettruhe, Sedierung, ggf. Vagusreiz usw., in medikamentöse Therapie, elektrische Maßnahmen und ggf. kardiochirurgische antiarrhythmische Interventionen (Abbildung 16).

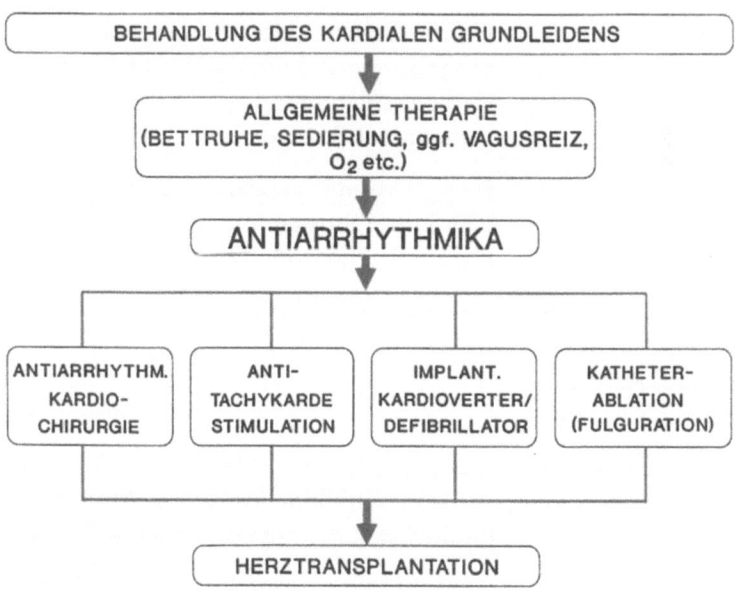

Abbildung 16
Rangfolge therapeutischer Maßnahmen bei Herzrhythmusstörungen

Die kausale Behandlung muß dabei naturgemäß auf die Krankheitsursache ausgerichtet sein, d. h. z. B. Therapie einer koronaren Herzkrankheit, Behandlung einer Myokarditis, Beseitigung einer Glykosidintoxikation oder Elektrolytstörung, Normalisierung einer Hyperthyreose oder die Revision eines defekten Schrittmachers. Gerade bei bedrohlichen Arrhythmien kommt es jedoch häufig darauf an, akut, und d. h. symptomatisch, die Rhythmusstörung zu beseitigen, wozu in erster Linie medikamentöse und ggf. elektrische Maßnahmen in Frage kommen (Übersicht s. S. 28).

Differentialtherapie von Herzrhythmusstörungen:

Sinustachykardie	β-Blocker, Sedierung, Herzglykoside
Sinusbradykardie	Atropin, Orciprenalin, elektr. Schrittmacher
Supraventrikuläre Extrasystolie	β-Blocker, Verapamil, Propafenon, Chinidin, Disopyramid, Prajmalin
Supraventrikuläre Tachykardie	Sedierung, Vagusreiz (Karotisdruck, Preßatmung), Verapamil, β-Blocker bzw. Sotalol, Herzglykoside, Chinidin, Disopyramid, Ajmalin, Propafenon, Flecainid Elektrotherapie (Hochfrequenzstimulation, programmierte Stimulation, Elektroschock) Katheterablation, selten: Chirurgische Maßnahmen bei Präexzitationssyndrom
Vorhofflattern bzw. -flimmern	Herzglykoside, Verapamil, β-Blocker, Chinidin, Disopyramid, Propafenon, Flecainid, Elektrotherapie
SA- bzw. AV-Blockierungen, Bradyarrhythmia absoluta, Karotissinussyndrom	Elektrischer Schrittmacher
Ventrikuläre Extrasystolie	Lidocain (nur i.v.), Mexiletin, Tocainid, Propafenon, Chinidin, Aprindin, Amiodaron, β-Blocker bzw. Sotalol, Ajmalin/Prajmalin
Kammertachykardie	*Akut:* Lidocain, Ajmalin, Mexiletin, Propafenon *Dauertherapie:* Propafenon, Disopyramid, Mexiletin, Tocainid, Flecainid, Amiodaron, Aprindin, Sotalol. Elektrotherapie und chirurg. Maßnahmen bei Therapieresistenz
Kammerflimmern	Defibrillation (200–400 Joule)

Die Sinustachykardie läßt sich häufig durch Sedierung beeinflussen, ggf. durch Herzglykoside oder β-Rezeptorenblocker. Die Sinusbradykardie ist oft durch Parasympatholytika oder Sympathomimetika (Atropin, Orciprenalin) kurzfristig zu behandeln. Auf die Dauer ist meist ein elektrischer Schrittmacher notwendig. Die supraventrikuläre Extrasystolie läßt sich, sofern sie überhaupt behandlungsbedürftig ist, mit Ajmalin, β-Blockern, Verapamil, Propafenon, Chinidin oder auch Disopyramid beherrschen. Bei der supraventrikulären Tachykardie kommen zunächst physikalische Maßnahmen in Frage: Sedierung, Vagusreiz (Karotisdruck, Preßatmung). Als vorteilhaft hat sich Verapamil erwiesen [384], ggf. kommen auch β-Rezeptorenblocker, Herzglykoside, Chinidin, Disopyramid, Ajmalin oder Propafenon in Betracht. In speziellen Fällen können elektrotherapeutische und kardiochirurgische Maßnahmen angewendet werden. Vorhofflattern und Vorhofflimmern bedürfen häufig der Glykosidtherapie, v. a. wegen der überleitungshemmenden Digitaliseigenschaften bei tachysystolischen Formen. Bei Vorhofflattern kommt auch die Elektrotherapie in Frage. Die verschiedenen bradykarden Rhythmusstörungen auf der Basis sinuatrialer oder atrioventrikulärer Blockierungen können dauerhaft meist nur mit einem elektrischen Schrittmacher behandelt werden. Dies gilt auch für die Bradyarrhythmia absoluta und das Karotissinussyndrom. Die ventrikuläre Extrasystolie sollte mit Lidocain, Ajmalin, Mexiletin behandelt werden; ggf. β-Rezeptorenblocker und neuere Antiarrhythmika (s. unten). Bei der Digitalisüberdosierung kommt Phenytoin in Betracht.

Es ist zu betonen, daß nicht jede supraventrikuläre oder ventrikuläre Extrasystole behandlungspflichtig ist. Eine Therapie ist grundsätzlich geboten bei symptomatischen Rhythmusstörungen und solchen Arrhythmien, die mit einer prognostischen Belastung einhergehen bzw. den sog. Warnarrhythmien bei Myokardinfarkt: Bei frühzeitigem Einfall der Extrasystole („R- auf T-Phänomen") oder einem Vorzeitigkeitsindex von QRS zu QT unter 0,85, bei salvenartigem Auftreten, d.h. mehr als 2 Extrasystolen konsekutiv, bei unterschiedlicher Konfiguration im EKG (polymorphe Extrasystolie) und bei gehäuftem Auftreten, d.h. mehr als 5 Extrasystolen/min. Die Klassifizierung ventrikulärer Rhythmusstörungen nach Lown u. Wolf im Zusammenhang mit koronarer Herzkrankheit ist auf S. 14 wiedergegeben. Diese Einteilung hat große Verbreitung gefunden und ist vielfach modifiziert worden. – Die Kammertachykardie sollte mit Lidocain i. v., ggf. mit Mexiletin und evtl. mit Ajmalin behandelt werden. Auch bieten sich hier in Spezialfällen elektrotherapeutische Möglichkeiten mit differenzierten Stimulationstechniken an, ggf. herzchirurgische Maßnahmen. Im Akutfall ist oft die Elektroschockbehandlung indiziert, die bei Kammerflimmern obligat ist (s. S. 43).

Klassifizierung der Antiarrhythmika

I. *Direkter Membraneffekt:* Abnahme der maximalen Anstiegsgeschwindigkeit (Phase 0)
Depression der diastolischen Depolarisation (Phase 4)

   A. Verlängerung des Aktionspotentials:
Chinidin, Procainamid, Disopyramid, Ajmalin

   B. Verkürzung des Aktionspotentials:
Lidocain, Mexiletin, Phenytoin, Tocainid

   C. Keine signifikante Wirkung auf die Aktionspotentialdauer:
Lorcainid, Flecainid, Encainid, Propafenon

II. *Sympatholyse*
β-Rezeptorenblocker

III. *Zunahme der Repolarisationsphase*
Amiodaron
Sotalol

IV. *Ca-Antagonismus*
Verapamil, Gallopamil, Diltiazem

Medikamentöse Therapie

Nach experimentellen Gesichtspunkten lassen sich antiarrhythmische Substanzen in 4 Gruppen einteilen [358]. Eine Gruppierung unter Berücksichtigung moderner Antiarrhythmika ist oben wiedergegeben. Bei der medikamentösen Arrhythmiebehandlung geht es, unter Abwägung der individuellen Situation nach Diagnose, Wirkung, Nebenwirkung, Pharmakokinetik und potentiellem Risiko, um die bestmöglich begründete Differentialtherapie. Alle handelsüblichen Antiarrhythmika haben diesbezüglich Vor- und Nachteile. Das „ideale" Antiarrhythmikum gibt es bislang nicht, und es ist keineswegs sicher, daß es dies jemals geben wird. Aus Gründen der Ineffizienz und unerwünschter Wirkungen im Einzelfall wurden neue Substanzen entwickelt, die zwar ihrerseits auch Nebenwirkungen bzw. Wirkschwächen aufweisen können, aber insgesamt das Spektrum der antiarrhythmischen Einsatzmöglichkeiten erweitern, so daß in der Nettobetrachtung das Segment der medikamentös therapiefraktären Rhythmusstörungen vermindert wird. Zu den letzthin in der Bundesrepublik Deutschland in den Handel gebrachten antiarrhythmischen Pharmaka gehören Amiodaron (Cordarex®), Sotalol (Sotalex®) und Tocainid (Xylotocan®).

Daneben gibt es eine Reihe in klinischer Prüfung befindlicher Substanzen (z. B. Encainid, neue Kalziumantagonisten und Klasse III-Substanzen) sowie hierzulande nicht handelsübliche Stoffe (z. B. Ethmozin, Bretylium-Tosylat), auf die hier nicht näher eingegangen werden kann (Einzelheiten s. [228]).

Die modernen Antiarrhythmika richten sich vorwiegend auf die Behandlung tachykarder Rhythmusstörungen. Wichtigste Indikationen sind ventrikuläre Tachyarrhythmien bei koronarer Herzkrankheit, da hier ein direkter Zusammenhang mit dem plötzlichen Herztod gegeben ist. Die medikamentöse Behandlung bradykarder Arrhythmien spielt eine ganz untergeordnete Rolle, da in diesen Fällen elektrotherapeutische Maßnahmen dominieren.

Nebenwirkungen der Antiarrhythmika

Praktisch alle handelsüblichen Antiarrhythmika besitzen kardiale und extrakardiale Nebenwirkungen (Tabelle 1). Die unerwünschten kardialen Wirkungen betreffen die negative Inotropie und proarrhythmischen Effekte. Die größte Bedeutung kommt naturgemäß der Arrhythmieverstärkung durch Antiarrhythmika zu, da sie zu einer unmittelbaren vitalen Gefährdung des Patienten führen kann. Breite Aufmerksamkeit gewannen die arrhythmogenen Wirkungen v. a. durch die sog. CAST-Studie (Cardiac Arrhythmia Suppression Trial) [350]. Diese auf den „arrhythmogenen Herztod" ausgerichtete multizentrische Untersuchung wurde an Infarktpatienten mit asymptomatischen ventrikulären Rhythmusstörungen und eingeschränkter linksventrikulärer Pumpfunktion durchgeführt. Dabei waren unter den Antiarrhythmika Flecainid und Encainid die Zahl der plötzlichen Todesfälle und die Gesamtmortalität signifikant erhöht im Vergleich zu einem mit Placebo behandelten Kontrollkollektiv (vgl. [228]). Die ursächlichen letalen Kammerarrhythmien sind in diesem Zusammenhang als Arrhythmieverstärkung durch die Antiarrhythmika aufzufassen. Als Konsequenz ergibt sich, das Symptom „Herzrhythmusstörungen" nur dann zu behandeln, wenn subjektive Beschwerden als Folge einer gestörten Hämodynamik bestehen, oder wenn eine rhythmogene prognostische Belastung des Patienten vorliegt. Angesichts der besonderen Gefährdung bei gestörter linksventrikulärer Pumpfunktion ist von einer unkritischen Dauerprophylaxe abzusehen [232].

Tabelle 1. Medikamentöse Behandlung von Herzrhythmusstörungen

Medikament (Handelsname)	Indikation	Dosierung Akuttherapie	Dosierung Prophylaxe	Extrakardiale Nebenwirkungen
Ajmalin (Gilurytmal)	Ventrikuläre Extrasystolie; ventrikuläre Tachykardie	25–50 mg i.v.	<300 mg/12 h i.v.	Übelkeit, Kopfschmerzen, Appetitlosigkeit, Cholestase, Leberenzymanstieg
Prajmalin (NeoGilurytmal)	Supraventrikuläre, ventrikuläre Extrasystolie, Rezidivprophylaxe; ventrikuläre Tachykardie		60 mg/Tag p.o.	Cholestase, Übelkeit, Kopfschmerzen, Schwindel, Leberenzymanstieg, Thrombozytopenie
Amiodaron (Cordarex)	Supraventrikuläre, ventrikuläre Tachyarrhythmien	5 mg/kg KG (langsam i.v. <450 mg)	Sättigungsdosis 600–1000 mg/Tag 1–2 (3) Wochen Erhaltungsdosis 200–400–600 mg/Tag p.o.	Korneaablagerungen, Photosensibilisierung, Schilddrüsenstoffwechselstörungen; selten: Lungenfibrose, Tremor, Polyradikulitis, Hepatopathie
Aprindin (Amidonal)	Supraventrikuläre, ventrikuläre Tachykardie	20 mg i.v. <300 mg/24 h	1- bis 2mal 50 mg/Tag p.o.	Tremor, Doppelsehen, Psychosen, cholestatische Hepatitis, Agranulozytose
Chinidinbisulfat (z.B. Chinidin-Duriles, Optochinidin Ret.)	Vorhofflimmern/-flattern; Supraventrikuläre, ventrikuläre Extrasystolie		1–1,5 g/Tag p.o.	Gastrointestinale Beschwerden, Sehstörungen, Ohrensausen, Synkopen, Leukopenie, Hepatitis, hämolytische Anämie; selten: Thrombozytopenie, Agranulozytose, schwere Überempfindlichkeitsreaktionen
Disopyramid (Diso-Duriles, Norpace, Rythmodul)	Supraventrikuläre, ventrikuläre Extrasystolie; supraventrikuläre Tachykardie; Arrhythmieprophylaxe nach Elektrokonversion	2 mg/kg KG <150 mg in 5–15 min	4- bis 6mal 100 mg/Tag p.o.	Mundtrockenheit, Seh- und Miktionsstörungen, gastrointestinale Beschwerden, Sedierung, Cholestase
Flecainid (Tambocor)	Lebensbedrohende supraventrikuläre und ventrikuläre Rhythmusstörungen; paroxysmales	1 mg/kg KG i.v.	2mal 100–150 mg/Tag p.o.	Doppelsehen, Schwindel, Kopfschmerzen, Müdigkeit

Lidocain (Xylocain)	Ventrikuläre Extrasystolie; Kammertachykardie	50–100 mg i.v.	2–4 mg/min i.v.	Benommenheit, Schwindel, zentralnervöse Symptome
Lorcainid (Remivox)	Supraventrikuläre, ventrikuläre Extrasystolie und Tachykardie	100–150 mg i.v. <400 mg/24 h i.v.	2- bis 3mal 100 mg/ Tag p.o.	Schlafstörungen, zentralnervöse Störungen; selten: gastrointestinale Beschwerden
Mexiletin (Mexitil)	Ventrikuläre Extrasystolie und Tachykardie	100–250 mg langsam i.v.	600–900 mg/Tag p.o.	Zentralnervöse Beschwerden, Parästhesie, Hypotonie, gastrointestinale Beschwerden
Procainamid (Procainamid Duriles)	Ventrikuläre Tachyarrhythmien; Vorhofflimmern	25–50 mg/min i.v.	30–50 mg/kg KG alle 4–6 h	Blutdruckabfall, Depressionen, Agranulozytose, systemischer Lupus erythematodes
Phenytoin (Phenhydan, Zentropil)	Ventrikuläre Extrasystolie; Kammertachykardie (bei Digitalisintoxikation)	125 mg i.v.	3mal 100 mg/Tag p.o.	Nystagmus, Ataxie, Lymphadenopathie, Gingivahyperplasie
Propafenon (Rytmonorm)	Ventrikuläre Extrasystolie; supraventrikuläre u. ventrikuläre Tachykardie, Präexzitationssyndrome	0,5–1 mg/kg KG	450–900 mg/Tag p.o.	Mundtrockenheit, salziger Geschmack, Kopfschmerzen, Schwindel, gastrointestinale Beschwerden, Cholestase
Propranolol (Dociton)	Supraventrikuläre Tachykardie; ventrikuläre Extrasystolie; tachysystolisches Vorhofflimmern		80–120 mg/Tag p.o.	Schwindel, Nausea, Diarrhö, Bronchospasmus, periphere Durchblutungsstörungen, Alpträume
Sotalol (Sotalex)	Supraventrikuläre, ventrikuläre Tachykardie, ventrikuläre Extrasystolie	20 mg i.v. in 5 min	2mal 80–160 mg/ Tag p.o.	Wie Propranolol, ausgeprägte Hypotonie (kardial: Bradykardie!)
Tocainid (Xylotocan)	Ventrikuläre Extrasystolie und Tachykardie		3- bis 4mal/Tag p.o.	Übelkeit, Erbrechen, Schwindel, Tremor, Hautreaktionen, zentralnervöse Beschwerden, Agranulozytose
Verapamil (Isoptin)	Supraventrikuläre Extrasystolie; Vorhofflattern/-flimmern	5 mg i.v.	3mal 80–120 mg/ Tag p.o.	Hypotonie, gastrointestinale Beschwerden

Präparateverzeichnis: Antiarrhythmika (Auswahl)

Freiname	Handelsname	Freiname	Handelsname
Acebutolol	Prent	Lidocain	Xylocain
Ajmalin	Gilurytmal	Lidoflazin	Clinium
Alphaacetyl-digoxin	Sandolanid	Lorcainid	Remivox
		Mepindolol	Corindolan
Alprenolol	Aptin	Metildigoxin	Lanitop
Amiodaron	Cordarex	Metipranol	Disorat
Aprindin	Amidonal	Metoprolol	Beloc, Lopresor
Atenolol	Tenormin	Mexiletin	Mexitil
Betaacetyldigoxin	Novodigal	Nadolol	Solgol
Bretylium-Tosylat	Bretylate	Nifedipin	Adalat
	Bretylol	Orciprenalin	Alupent
	(hierzulande	Oxprenolol	Trasicor
	nicht handels-	Oxyfedrin	Ildamen
	üblich)	Penbutolol	Betapressin
Bunitrolol	Stresson	Perhexilin	Pexid
Bupranolol	Betadrenol	Phenytoin	Epanutin,
Carazolol	Conducton		Phenhydan,
Carteolol	Endak		Zentropil
Celiprolol	Selectol	Pindolol	Visken
Chinidin	Chinidin duriles	Prajmalium-	Neogilurytmal
	Optochinidin ret.	bitartrat	
Diazepam	Valium	Prenylamin	Segontin
Digoxin	Lanicor	Procainamid	Novocamid
Diltiazem	Dilzem	Propafenon	Rytmonorm
Disopyramid	Rythmodul,	Propranolol	Dociton
	Norpace,	Sotalol	Sotalex
	Diso-Duriles	Spartein	Depasan
Fendilin	Sensit	Timolol	Temserin
Flecainid	Tambocor	Tocainid	Xylotocan
Gallopamil	Procorum	Toliprolol	Doberol
Glukagon	Glucagon Lilly,	Verapamil	Isoptin,
	Glucagon Novo		Cardibeltin,
Ipratropium-bromid	Itrop		Veramex
		Verapamil + Chinidin	Cordichin
Isoprenalin	Aludrin		

Elektrotherapie (Herzschrittmacher)

Neben der kausalen, allgemeinen und medikamentösen Behandlung kardialer Arrhythmien haben, insbesondere in der Notfallmedizin (s. S. 42) elektrotherapeutische Maßnahmen heute ihren festen Platz (vgl. [391]). Dies gilt für die Schrittmachertherapie bei kritischer Frequenzverminderung ebenso wie für die Defibrillation bei Kammerflimmern und die Elektrostimulation bei bestimmten Formen repetitiver supraventrikulärer und ventrikulärer Tachykardien; und neuerdings für die nichtoperative Unterbrechung des His-Bündels (His-Bündelablation) bei bedrohlichen, medikamentös therapierefraktären supraventrikulären Tachyarrhythmien sowie für die Katheterablation supraventrikulärer und ventrikulärer Tachyarrhythmien (Abbildung 16).

Die Entwicklung der elektrischen Stimulation des Herzens reicht viele Jahre zurück. Die klinische Relevanz der elektrischen Schrittmacheranwendung wurde aber wohl erst in vollem Ausmaß erkannt, als Zoll 1952 über die erfolgreiche Wiederbelebung durch externe Elektrostimulation beim nachgewiesenen Herzstillstand berichtete. Das erste komplette Schrittmachersystem wurde 1958 von Elmquist u. Senning in Schweden implantiert. Seither sind zahlreiche Verbesserungen hinsichtlich der Elektronik, der Lebensdauer verschiedener Batterietypen, der Stimulationselektroden und des technischen Gesamtaufbaus der elektrischen Schrittmacher beschrieben worden. Neue Stimulationsmethoden haben darüber hinaus eine Erweiterung des Indikationskataloges für die Schrittmachertherapie ergeben. In mehr als 30 Jahren sind weltweit über 5 Millionen Patienten mit der Elektrostimulation erfolgreich behandelt worden (vgl. [228]).

Indikation zur Schrittmachertherapie

Die Anwendung der elektrischen Stimulation gliedert sich in die temporäre Schrittmacherbehandlung und in die permanente elektrische Stimulation mit Schrittmacherimplantation. Die zeitlich begrenzte Elektrostimulation mit einem externen Schrittmacher ist indiziert bei akut auftretender Asystolie mit Adams-Stokes-Anfällen, kardiogenem Schock, ferner bei reversiblen bzw. plötzlich auftretenden Überleitungsstörungen mit hochgradiger Bradykardie (Frequenz < 40/min), z.B. bei Myokardinfarkt, Digitalisintoxikation, Myokardinsuffizienz; fernerhin bei bestimmten therapieresistenten Tachykardien, denen eine sog. kreisende Erregung zugrunde liegt. In derartigen Fällen ist die Schrittmachertherapie an Schnelligkeit und Wirkung der medikamentösen Therapie eindeutig überlegen. Diese Situationen sind v. a. hinsichtlich einer raschen Überweisung in die Klinik von Wichtigkeit, z. B. akut auftretender totaler AV-Block bei frischem Vorderwandinfarkt (trifaszikulärer Block), partieller oder totaler AV-Block bei Hinterwandinfarkt. Bezüglich der Patientenführung und -überwachung kommt der permanenten Schrittmachertherapie die größere Bedeutung zu. Obwohl das operative Risiko der Schrittmacherimplantation (unter Lokalanästhesie) bei transvenös-intrakardialer Reizsondenlokalisation als überaus gering anzusehen ist, sollte – in Anbetracht möglicher Folgekomplikationen (Lebensführung und Überwachungspflichtigkeit des Patienten) – die Indikation zur Schrittmacherimplantation sorgfältig und streng gestellt werden. Hohes Lebensalter und Begleitkrankheiten stellen jedoch per se keine Kontraindikation dar. Entscheidend für den Entschluß zur Pacemakerimplantation sollte die klinische Symptomatik des Patienten sein:

– Adams-Stokes-Anfälle, Schwindelzustände in Ruhe und bei Belastung auf der Basis partieller oder totaler intermittierender wie persistierender atrioventrikulärer oder sinuatrialer Blockierungen.
– Leistungsminderung unter Frequenzen um oder unter 40/min, die durch Belastung nicht zu steigern (pathologische Bradykardie) bzw. medikamentös nicht dauerhaft zu beeinflussen sind;
– bradykarde Herzinsuffizienz, Bradyarrhythmia absoluta (nach Ausschluß einer Digitalisintoxikation).

Indikationskatalog zur Schrittmachertherapie

Bradykardie mit klinischer Symptomatik
(Adams-Stokes-Anfälle, kardiogener Schock, Angina pectoris, Herzinsuffizienz, Schwindelzustände, Leistungsminderung)
AV-Blockierungen
SA-Blockierungen
Bradyarrhythmia absoluta
Pathologische Sinusbradykardie
Karotissinussyndrom
Sinusknotensyndrom (Bradykardie-Tachykardie-Syndrom)

Relative Indikation
Rechtsschenkelblock mit linksanteriorem Hemiblock

Schrittmachertypen, Herzschrittmachercode, Schrittmacher-EKG
Die Vielzahl der heute angebotenen implantierbaren Impulsgeber läßt sich in mehrere Gruppen einteilen, entsprechend ihrem Stimulationsort, ihrem

Detektionsort und ihrer Betriebsart. Als Stimulationsort und Detektionsort kommen der rechte Vorhof und der rechte Ventrikel oder beide in Frage: der Schrittmacher kann entweder inhibiert (z. B. Demandschrittmacher) oder getriggert (z. B. vorhofgesteuerter Kammerschrittmacher) betrieben werden.

Als „physiologische" Stimulation wird die Erhaltung bzw. Wiederherstellung der Vorhof-Kammer-Koordination bezeichnet.

Ein international gebräuchlicher Code aus drei Buchstaben gibt über den Schrittmachertyp Auskunft. Dabei bezeichnet der erste Buchstabe des Codes den Stimulationsort, der zweite Buchstabe den Detektionsort und der dritte Buchstabe die Betriebsart. V = rechter Ventrikel, A = rechtes Atrium, I = inhibiert, T = getriggert, D (= dual) = bezogen auf den Ort: rechter Ventrikel und rechtes Atrium, bezogen auf die Betriebsart: inhibiert und getriggert, O = entfällt, C = komplexes System (weder I noch D). In derzeit verwendeten Schrittmachern sind viele Stimulationsparameter auch nach Implantation programmierbar. So können die Impulsdauer, die Impulsamplitude, die Stimulationsfrequenz, das AV-Intervall, die Refraktärzeit, die Hysterese und die Betriebsart des Schrittmachers stets den aktuellen Bedürfnissen angepaßt werden.

Stimulationsarten mit besonderer klinischer Bedeutung

a) Kammerschrittmacher (VVI): Der konventionelle Kammerdemandschrittmacher (VVI) wurde im Jahre 1985 bei etwa 90 % aller Schrittmacherimplantationen verwendet. Dieses Schrittmachersystem ist ein ventrikulärer Bedarfsschrittmacher, der nach Ablauf des eingestellten Stimulationsintervalls einen Reizimpuls abgibt. Bei Auftreten eines höherfrequenten Eigenrhythmus oder bei ventrikulären Extrasystolen wird durch die Detektion des QRS-Komplexes die Impulsabgabe inhibiert (Abbildung 17).

b) Vorhofschrittmacher (AAI): Der Vorhofdemandschrittmacher (AAI) stellt das Pendant auf Vorhofebene mit Vorhofstimulation sowie Inhibition spontaner Vorhofaktivität dar. Vorteilhaft bei diesem Schrittmachersystem ist eine erhaltene Vorhof- bzw. Kammerkontraktionsfolge mit einer verbesserten Hämodynamik. Voraussetzung für diesen Stimulationsmodus ist jedoch eine ungestörte atrioventrikuläre Erregungsleitung. Vor der Implantation eines Vorhofschrittmachers sollte daher ggf. eine diagnostische Vorhofstimulation einschließlich His-Bündelelektrographie erfolgen.

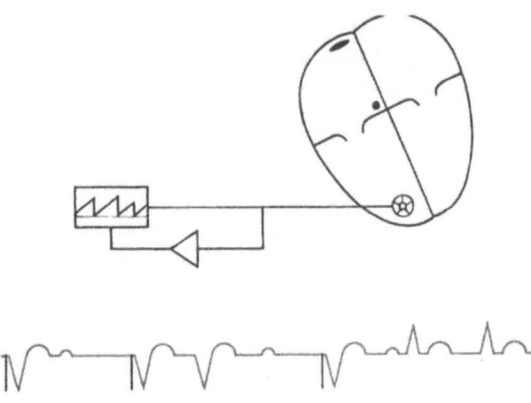

Abbildung 17
Kammerbedarfsschrittmacher (*VVI*) mit Sondenlage in der Ventrikelspitze zur Wahrnehmung und Stimulation. Das EKG zeigt die ventrikuläre Stimulation, eine Kammereigenaktion wird berücksichtigt, die nächste Stimulation fällt ein – entsprechend der eingestellten Sollfrequenz. Vorhofaktionen werden nicht berücksichtigt. Bei einer Vorhofkammeraktion, die die eingestellte Sollfrequenz überschreitet, erfolgen keine Schrittmacheraktionen.
(*VVI* = *v*entricle paced – *v*entricle sensed – *i*nhibited mode)

c) AV-sequentieller Schrittmacher (DDD): Der sog. AV-universelle Zweikammerschrittmacher (DDD-Modus) vereinigt in sich alle Stimulationsarten eines Demandschrittmachers. Die Stimulation erfolgt bei Bedarf in Vorhof und Kammer gemäß der eingestellten AV-Verzögerungszeit. Eine spontane Herzaktion im Vorhof oder Ventrikel führt zur Inhibition der Impulsabgabe. Darüber hinaus ist eine frequenzvariable vorhofgesteuerte Kammerstimulation entsprechend der physiologischen Vorhofaktivität in einem programmierbaren Frequenzbereich möglich. Abbildung 18 zeigt das Blockdiagramm eines DDD-Systems mit den möglichen elektrokardiographischen Befunden.

d) Frequenzadaptive Schrittmacher: Eine neue Stimulationsform stellen frequenzadaptive („biologische") Schrittmacher dar, die sinusknotenunabhängige biologische Parameter als Steuergröße für eine frequenzadaptive Stimulation heranziehen: Muskelaktivität, QT-Intervall (katecholaminabhängige intrakardiale EKG-Veränderungen), Atemfrequenz, Temperatur, pH-Wert, Sauerstoffsättigung, Druck- und Schlagvolumen (Tabelle 2). Von den frequenzadaptiven Systemen werden günstige hämodynamische Auswirkungen v. a. bei Bradyarrhythmia absoluta erwartet, da hier eine Steigerung des Herzzeitvolumens durch die biologische Frequenzvariation

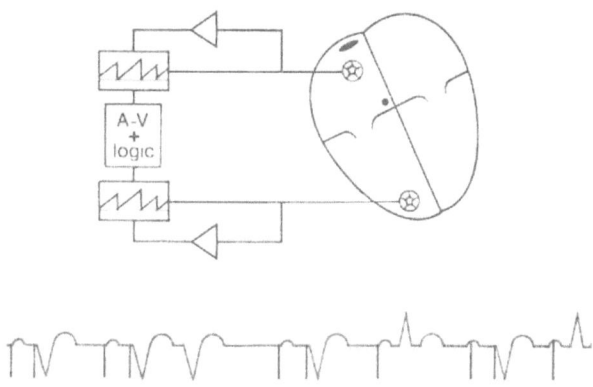

Abbildung 18
AV-sequentieller (DDD-)Schrittmacher. Stimulation entsprechend der physiologischen Vorhofkammererregung, sog. „physiologischer" Schrittmacher. Es befinden sich Stimulations- und Detektionssonden im Vorhof und im Ventrikel. Die Erregung von Vorhöfen und Kammern erfolgt entsprechend einem willkürlich einstellbaren AV-Intervall. Eine spontane Kammeraktion wird berücksichtigt. Es folgt eine konsekutive Vorhofstimulation entsprechend der eingestellten Sollfrequenz mit nachfolgender Kammerstimulation. Erfolgt nach Vorhofstimulation die AV-Überleitung in einem kürzeren Intervall, als es dem eingestellten AV-Intervall entspricht, so dominiert diese gegenüber dem Schrittmacheraggregat. Eine spontane Vorhofaktion wird berücksichtigt; überschreitet jedoch die AV-Überleitung das eingestellte AV-Intervall, so übernimmt die Ventrikelstimulation des Aggregats die Kontrolle über die Herzschlagfolge. – Am Ende der Registrierung findet sich eine atriale Kombinationssystole, einmal mit nachfolgender Kammerstimulation und einmal (letzte Herzaktion) mit spontaner AV-Überleitung. (*DDD* = *d*ouble chambers paced – *d*ouble chambers sensed – double modes of response)

Tabelle 2. Biologische Parameter zur Frequenzadaption

Meßgröße	Schrittmachersysteme
1. QT-Intervall	Rhythmyx II
2. Atemminutenvolumen	Meta II, Meta DDD-R
3. Muskelaktivität	
a. Vibration	Elite, Synchrony II, Legend, Sensolog III, Ergos 02
b. Akzelerometer	Relay, Dash, Swing, Excel
4. Temperatur	Circadia, Nova MR, Thermos 02, Kelvin
5. pH-Wert	experimentell
6. Sauerstoffsättigung	in klinischer Erprobung
7. Schlagvolumen	experimentell
8. Druck (dp/dt)	in klinischer Erprobung (Deltatrax)
9. Aktivität + QT-Intervall	Topas
10. Aktivität + Atmung	in klinischer Erprobung (Legend Plus)
11. Atmung + „evoked response"	in klinischer Erprobung (Sentri)

möglich ist. Die Indikationskonkretisierung für die biologischen Systeme ist jedoch noch nicht abgeschlossen. Vorteile sind von der Entwicklung multiprogrammierbarer frequenzadaptiver Schrittmacher mit AV-sequentieller Stimulation und der Kombination mehrerer Biosensoren zu erwarten.

e) Antitachykarde Schrittmacher: Die Elektrostimulation kann zur Terminierung paroxysmaler Tachykardien therapeutisch eingesetzt werden. Das Therapieprinzip besteht in der Unterbrechung der Reentry-Tachykardie durch vorzeitige Depolarisation des in die Kreisbahn einbezogenen Myokards durch zeitgerechte Schrittmacherimpulse. Als Stimulationsform wurden in implantierbaren Schrittmachersystemen die atriale Hochfrequenzstimulation zur Konversion von Vorhofflattern und die programmierte vorzeitige Stimulation mit fixen oder variablen Kopplungsintervallen realisiert. Die Entwicklung mikroprozessorgesteuerter antitachykarder Schrittmacher ermöglicht eine verbesserte automatische Tachykardieerkennung und mehrere wählbare Terminationsprogramme.

Die antitachykarde Elektrotherapie mit implantierbaren Schrittmachern stellt in Verbindung mit der automatischen Kardioversion bzw. Defibrillation bei medikamentös nicht kontrollierbaren Tachykardien eine wichtige symptomatische Therapieform dar (Einzelheiten s. [223, 328]).

Bei ventrikulären Tachykardien sollte die antitachykarde Stimulation wegen der Gefahr der Akzeleration bzw. Degeneration in Kammerflimmern stets durch einen implantierbaren Defibrillator abgesichert sein.

f) Implantierbare Kardioverter/Defibrillatoren (ICD): Die wachsende Zahl von Patienten mit malignen Rhythmusstörungen bzw. drohendem Herztod gab Anlaß zur Entwicklung und Anwendung implantierbarer Aggregate mit automatischer Elektroschockabgabe. Bei Erkennung hochfrequenter ventrikulärer Tachykardien bzw. Kammerflattern oder Kammerflimmern interveniert das Aggregat nach wenigen Sekunden mit einem Elektroschock. Bei Ineffektivität folgen weitere Schockabgaben.

Der automatische implantierbare Kardioverter/Debrillator eröffnete neue Möglichkeiten zur Verhinderung des plötzlichen Herztodes [259]. Der automatischen Defibrillatortherapie liegt folgendes pathophysiologisches Konzept zugrunde: Ventrikuläre Tachyarrhythmien können als singuläre Ereignisse aufgefaßt werden, die durch den Defibrillator automatisch identifizierbar sind; die Abgabe eines Elektroschocks beendet die Tachyarrhythmie unmittelbar, so daß sich stabile Herz-Kreislauf-Verhältnisse einstellen können.

Tabelle 3. ATP-ICD-Impulsgeneratoren (3. Generation). (*M* monophasisch, *B* biphasisch, *S* sequentiell), ATP = Antitachykardes Pacing; ICD = Implantierbarer Kardioverter/Defibrillator; EPS = Elektrophysiologische Untersuchung; − = fehlt, + = vorhanden

Funktionen u. Gewicht	CPI Ventak P2	CPI PRX	Intermedics RES-Q	Medtronic PCD	Siemens Siecure	Telectronics Guardian*	Ventritex Cadence
Antitachykarde Stimulation	−	+	+	+	+	+	+
Antibradykarde Stimulation	+	+	+	+	+	+	+
Programmierbare Frequenz/Energie	+	+	+	+	+	+	+
Impulsform	M, B	M	B	M, S	M	M	M, B
Programmierte Intervention	−	+	+	+	+	+	+
Nichtinvasive EPS	+	+	+	+	+	+ (extern getriggert)*	+
Gewicht (g)	240	220	220	200	200	270	237

Zur Unterbrechung der Tachyarrhythmie verfügte die erste Generation dieser Defibrillatoren lediglich über die Schockabgabe mit vergleichsweise hochenergetischen DC-Entladungen. Mit diesen Systemen lassen sich v. a. rezidivierendes Kammerflimmern und seltene hochfrequente ventrikuläre Tachyarrhythmien behandeln. − Die neueren Geräte verfügen über eine antibradykarde Stimulation, die bei Patienten mit Sinusknotensyndrom oder AV-Leitungsstörungen bzw. bei postdefibrillatorischen Pausen notwendig sein kann. Weiterhin sind differenzierte Algorithmen zur antitachykarden Überstimulation verfügbar, so daß die Defibrillatortherapie auf Patientengruppen mit hämodynamisch tolerierten monomorphen ventrikulären Tachykardien ausgedehnt werden kann (Tabelle 3) [237]. Ein wesentlicher Fortschritt ist in der Entwicklung transvenöser Elektroden, ggf. in Kombination mit subkutanen Defibrillationselektroden, zu sehen. Mit dieser Elektrodenanordnung kann in > 90 % der Patienten die Thorakotomie im Rahmen der Implantation des Defibrillators vermieden werden. Als Indikation zur Defibrillatortherapie werden Patienten mit Zustand nach Reanimation, mit primärem Kammerflimmern oder mit persistierender ventrikulärer Tachykardie, die hämodynamisch zur Beeinträchtigung führt, angesehen (vgl. nachfolgende Übersicht) [182, 337].

Implantierbarer Kardioverter/Defibrillator – gesicherte Indikation (EPS = elektrophysiologische Stimulation; EF = Ejektionsfraktion)

Hämodynamisch wirksame, persistierende ventrikuläre Tachykardie oder primäres Kammerflimmern
a) einmalig oder rezidivierend, mittels EPS induzierbar
b) rezidivierend und mittels EPS nicht induzierbar
c) einmalig, mittels EPS nicht induzierbar, aber bei Erkrankung des linken Ventrikels (EF < 40 %)

Notfallbehandlung

Sowohl bradykarde wie tachykarde Rhythmusstörungen können zu akuten Notfallsituationen führen, die ein unverzügliches Eingreifen erforderlich machen. Unter den akut behandlungsbedürftigen Bradykardien sind zu nennen: Bradyarrhythmia absoluta, höhergradige sinuatriale und atrioventrikuläre Blockierungen, Karotissinussyndrom und ggf. das Sinusknotensyndrom im Sinne eines Bradykardie-Tachykardie-Syndroms.

Die akut therapiepflichtigen Tachyarrhythmien umfassen supraventrikuläre Tachykardien, tachysystolisches Vorhofflimmern und Vorhofflattern, ventrikuläre Extrasystolen (z. B. bei akutem Infarkt im Sinne von Warnarrhythmien), Kammertachykardien sowie das lebensbedrohliche Kammerflattern und Kammerflimmern.

Sowohl bradykarde wie tachyfrequente Arrhythmien können zu einer akuten Verminderung der Herzauswurfleistung mit entsprechenden hämodynamischen Konsequenzen führen. Die Symptomatik äußert sich im einzelnen z. B. in Adams-Stokes-Anfällen, Angina pectoris, Herzinsuffizienz, Schock.

Die Prinzipien der Behandlung unterscheiden sich nicht grundsätzlich von der obengenannten Therapie (medikamentös, elektrotherapeutisch). Als Voraussetzung einer zielführenden Behandlung ist naturgemäß eine korrekte Diagnose zu fordern, die in der Regel durch ein EKG zu erbringen ist. Bei bedrohlichen Bradyarrhythmien wird notfallmäßig 0,5–1 mg Atropin i. v. zu applizieren sein. Bei entsprechender klinischer Relevanz bzw. Persistenz der Bradykardie ist ein elektrischer Schrittmacher unvermeidlich, häufig zunächst in temporärer Form, z. B. bei AV-Blockierungen im Rahmen eines akuten Myokardinfarktes. Bleibt die Bradyarrhythmie bestehen, so ist ein permanenter elektrischer Schrittmacher vorzusehen.

Bei bedrohlichen supraventrikulären Tachykardien hat sich vielfach Verapamil (Isoptin, 1–2 Ampullen i. v.) bewährt. Bei ventrikulären Tachykardien kommt vorzugsweise Lidocain bzw. Ajmalin i. v. in Frage (Dosierung s. Tabelle 1). Bei hochfrequenten Kammertachykardien (>200/min), bei Kammerflattern und Kammerflimmern ist die Elektroschockbehandlung durch transthorakale Stromabgabe angezeigt. Auf dieses für die Notfallbehandlung bedeutsame Verfahren sei im folgenden kurz eingegangen:

Elektroschock: Die elektrische Defibrillation wird angewandt im Rahmen der Reanimation bei Kammerflimmern. Die Elektrokonversion, die charakterisiert ist durch R-synchrone Abgabe des Stromstoßes und Anwendung kleinerer Stromstärken, findet Anwendung bei bedrohlichen Tachykardien (Notkardioversion) und als geplante Konversion (z. Zeitpunkt der Wahl) von Vorhofflimmern und Vorhofflattern.

Grundsätzlich ist die Elektrokonversion bzw. -defibrillation in Relation zu ihrem klinischen Nutzen als risikoarme Methode anzusehen. An harmlosen Komplikationen sind Hautreizungen bzw. Verbrennungen an den Auflageflächen der Elektroden und ein flüchtiger Anstieg der Serumenzyme (CPK, GOT, LDH) zu nennen, deren Herkunft auf die Interkostalmuskulatur bezogen wird. Von größerer klinischer Bedeutung ist das postdefibrillatorische Auftreten von Extrasystolen, Kammertachykardien oder sogar Kammerflimmern, das bei falscher Triggerung (sehr selten!) und bei Patienten, die Herzglykoside erhalten, gelegentlich beobachtet werden kann. Das Auftreten einer Asystolie nach Elektrokonversion infolge fehlender oder unzureichender Spontanautomatie droht beim Bradykardie-Tachykardie-Syndrom. Die Gefahr arterieller Embolien kann durch eine effektive prophylaktische Antikoagulanzientherapie vermindert werden.

Der elektive Elektroschock wird gemeinhin in Kurznarkose oder nach 10 mg Diazepam (Valium) i. v. vorgenommen. Bei bewußtlosen Patienten unter Reanimationsbedingungen entfällt naturgemäß eine Narkose. Zur Prophylaxe hypoxiebedingter postdefibrillatorischer Arrhythmien ist die Gabe von Sauerstoff sinnvoll. Der Stromstoß wird über spezielle Elektrodenplatten appliziert, die mit Elektrolytgel beschichtet werden, um den Übergangswiderstand zu reduzieren und Hautreizungen zu vermeiden. Die Verabreichung von Gleichstromstößen (DC-Schock) erfolgt mit Energien zwischen 50 (z. B. bei Vorhofflattern) und 500 Joule bei Spannungen zwischen 500 und 7000 V. – Gewöhnlich sollte mit niedrigen Energiestufen, ausgehend von 100 Joule, begonnen werden, bis der gewünschte Erfolg eintritt. Bei höheren Energiestufen nimmt die Komplikationsrate erfahrungsgemäß zu. In Notfallsituationen (Kammerflimmern) sollte jedoch sofort eine hohe Energiedosis (400 Joule) angewendet werden. Der Erfolg der Defibrillation wird dabei wesentlich durch das vorbestehende Grundleiden, Vormedikation (z. B. Lidocain), ggf. Dauer des Kreislaufstillstandes und Vorbehandlung (z. B. Herzmassage) determiniert. Außer bei Kammerflimmern erfolgt der Stromstoß stets in Form einer R-Zacken-getriggerten Kondensatorentladung. Bei Kammertachykardien beträgt die Erfolgsquote der Elektrokonversion bis zu 97% (Einzelheiten s. [229]).

Teil II
Historische Entwicklung der Rhythmologie

Pulslehre – Beginn der Rhythmologie

Altchinesische Pulslehre

Pien Ts'Io (ca. 5. Jh. v. Chr.)

Am Anfang der Rhythmologie steht nicht nur die Anatomie und die Physiologie des Herzens, sondern auch die Analyse des Pulses, der die Herztätigkeit reflektiert. Die Analyse des (peripheren) Pulses als mechanischer Ausdruck der Herztätigkeit reicht mehrere Jahrtausende zurück.

In die chinesische Epoche der Frühlings- und Herbstperiode (770–475 v. Chr.) fiel das Wirken des chinesischen Arztes Pien Ts'Io, der etwa um das 5. Jh. v. Chr. gelebt hat. Er soll den Pulsschlag als diagnostisches und prognostisches Kriterium einer Krankheit erkannt haben [169, 170, 353]. Diese komplizierte Pulslehre verglich den menschlichen Körper mit einem Saiteninstrument, dessen verschiedene Pulse den Saiten und Tönen des Instruments glichen und wie dieses Harmonie und Disharmonie erkennen ließen [63, 310].

Wang Shu-Ho (ca. 3. Jh. n. Chr.)

Die Untersuchung des Pulses (Abbildung 19), über die Wang Shu-Ho im 3. Jahrhundert n. Chr., zur Zeit der westlichen Tsin-Dynastie (ca. 265–317 n. Chr.) ein klassisches Werk schrieb [150, 169, 170, 344], war sehr zeitaufwendig. Der Puls wurde an 11 verschiedenen Körperstellen untersucht, von denen die beiden Handgelenke die wichtigsten waren. An jedem Handgelenk wurden 6 Pulse unterschieden, wobei jeder dieser Pulse zu einem bestimmten Organ in Beziehung stand (Abbildung 20) und Aufschluß über die gesundheitliche Beschaffenheit dieses Organs gab. Jeder Puls wurde 3mal getrennt gemessen und die jeweilige Frequenz im Verhältnis zur Respirationsfrequenz des untersuchenden Arztes angegeben. Da der Puls noch dem Alter, Geschlecht, der Konstitution und der Jahreszeit zugeordnet wurde, mußte der Arzt etwa 200 Pulsvarianten auseinanderhalten, von deren Bedeutung Diagnose, Therapie und Prognose abhängig gemacht wurden [63, 310].

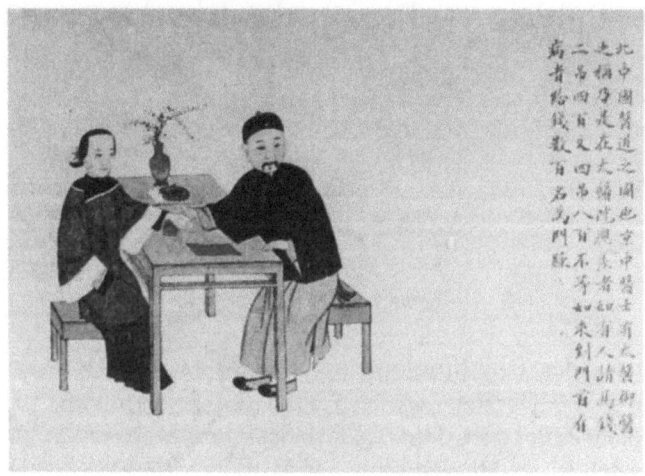

Abbildung 19
Pulsuntersuchung bei einer Patientin [353]

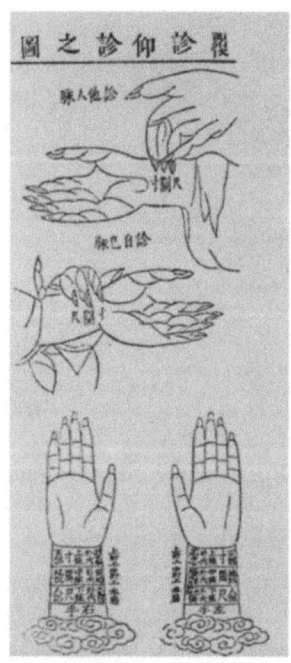

Abbildung 20
Unterteilung des Handgelenks in einzelne Abschnitte,
von denen jeder einem bestimmten Organ – Galle, Leber, Magen, Milz usw. –
zugeordnet war [304]

Pulslehre im alten Ägypten

Papyrus EBERS (ca. 1550 v. Chr.):
Zusammenhang zwischen Herzschlag und peripherem Puls

Für die medizinischen Leistungen in der ägyptischen Kultur stehen v. a. die in den Papyrusrollen (Abbildung 21) hinterlassenen schriftlichen Dokumente als Quellen zur Verfügung [63]. Der Papyrus Ebers, der als der älteste und am besten erhaltene medizinische Papyrus gilt, wurde zwischen 1553 und 1550 v. Chr. abgefaßt [63, 180, 277]. Das Original, das nach seinem Entdecker, dem Ägyptologen Georg Ebers benannt wurde, ist ein über 20 m langes Werk und wird heute in der Leipziger Universitätsbibliothek aufbewahrt. Es wurde von Ebers in den Jahren 1872/73 bei seinem Aufenthalt in Ägypten von einem Bürger in Luxor erworben [180, 344]. Im Jahre 1875 wurde der Papyrus von Ebers [72] in neuer Ausstattung herausgegeben und weiteren interessierten Kreisen zugänglich gemacht [180].

Im Kapitel 99 des Papyrus Ebers [72] mit der Überschrift: „Grundlage des ärztlichen Geheimnisses, das Wissen über die Bewegung des Herzens und die Kenntnis des Herzens selbst" wird in der anatomisch-physiologischen Abhandlung des Herzens ein Zusammenhang zwischen Herzschlag und peripherem Puls beschrieben.

Abbildung 21
Auszug aus dem Papyrus Ebers – um 1553–1550 v. Chr. [353]

Die zu allen Körpergliedern des Menschen laufenden Gefäße können von jedem Arzt, jedem Priester der Königin Sekhmet oder jedem Zauberer ertastet werden. Dazu legt er seine Finger auf den Kopf, an den Hinterkopf, auf die Hände, auf die beiden Arme, auf die beiden Beine und an andere Stellen, denn überall dort spürt er das Herz als Zentrum der Glieder [72, 73, 180, 353].

Pulslehre im antiken Griechenland

HEROPHILOS von Chalkedon (ca. 300 v. Chr.):
Messung der Pulsfrequenz nach Herophilos

Herophilos wurde um das Jahr 300 v. Chr. in Chalkedon, Kleinasien, geboren und lebte in Alexandrien. Seine medizinische Ausbildung erhielt er an den Schulen von Kos und Knidos, als Schüler von Praxagoras und Chrysippos. Seine Beschreibung des Gehirns und der Gehirnhäute, seine Pulslehre und zahlreiche andere von ihm verfaßten Arbeiten machten ihn zu einem angesehenen Arzt und Anatom [63, 109, 133, 148, 194, 324, 353].

In seinen Arbeiten über die Pulslehre, in der er die Lehre seines Lehrers Praxagoras von Kos fortsetzte, orientierte sich Herophilos an der Musiktheorie des Aristoxenos von Tarent, einem Schüler des Aristoteles. Er übernahm dessen Rhythmendefinitionen und beschrieb den Puls samt seinen Veränderungen hinsichtlich Stärke, Frequenz und Rhythmus [109, 133, 324, 353]. Zur objektiven Feststellung der Pulszahl bei Fiebernden, kontrollierte er diesen mit einer Wasseruhr, um auf diese Weise festzustellen, wie hoch bei Fiebernden die Zahl der Schläge das für das Alter des Patienten geltende Normalmaß überschritt [63, 125, 344].

Pulslehre in der Spätantike

Claudius GALENUS (ca. 129–199 n. Chr.):
Pulslehre des Galenus

Der nach Hippokrates (ca. 460–377 v. Chr.) wohl bedeutendste Mediziner der Antike, Claudius Galenus (Abbildung 22), wurde 129 n. Chr. [63, 144, 147, 324, 344] bzw. nach einer anderen Quelle 130 n. Chr. [310] in Pergamon, Kleinasien, geboren. Bis zu seinem 14. Lebensjahr erhielt er seine

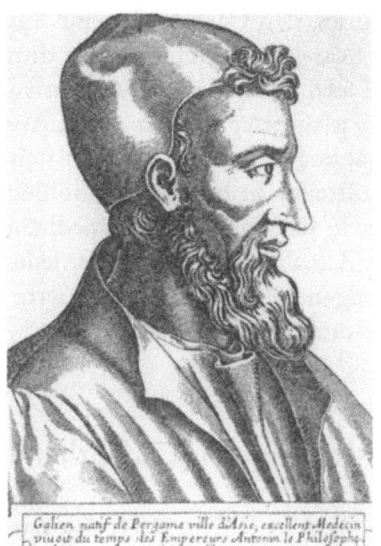

Abbildung 22
Claudius Galenus (ca. 129–199 n. Chr.) [68]

Vorbildung bei seinem Vater, dem Architekten Nikon, und besuchte danach die Philosophenschulen in Pergamon. Mit 17 Jahren wandte er sich zunächst in Pergamon, dann nach dem Tode seines Vaters in Smyrna, Korinth und besonders in Alexandrien dem Studium der Medizin zu. Im Alter von 28 Jahren kehrte er in seine Vaterstadt zurück und trat die Stelle eines Gladiatorenarztes an. Hier sammelte er besonders auf chirurgischem Gebiet umfangreiche Kenntnisse und Erfahrungen. Im Jahre 162 kam er zum ersten Male nach Rom, wo er durch seine praktische Tätigkeit und physiologischen Vorträge bedeutendes berufliches Ansehen gewann. In seine Heimat nach Pergamon kehrte er 166 zurück und folgte 2 Jahre später einem Ruf des Kaisers Marc Aurel an den römischen Hof, wo er seine wissenschaftlichen und schriftstellerischen Arbeiten fortsetzte und Leibarzt des Kaisersohnes Commodus wurde. Galenus starb vermutlich in Rom oder Pergamon um 199 [144, 324, 344] oder 200 n. Chr. [147, 310].

Galenus verfaßte von seiner frühesten Jugend an eine Vielzahl medizinischer Schriften, die anfänglich auf theoretischen Überlegungen basierten, später jedoch das Ergebnis seiner eigenen praktischen Erfahrung widerspiegelten. Die meisten seiner ca. 400 Einzelschriften umfassenden Werke u. a. in Philosophie, Mathematik und Medizin, darunter 16 Abhandlungen über Ursache, Diagnose und Prognose des Pulses, entstanden während seines zweiten römischen Aufenthaltes am Hofe Marc Aurels [147, 344].

Als Ursache des Pulses, den Galenus für eine Systole und Diastole der Arterien hielt und der von ihm in subtiler Weise durch zahlreiche Charakteristika wie Länge, Tiefe, Breite, zeitlichen Verlauf und Rhythmus beschrieben wurde [344], glaubte er in einer durch Ausdehnung des Herzinhaltes erfolgten Aufblähung zu sehen, deren Entstehung er in einer Erhitzung von Blut und Luftteilen in beiden Herzhöhlen deutete [303].

Galenus' Pulslehre, in der er die unterschiedlichen Pulsformen in der seinerzeit verbreiteten Annahme interpretierte, jedes Organ und jede Erkrankung habe eine eigene Pulsform, überdauerte fast unverändert die nächsten Jahrhunderte und das Mittelalter.

Pulslehre im 16./17. Jahrhundert

William HARVEY (1578–1657): Blutzirkulation

Der Entdecker des Blutkreislaufes, William Harvey (Abbildung 23), wurde in Folkestone, Grafschaft Kent, am 1. April 1578 geboren. Harvey studierte zunächst in Cambridge Philosophie und erlangte hier 1597 den Titel Baccalaureus artium. Danach siedelte er nach Padua um und begann dort 1598

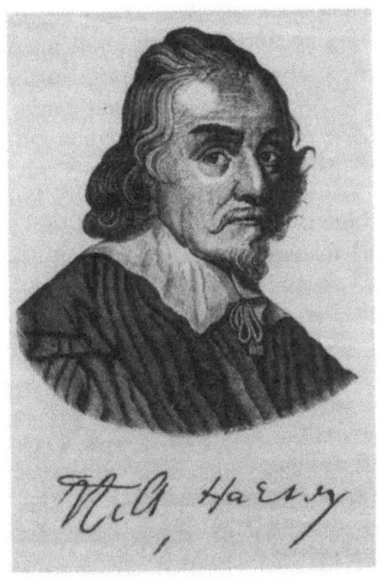

Abbildung 23
William Harvey (1578–1657) [17]

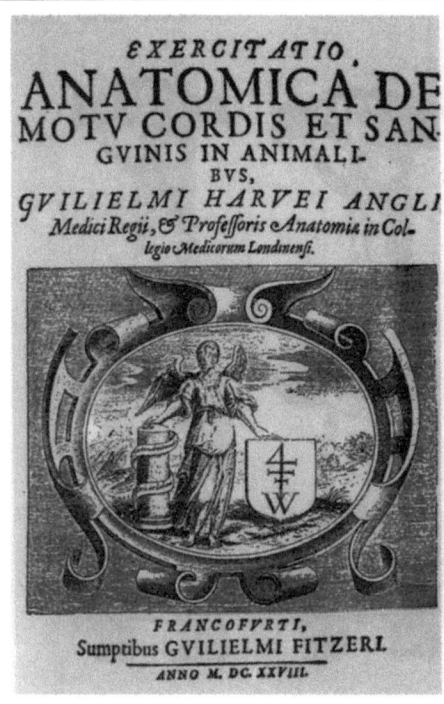 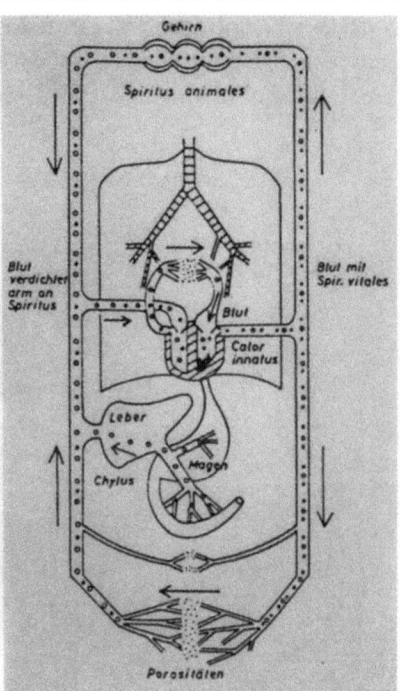

Abbildung 24
Titelblatt des Werkes von William Harvey. Frankfurt 1628 [143]

Abbildung 25
Der Blutkreislauf nach William Harvey, um 1628 [298]

mit dem Studium der Medizin. Zu seinen Lehrern gehörte in dieser Zeit der Entdecker der Venenklappen, Fabricius d'Acquapendente. Zum Doktor der Medizin promovierte Harvey 1602 in Padua und nach seiner Rückkehr nach England im selben Jahr auch in Cambridge. Anschließend ließ er sich in London als Arzt nieder, wurde später Professor am Royal College of Physicians und Leibarzt der Könige Jacob I. und Karl I. Am 3. Juni 1657 starb William Harvey in London [17, 134, 144, 148, 310, 324, 344].

Im Jahre 1628 veröffentlichte Harvey nach langjähriger Forschungsarbeit sein berühmtes Werk *Exercitatio anatomica de motu cordis et sanguinis in animalibus* (Abbildung 24) in Frankfurt am Main. Seine experimentellen Arbeiten an Warm- und Kaltblütern bildeten dabei die Grundlage seiner Exercitatio, die die bisher geltenden Anschauungen über die Funktion der Gefäße und des Herzens widerlegten und schließlich zur Darstellung der Blut- und Herzbewegung führten [148, 310, 344] (Abbildung 25). Dieses Werk, das nach Jahren harter Kämpfe mit seinen Widersachern um die

Mitte des 17. Jahrhunderts allgemein anerkannt wurde [148, 344], löste die galenische Lehre von der Blutbewegung ab und begründete unsere heutige Vorstellung vom Kreislauf und seinen peripheren Pulsen [110, 228].

Santorio SANTORIO (1561–1636): Pulsilogium

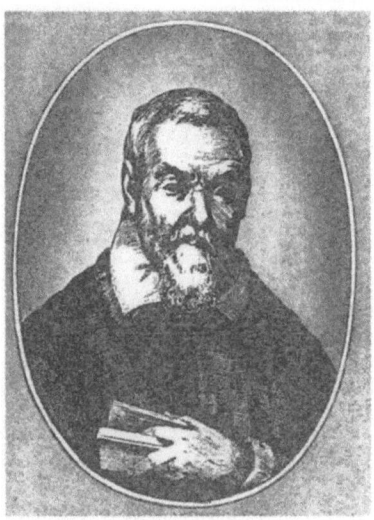

Abbildung 26
Santorio Santorio (1561–1636) [324]

Santorio Santorio (Abbildung 26) wurde am 29. März 1561 in Capo d'Istria, Italien, geboren. Er studierte in Padua Medizin und promovierte auch dort. Santorio wurde 1611 zum Professor der theoretischen Medizin an die Universität Padua berufen, nachdem er zuvor einige Jahre am Hofe des Königs von Polen gearbeitet hatte. Aufgrund seines guten Rufes und seiner Bekanntheit wurde er von dort aus häufig zu Konsultationen zu den Fürsten von Ungarn und Kroatien gerufen. Im Jahre 1624 gab er die akademische Tätigkeit in Padua auf und zog nach Venedig, um sich dort seinen Studien zu widmen. Santorio Santorio starb am 22. Februar 1636 in Venedig [134, 150, 194, 324, 344].

Santorio erlangte Berühmtheit durch seine physiologischen und pathologischen Versuche, welche zur Lehre von der „Perspiratio insensibilis" führten. Ebenso trugen die Weiterentwicklung des Thermometers zum Fieberthermometer, eines Hygroskops zur Bestimmung der Luftfeuchtigkeit und die Konstruktion des „Pulsilogiums" maßgeblich zu seiner Bekanntheit bei [134, 150, 324, 344].

Mit der Konstruktion des Pulsilogiums, eines Pulsmessers, gelang die quantitative Bestimmung des Pulses. Hierzu schreibt H. E. Sigerist in seinem Werk *Grosse Ärzte. Eine Geschichte der Heilkunde in Lebensbildern*:

> Aber auch der Puls mußte sich quantitativ bestimmen lassen. Die bisherige Pulslehre begnügte sich, die Pulsqualitäten zu beschreiben, bis in alle Einzelheiten, haarspalterisch oft. Aber viel wichtiger mußte es sein, die Pulsschläge zählen zu können. Wir tun es mit Hilfe der Uhr. Auch damals gab es Uhren, aber sie hatten noch keine Sekundenzeiger, ja noch keine Minutenzeiger. Da konstruierte Santorio ein besonderes Instrument, ein Pulsilogium. Es ist einfach ein Pendel, ein Faden, an dem eine Bleikugel hängt. Man verkürzt oder verlängert den Faden, bis das Pendel synchron mit dem Puls schwingt. Die Länge des Fadens gab ein objektives Maß für den Puls [324].

Pulslehre im 17./18. Jahrhundert

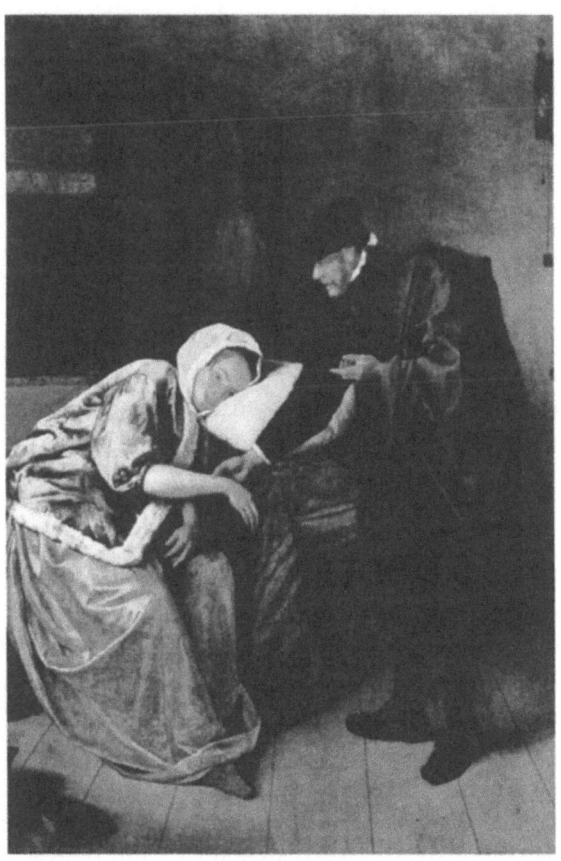

Abbildung 27
Prüfung des Pulses im 17. Jahrhundert (Jan Steen, 1626–1679)

Michael Bernhard VALENTINI (1657–1729):
Valentinis Pulsschema

Der am 26. November 1657 in Gießen geborene Arzt Michael Bernhard Valentini studierte ab 1675 in seinem Geburtsort Medizin und wurde nach Abschluß des Studiums Garnisonsarzt in der Festung Phillipsburg. Wissenschaftliche Studienreisen, die er im Jahre 1685 begann, führten ihn an verschiedene Universitäten in Frankreich, Holland und England. An seinen Heimatort Gießen zurückgekehrt, promovierte er und erhielt dort 1687 den Lehrstuhl für Medizin. Seine Berühmtheit, die ihn u. a. 1728 zum kaiserlichen Leibarzt werden ließ, erlangte er durch seine Erfolge in der praktischen Medizin und durch seine vielfältigen wissenschaftlichen Abhandlungen. Valentini verstarb am 18. März 1729 im Alter von 71 Jahren [150, 194].

Im Jahre 1713 publizierte Valentini in der von ihm in Frankfurt herausgegebenen *Medicina nov-antiqua* [357] (Abbildung 28) ein „Schema Pulsuum" (Abbildung 29). Bis zu dieser Zeit war die Pulslehre immer noch kein Instrument der ärztlichen Praxis geworden, sondern hatte nur innerhalb der physiologischen Forschung ihre Bedeutung. Die Rhythmusanalyse durch Prüfung des Pulses im 17. Jahrhundert zeigt Abbildung 27.

Pulslehre im 19./20. Jahrhundert

Von der ersten Aufzeichnung eines menschlichen Elektrokardiogramms bis zur bipolaren Extremitätenableitung:
Augustus Desire WALLER (1856–1922),
Willem EINTHOVEN (1860–1927)

Erst die Entwicklung der Elektrokardiographie führte zur eigentlichen rationalen Rhythmologie.

Die praktischen und apparativen Voraussetzungen zur Registrierung des Erregungsablaufs am Herzen wurden durch Willem Einthoven 1895 [80] mit der Weiterentwicklung des Saitengalvanometers geschaffen, nachdem es zuvor August Desire Waller [360] 1887 gelungen war, das erste menschliche Elektrokardiogramm aufzuzeichnen.

Augustus Desire Waller (Abbildung 30) wurde als Sohn des bedeutenden Physiologen Augustus Volney Waller am 12. Juli 1856 in Paris geboren. Nach medizinischem Studium an den Universitäten von Aberdeen, Edinburgh und Leipzig promovierte Waller 1881 in Aberdeen. Er arbeitete

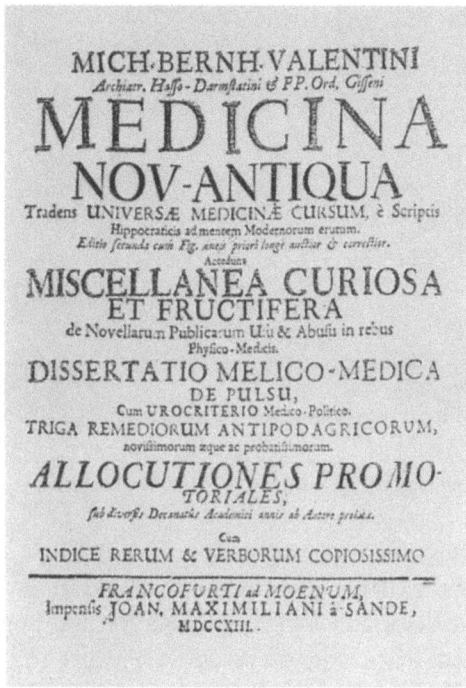

Abbildung 28
Titelblatt der Medicina nov-antiqua. Frankfurt 1713 [357]

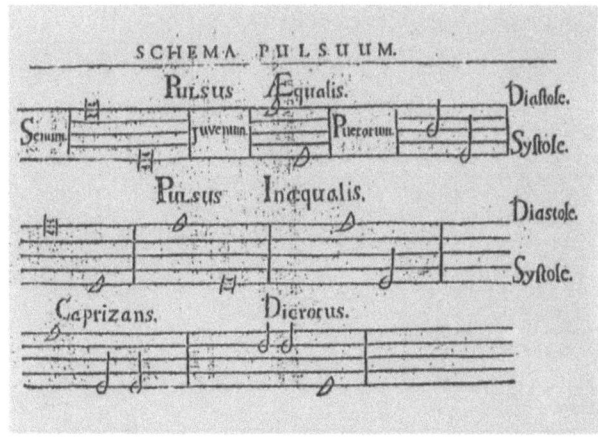

Abbildung 29
Pulsschema des Michael Bernhard Valentini [357]

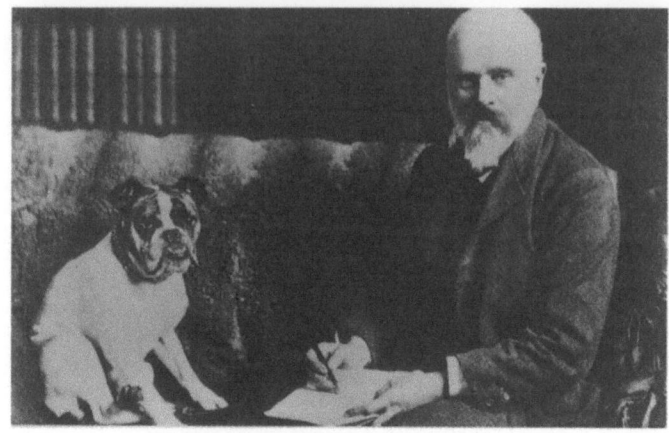

Abbildung 30
A. D. Waller in seinem Labor mit dem Versuchshund „Jimmy". (Aus [327])

zunächst am physiologischen Laboratorium in London unter Burdon-Sanderson und hielt Vorlesungen in Physiologie an der London School of Medicine for Women. In gleicher Stellung war Waller 16 Jahre lang an der Medical School des St. Mary's Hospital tätig. Zum Direktor des Physiologischen Laboratoriums der Universität London wurde Waller im Jahre 1902 berufen. A. D. Waller verstarb am 11. März 1922 in London [94].

In seinen Studien widmete sich Waller insbesondere den elektrischen Phänomenen des Herzens. So war es ihm bereits 1887 [360] gelungen, mit Hilfe des Lippman-Kapillarelektrometers ein EKG (Abbildung 31) von der Körperoberfläche des Menschen abzuleiten [163, 314], ohne daß zunächst die klinischen Konsequenzen hierfür erkannt wurden. Gleichwohl legte

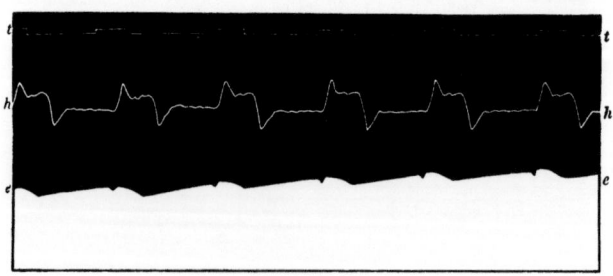

Abbildung 31
Das erste Elektrokardiogramm eines Menschen,
aufgezeichnet von A. D. Waller aus dem Jahre 1887 [360]

Waller durch seine Untersuchungen die Grundlage für die moderne Elektrokardiographie.

Am 21. Mai 1860 wurde Willem Einthoven (Abbildung 32) als Sohn eines Militärarztes in Semarang auf Java geboren. Nach dem Tod des Vaters kehrte die Familie 1870 in die Niederlande zurück und nach vorausgegangener Gymnasialausbildung begann er 1879 an der Universität Utrecht mit dem Studium der Medizin, wo er 1885 den Doktorgrad erwarb. Im selben Jahr erhielt er noch vor Ablegung des Staatsexamens eine Professorenstelle für Physiologie und Histologie in Leiden und arbeitete dort bis zu seinem Tode am 28. September 1927 [93, 144, 314, 356].

Nachdem es schon Waller 1887 [360] gelungen war, das erste EKG von der Körperoberfläche des Menschen abzuleiten [163, 314], begann Einthoven 1895 [80] mit dem Lippman-Kapillarelektrometer zu arbeiten. Unter Berücksichtigung physikalischer Faktoren korrigierte Willem Einthoven 1895 das wenig differenzierte Kapillarelektrometer-Bild [163], und es kam zur Weiterentwicklung des Saitengalvanometers, dessen Entdeckung im Jahre 1897 auf C. Ader [5] zurückging [163].

1901 beschrieb Einthoven zum ersten Mal in einer Festschrift zum 70. Geburtstag des holländischen Gelehrten Bosscha sein weiterentwickel-

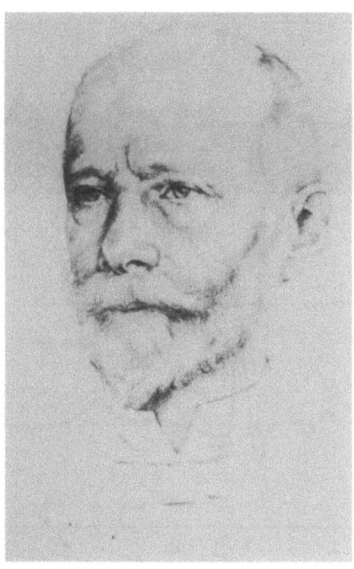

Abbildung 32
Willem Einthoven (1860–1927) [120]

tes Galvanometer [314] und machte es 1903 in seiner publizierten Arbeit *Ein neues Galvanometer* [82] einer breiten Öffentlichkeit zugänglich.

Während Einthoven bei seinen Untersuchungen mit dem Kapillarelektrometer ursprünglich jedem Elektrokardiogramm 4 Zacken (A, B, C, D) (Abbildung 33) zugewiesen hatte, konnte er durch rechnerische Korrekturen und Auswertungen der Kapillarelektrometerkurven die Zahl der Zacken auf 5 erhöhen und führte dafür die noch heute verwendete Bezeichnung P, Q, R, S, T ein (Abbildung 33) [228, 297, 314, 381].

Obwohl die qualitative und quantitative Messung des Pulses als Anfang der Arrhythmiediagnostik verstanden werden kann, wurde die eigentliche Erfassung von Herzrhythmusstörungen erst durch die Elektrokardiographie des von Einthoven weiterentwickelten Saitengalvanometers eingeleitet, und die Elektrokardiographie wurde von höchster Bedeutung für den Ausbau der Lehre von den Rhythmus- bzw. Reizbildungs- und Erregungsleitungsstörungen im Herzen [297, 314]. Die anfänglich weit verbreitete Skepsis gegenüber seiner Methode konnte Einthoven 1908 in seiner Publikation *Weiteres über das Elektrokardiogramm* [84], in der er klinische Beispiele dokumentierte, beseitigen [163].

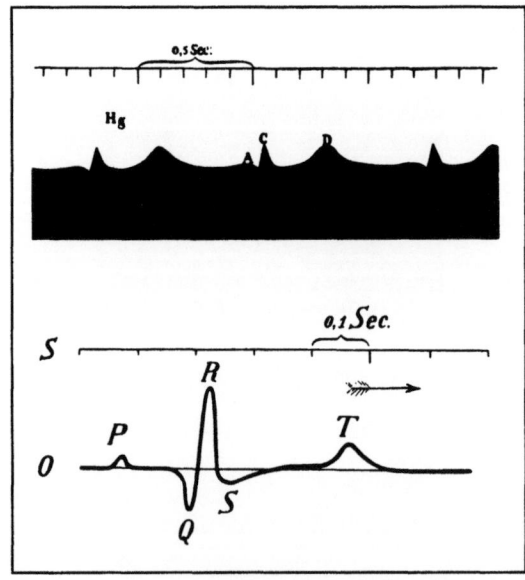

Abbildung 33
Aufzeichnung eines Elektrokardiogramms mit Kapillarelektrometer (oben)
und konstruiertes Elektrokardiogramm mit P-, Q-, R-, S- und T-Wellen (unten)
(Einthoven 1903)

Die 1913 von Einthoven und seinen Mitarbeitern erstellte Arbeit *Über die Richtung und die manifeste Grösse der Potentialschwankungen im menschlichen Herzen und über den Einfluss der Herzlage auf die Form des Elektrokardiogramms* [85, 86] führte zur Beschreibung des Einthoven-Dreiecks als Berechnungsgrundlage des EKG's (Abbildung 34).

Einthoven erhielt 1924 für die Entwicklung des Saitengalvanometers als Pionier der Elektrokardiographie den Nobelpreis für Medizin.

Den von T. Lewis benutzten Elektrokardiographen zeigt die Abbildung 35.

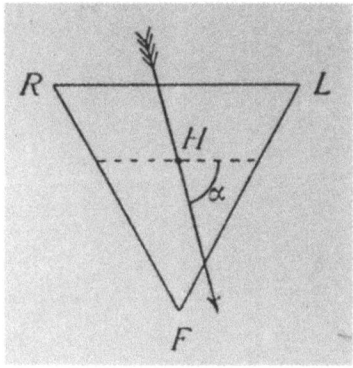

Abbildung 34
Schema des gleichseitigen Dreiecks. R entspricht der rechten, L der linken Hand und F den beiden Füßen. Das Herz H befindet sich im Mittelpunkt.
Der Pfeil gibt die Richtung des Potentialunterschiedes im Herzen an. $\alpha = 76°$ [85]

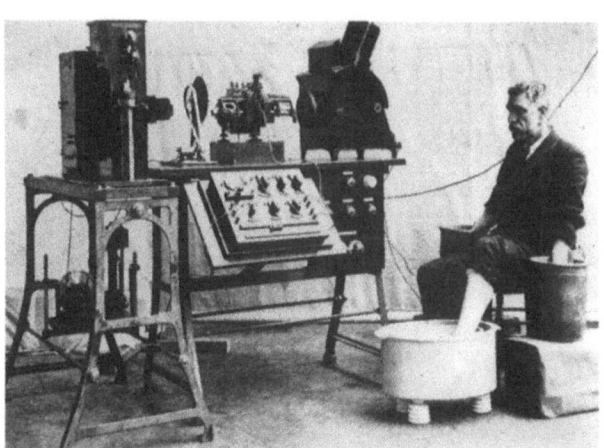

Abbildung 35
Registrierung der 3 Standardableitungen nach Einthoven am Patienten.
EKG-Abnahme mit Hilfe von Trogelektroden (Kupferzylinder in leitender Lösung).
Original Cambridge Elektrokardiograph; gebaut für Sir Thomas Lewis (1912)

Karel Frederik WENCKEBACH (1864–1940): Wenckebachs Werke als Grundlage für die moderne Arrhythmiediagnostik

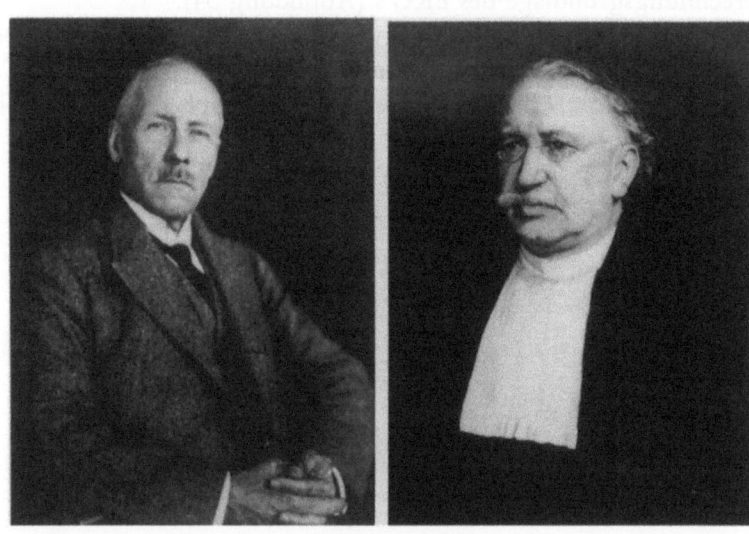

Abbildung 36
Karel Frederik Wenckebach (1864–1940) [120]

Abbildung 37
Theodor Wilhelm Engelmann (1843–1909) [120]

In Den Haag, Niederlande, wurde Karel Frederik Wenckebach (Abbildung 36) am 24. März 1864 geboren. An der Universität von Utrecht begann er mit dem Studium der Medizin, wo er am 9. Februar 1888 mit der Arbeit *De ontwikkeling en de bouw der Bursa Fabricci* promovierte. Seine Assistenzzeit verbrachte er zunächst am Institut für Zoologie und danach am Physiologischen Laboratorium der Universität Utrecht bei dem Physiologen Prof. Engelmann (1843–1909; Abbildung 37), der einer seiner einflußreichsten Lehrer wurde. Wenckebach wurde 1901 als Ordinarius für Innere Medizin nach Groningen berufen, wechselte in gleicher Stellung 1911 nach Straßburg und 1914 nach Wien, wo er bis zur Emeritierung im Jahre 1929 arbeitete. In Wien verstarb Karel Frederik Wenckebach am 11. November 1940 [89, 94, 144, 210].

In den Jahren 1898 bis 1901 veröffentlichte Wenckebach seine sphygmographischen Studien zur Analyse des unregelmäßigen Pulses [368–374] und stellte anhand der Befunde ein Rhythmusschema zur Analyse des unregelmäßigen Pulses auf. Bereits 1898/99 hatten seine Studien zur Beschreibung der Extrasystolie und zur Entdeckung der Wenckebach-Periodik [368–372] geführt, die eine besondere Form des partiellen atrioventrikulären Herzblockes darstellt und bei der das PQ-Intervall solange zunimmt, bis ein QRS-Komplex ausfällt [208, 345].

Sein Werk *Die Arrhythmie als Ausdruck bestimmter Funktionsstörungen des Herzens* [375], eine physiologische Studie, die seinem Lehrer Engelmann gewidmet war [89], veröffentlichte Wenckebach in Leipzig 1903. Mit dieser Zusammenfassung seiner rhythmologischen Studien wurde Wenckebach international bekannt.

In den Jahren 1906/07 beschrieb er in seinen Beiträgen zur Kenntnis der menschlichen Herztätigkeit [376, 377] das nach ihm benannte Wenckebach-Bündel (Abbildung 38), ein Internodalbündel, das vom oberen und hinteren Rand des Sinusknotens ausgeht, die Vena cava superior nach hinten umfaßt, den Sinus intercavernosus kreuzt und im Septum intercavernosum zum AV-Knoten zieht [345].

Sein Werk *Die unregelmässige Herztätigkeit und ihre klinische Bedeutung* [378] erschien 1914 (Abbildung 39). In dieser Abhandlung, die zu einem Klassiker der rhythmologischen Literatur wurde, beschreibt Wenckebach die durch Zufall bei einem Patienten mit Vorhofflimmern (Abbildung 40)

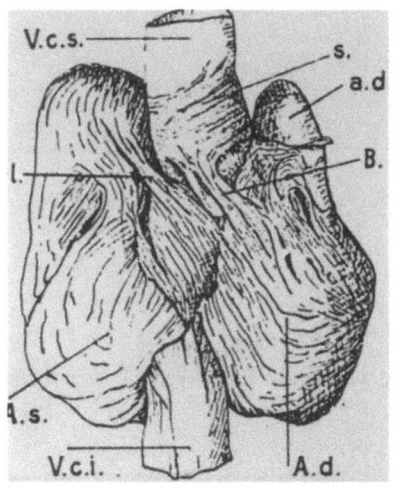

Abbildung 38
Hypertrophes Herz bei Mitralstenose, von rechts und hinten gesehen (nach einer Photographie). *V.c.s.* Vena cava sup. *S.* Schlingenfasern. *B.* Übergangsbündel auf *A.d. a.d.* rechtes Herzohr. *A.d.* rechter Vorhof. *V.c.i.* Vena cava inf. *A.s.* linker Vorhof. *l.* hintere Verbindungsbündel zwischen rechter und linker Vorkammer [377]

gemachten Beobachtungen über die Wirksamkeit der antiarrhythmischen Substanz Chinin. Damit ist Karel Frederik Wenckebach als Begründer der medikamentösen Arrhythmiebehandlung anzusehen [228].

Zusammen mit seinem Mitarbeiter Winterberg veröffentlichte Wenckebach 1927 das Werk *Die unregelmässige Herztätigkeit* [379] als Erweiterung seiner 1914 erschienenen Monographie, das noch heute als Grundpfeiler der Arrhythmiediagnostik gilt.

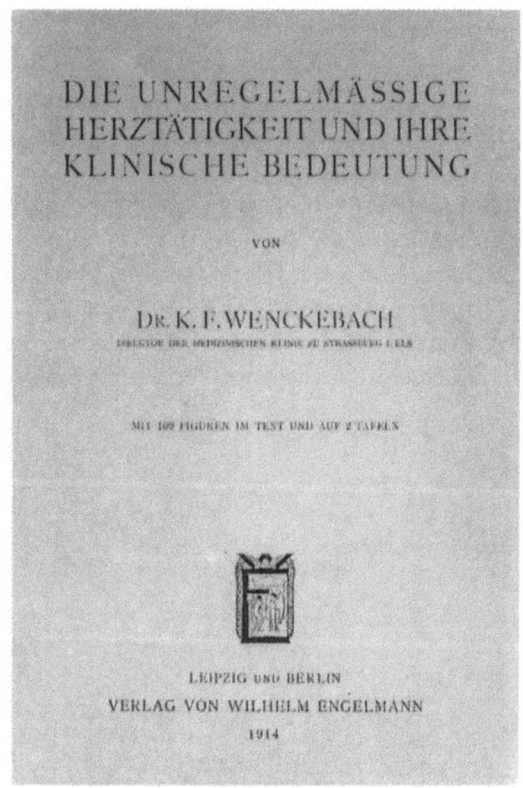

Abbildung 39
Titelblatt des Werkes von Karel Frederik Wenckebach 1914 [378]

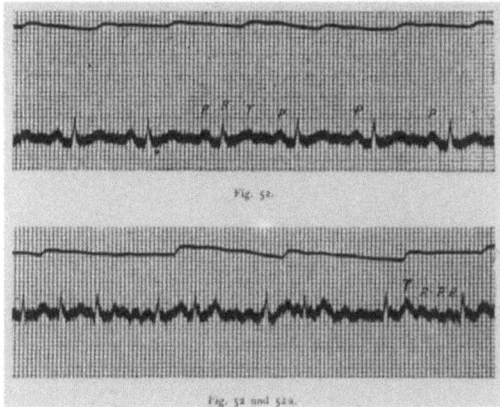

Abbildung 40
Elektrokardiogramm von ein und demselben Patienten bei normalem, regelmäßigem Herzmechanismus (52) und während des Vorhofflimmerns (52a) (von Einthoven aufgenommen). Die normale P(Vorhof)Zacke verschwindet beim Flimmern, dafür treten die sehr frequenten Flimmerzacken auf; die Ventrikeltätigkeit wird unregelmäßig, der Erregungsablauf bleibt normal (Originalregistrierung Wenckebach 1914) [378]

Zur Geschichte der Pathogenese und Symptomatik der Herzrhythmusstörungen

Kardial und neurologisch bedingte Synkopen:
Geronimo MERCURIALE (1530–1606)

Geronimo Mercuriale wurde am 30. September 1530 in Forli, Italien, geboren. Er studierte in Bologna Medizin, promovierte in Padua und ließ sich danach in seiner Vaterstadt nieder. Er folgte 1569 einem Ruf nach Wien zu Kaiser Maximilian II., der ihn zum Pfalzgrafen machte. Im gleichen Jahr wurde Mercuriale Professor in Padua, wo er fast 2 Jahrzehnte lehrte. Danach siedelte er in gleicher Eigenschaft 1587 nach Bologna und 1592 nach Pisa über. Geronimo Mercuriale starb am 13. November 1606 in Forli [149, 151, 194].

Mercuriale, der sich in seinen jahrelangen Studien vornehmlich mit den altklassischen Ärzten beschäftigte, beschreibt im Jahre 1580 den Begriff der Synkope und stellt dabei einen Zusammenhang zwischen Synkope und langsamem Puls heraus: „Ubi pulsus sit rarus semper expectanda est syncope" (vgl. [223]).

Cammilli und Feruglio erwähnen dazu in ihrem Werk *Breve cronistoria della cardiostimolazione elettrica date, uomini e fatti da ricordare* [44], daß diese Beschreibung von Mercuriale bereits 150 Jahre vor Morgagni gemacht wurde und Geronimo Mercuriale dabei außerdem klar die Synkope kardialen Ursprungs von der Synkope neurogenen Ursprungs unterscheidet, wobei er die Gefährlichkeit der kardialen Synkope unterstreicht.

Bradykardie und synkopaler Anfall:
Marcus GERBEZIUS (1658–1718),
Giovanni Battista MORGAGNI (1682–1771)

Marcus Gerbezius (Abbildung 41) wurde am 24. Oktober 1658 in Šentvid (nahe Stična, Unterkrain), Slowenien, geboren. Nach abgeschlossenem Philosophiestudium in Laibach, dem heutigen Ljubljana, studierte er in Wien, Padua und Bologna Medizin und promovierte 1684 in Bologna. Gerbezius begann danach seine ärztliche Tätigkeit in Carniola und Ljubljana. Mitglied der renommierten deutschen Akademie der Naturforscher in Halle (Academia Caesarea Leopoldino-Carolina Naturae Curiosorum) wurde er 1689. Von Beginn seiner Mitgliedschaft in der Akademie der Naturforscher bis zu seinem Tod am 9. März 1718 in Ljubljana hat Marcus Gerbezius eine große Anzahl seiner medizinischen Beobachtungen in den periodischen Schriften der Akademie veröffentlicht [147, 359].

Im Jahre 1717 beschreibt Gerbezius die Symptome der bradykarden Form eines kompletten AV-Blockes. Diese Beobachtung wird jedoch erst 1718 (nach seinem Tode) in dem Buch *Constitutio Anni 1717 a D. D. Marco Gerbezio Labaco 10. Decem. descripta. Miscellanea-Ephemerides Academiae Naturae Curiosorum. Cent. VII, VIII. (1718): in Appendice* [265, 359] veröffentlicht.

Gerbezius' Beschreibung erfolgte 44 Jahre vor der von Morgagni, wobei Morgagni in seinem Werk *De sedibus et causis morborum per anatomen indagatis* [264] Gerbezius mehrfach bezüglich der Charakterisierung des Pulses und des Krankheitsbildes eines Patienten mit AV-Block erwähnt [44, 228, 359].

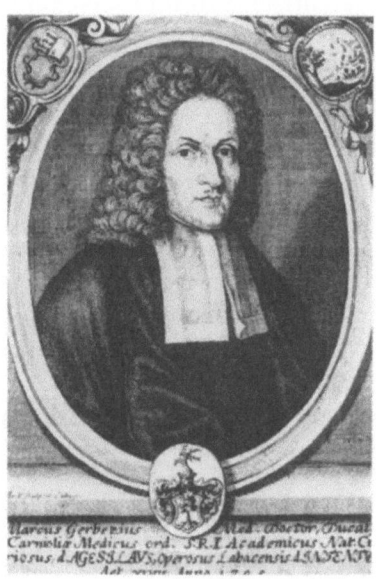

Abbildung 41
Marcus Gerbezius (1658–1718) [359]

Giovanni Battista Morgagni (Abbildung 42), der Begründer der pathologischen Anatomie, wurde in Forli, Italien, am 25. Februar 1682 geboren. Mit dem Studium der Medizin und Philosophie begann er in Bologna 1698. Einer seiner berühmten Lehrer war u. a. Antonio Valsalva (1666–1723). Im Jahre 1701 schloß er beide Studiengänge mit dem Doktorgrad ab

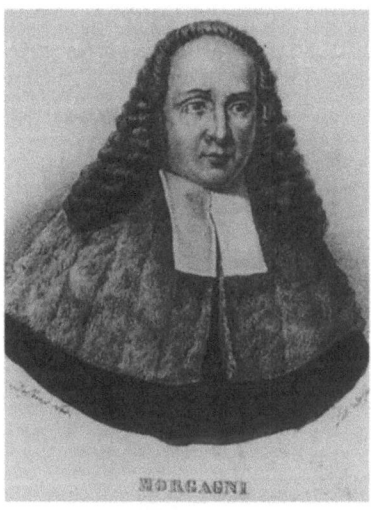

Abbildung 42
Giovanni Battista Morgagni (1682–1771) [352]

und war einige Jahre als Mitarbeiter seines früheren Lehrers Valsalva tätig und ab 1706 dessen Nachfolger in der Anatomie und der klinischen Medizin. Im Jahre 1707 kehrte Morgagni in seine Heimatstadt Forli zurück und wurde dort als Arzt tätig. Nach vierjähriger Tätigkeit in Forli berief man ihn im Jahre 1771 auf den Lehrstuhl für theoretische Medizin der Universität Padua und 1715 auf den anatomischen Lehrstuhl an der dortigen Universität, den er bis zu seinem Tod am 5. Dezember 1771 innehatte [144, 149, 151, 324].

Mit seinen Arbeiten auf dem Gebiet der pathologischen Anatomie legte Morgagni den Grundstein für seine spätere Berühmtheit. Die von ihm 1706 veröffentlichten *Adversaria anatomica* machten ihn schon zu Lebzeiten zu einem anerkannten Anatomen [149, 151, 280].

Sein Hauptwerk: *De sedibus et causis morborum per anatomen indagatis* [264] veröffentlichte Morgagni 1761 (Abbildung 43), in dem er mehrere hundert Krankengeschichten in Form von Briefen zusammengetragen hat. Pagel [280] schreibt dazu:

> Morgagni stellte sich darin zur Aufgabe, durch sorgfältige Vergleichung der während des Lebens beobachteten Krankheitserscheinungen mit den anatomischen Befunden ein möglichst vollständiges Bild der krankhaften Vorgänge zu gewinnen.

Im 64. Brief *Ad thoracis morbos pertinet* seines Werkes beschreibt Morgagni bei einem Patienten das klinische Bild eines Kreislaufstillstandes, wobei er eine Beziehung zwischen langsamem Puls und synkopalem Anfall herstellt [44, 354, 359]. Morgagni protokollierte die Bradykardien, die Krampfaktionen sowie die vasomotorischen Reaktionen und Phänomene der Gesichtsfarbe, die dieser Krise folgten. Ihm waren die Kreislaufsituationen weder bei Bradykardie noch bei extremer Tachysystolie entgangen [223].

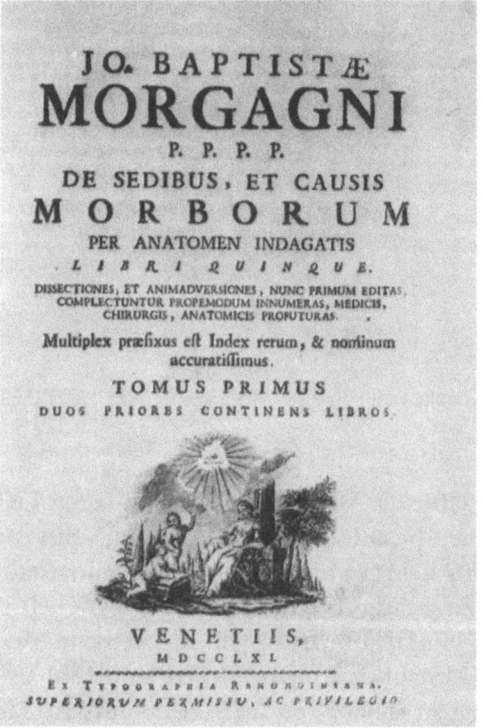

Abbildung 43
Titelblatt des Werkes von J. B. Morgagni. Venedig 1761 [359]

Kardial bedingte Synkopen:
Robert ADAMS (1791–1875), William STOKES (1804–1878)

Der berühmte irische Chirurg Robert Adams (Abbildung 44) wurde 1791 in Dublin geboren und begann 1810 seine medizinische Ausbildung an der Universität von Dublin. Doktor der Medizin wurde er 1842, nachdem er zuvor mehrere akademische Grade erworben hatte. Bereits mit Beginn seiner universitären Ausbildung arbeitete er als Lehrling bei dem damals führenden Chirurgen Dublins, Dr. W. Hartigan. Nach Hartigans Tod setzte er seine Ausbildung beim Generalchirurgen der irischen Armee fort.

Im Jahre 1818 wurde Adams Mitglied des Irish College of Surgeons. Zuvor hatte er bereits mit zwei Kollegen die Peter Street School gegründet, trennte sich jedoch von derselben und errichtete erneut in Gemeinschaft mit zwei Kollegen eine Schule mit dem Namen Carmichael School of Medicine and Surgery, an der er viele Jahre seine chirurgischen Vorlesungen abhielt. Bevor Robert Adams am 16. Januar 1875 in Dublin verstarb, war er mehrere Male zum Präsidenten des Royal College of Surgeons of Ireland gewählt worden und hatte 1861 den Lehrstuhl für Chirurgie an der Universität von Dublin erhalten [3, 4, 146, 387].

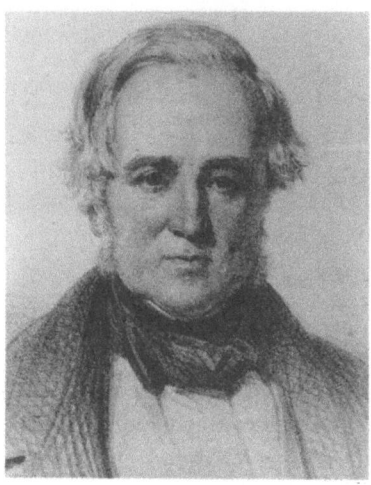

Abbildung 44
Robert Adams (1791–1875) [3]

Robert Adams, der selbst unter chronischer rheumatischer Arthritis litt, beschäftigte sich in seinen Veröffentlichungen vornehmlich mit der Anatomie und Physiologie von Gelenk- und Herzerkrankungen. In seiner 1827 im Dublin Hospital Report erschienenen hundertseitigen Monographie *Cases of diseases of the heart, accompanied with pathological observations* [2], in der er Aufsätze über Herzkrankheiten veröffentlichte, beschreibt Adams den Fall eines 68jährigen Offiziers, der seit einigen Jahren an wiederholten zerebralen Attacken apoplektischer Natur litt und bei dem ein permanent langsamer Puls bekannt war, der sich gewöhnlich im Bereich von 30 Schlägen pro Minute bewegte. Adams mutmaßte erstmals, daß möglicherweise nicht das Gehirn, sondern das Herz Ursache einer Bradykardie sei, nachdem er ein „Fettherz" bei seinem Patienten nachgewiesen hatte.

William Stokes (Abbildung 45) wurde im Juli 1804 in Dublin, Irland, als Sohn eines Arztes geboren. Er begann 1823 mit dem Medizinstudium

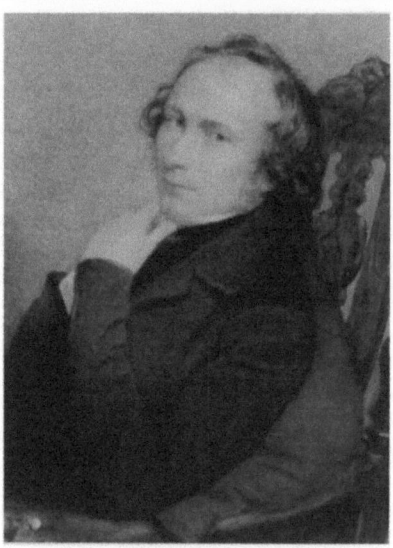

Abbildung 45
William Stokes (1804–1878) [342]

in Edinburgh, nachdem er zuvor einige Jahre in der ärztlichen Ambulanz am Meath Hospital gearbeitet hatte. Nach der Promotion zum Doktor der Medizin im Jahre 1825 kehrte er nach Dublin zurück und übernahm die Stelle seines Vaters im Meath Hospital. Darüber hinaus führte er eine Privatpraxis. Von 1836 bis 1842 war Stokes Mitherausgeber des *Dublin Journal of Medical Science*, sowie 1838 Mitbegründer der Pathologischen Gesellschaft Dublins. Mit 38 Jahren wurde er 1842 zum Professor der Medizin an der Universität von Dublin ernannt. William Stokes, der mehrere Ehrendoktorwürden erhielt, Mitglied zahlreicher medizinischer Gesellschaften war und 1876 den preußischen Orden „Pour le Merite" erhielt, verstarb im Januar 1878 [150, 342, 343, 387].

Stokes beschäftigte sich in seinen weit über 100 Veröffentlichungen u. a. mit Erkrankungen der Brustorgane, abdominellen Erkrankungen und Krankheiten des Herzens. In seiner Veröffentlichung *„Observations on some cases of permanently slow pulse"* im Jahre 1846 im *Dublin Quarterly Journal of Medical Science* [341] beschreibt er pseudo-apoplektische Ohnmachten und Bradykardien bei Patienten. Damit ergänzte er Adams' Beobachtungen aus dem Jahre 1827 durch weitere Fallbeschreibungen, so daß von einem Adams-Stokes-Syndrom gesprochen wurde.

Im Jahre 1890 wird von dem Franzosen Huchard vorgeschlagen, das Krankheitsbild der kardial verursachten Synkope mit der Bezeichnung „la maladie de Adams-Stokes", nach den beiden Dubliner Ärzten Robert

Adams und William Stokes zu benennen [223, 244]. Vor allem William Stokes gebührt aufgrund seiner ausführlichen Beschreibung diese Ehre, jedoch gab Stokes dem von Adams früher veröffentlichten Bericht eine solch hervorragende Bedeutung, daß die beiden Namen wohl für immer verbunden bleiben. Korrekterweise müßte allerdings vom Morgagni-Adams-Stokes-Syndrom gesprochen werden, da von Morgagni bereits 1761 eine Beschreibung des typischen Krankheitsbildes gemacht wurde [387]. Es wird auch der Begriff Gerbezius-Morgagni-Adams-Stokes-Syndrom verwendet, um der Priorität der Beobachtung von Gerbezius gerecht zu werden.

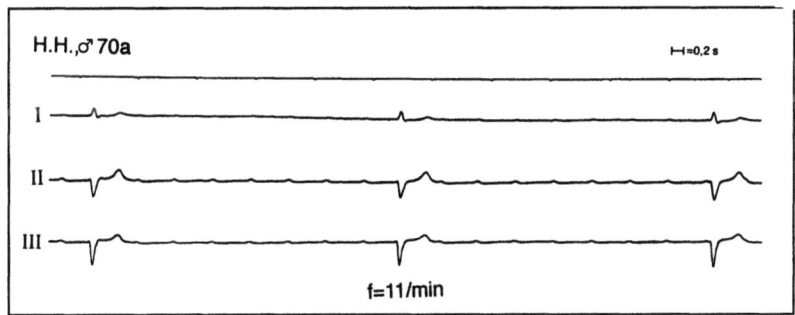

Abbildung 46
Morgagni-Adams-Stokes-Syndrom; 70jähriger Patient mit arteriosklerotischem Herzleiden und AV-Block III°. Die extrem niedrige Frequenz (11 min^{-1}) des ventrikulären Ersatzrhythmus weist darauf hin, daß das tertiäre Ersatzzentrum sehr peripher gelegen ist

Beim sog. Morgagni-Adams-Stokes-Syndrom (Abbildung 46), für das es zahlreiche Synonyme in der Literatur gibt [Adams-Stokes-Syndrom, Stokes-Adams syndrome, Adams-Stokes attack, Adams-Stokes disease, Adams-Stokes-Krankheit, atrioventrikulärer vollständiger Herzblock, maladie d'Adams-Stokes, Morgagni-Adams-Stokes-Syndrom (MAS) u. a.] [208], handelt es sich pathophysiologisch um die Folgen eines passageren akuten Kreislaufstillstandes kardialer Genese. Ursächlich liegt eine verminderte oder eine gesteigerte Erregbarkeit des Herzens zugrunde. Führend kann eine ventrikuläre Asystolie in der Folge eines SA- oder AV-Blocks sein, eine pankardiale Asystolie oder ein Zustand mit Übererregbarkeit der Kammern mit Kammerflattern oder Kammerflimmern, aber auch eine hochfrequente Vorhof- oder AV-Knoten-Tachykardie. Nicht selten sind Mischformen von Asystolie, Bradysystolie und hochfrequenten Ektopien Ursache des akuten Kreislaufversagens (vgl. [224]).

Die meist lebensbedrohlichen und klinisch hochdramatischen Symptome sind in erster Linie abhängig von der Dauer der akuten Hirnischämie, aber auch vom vorbestehenden Funktionszustand der zerebralen Blutversorgung (Zerebralsklerose, Karotisstenose). Sie reichen von kurz dauerndem Schwindel (Dauer des Kreislaufstillstandes 3–4 s) und Schwarzwerden vor den Augen über echten Bewußtseinsverlust bzw. Synkopen (10–20 s) und Krämpfen (25–30 s) bis zum Atemstillstand (60 s) oder Exitus (kritische Grenze 3–4 min, kürzer bei vorgeschädigtem Hirnkreislauf). Gegebenenfalls bleiben, besonders wenn die Anfälle sich häufen, definitive neurologische Störungen zurück [61, 345].

Stannius-Ligaturen:
Hermann Friedrich STANNIUS (1808–1883)

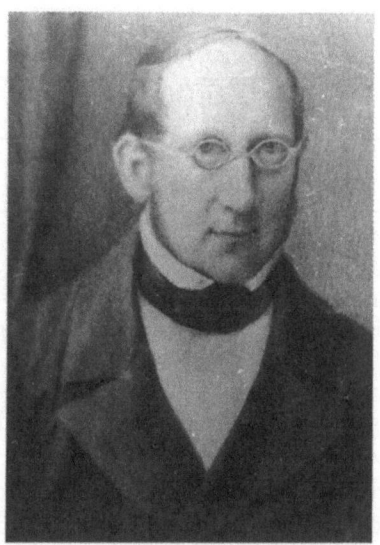

Abbildung 47
Hermann Friedrich Stannius (1808–1883) [42]

H. F. Stannius (Abbildung 47) wurde am 15. März 1808 in Hamburg geboren. Nach Abschluß des Gymnasiums in Hamburg studierte er in Breslau Medizin und promovierte dort 1831. Danach arbeitete er als praktischer Arzt in Breslau und gleichzeitig als Assistent am Friedrichstädtischen Hospital in Berlin. Im Jahre 1847 folgte Stannius einem Ruf als ordentlicher Professor der Medizin nach Rostock und wurde dort auch Direktor des Instituts für Physiologie, vergleichende Anatomie und Pathologie. Stannius, der u. a. Mitglied der königlichen Akademie der Wissenschaften zu

Berlin und Turin, der biologischen Gesellschaft in Paris und der königlichen medizinischen Gesellschaft in Stockholm war, erkrankte 1883 an einem schweren Nervenleiden, das ihn zur Aufgabe seiner beruflichen Tätigkeit zwang. Ohne seine Gesundheit wiedererlangt zu haben, verstarb Hermann Friedrich Stannius am 15. Januar 1883 in Schwerin [42, 150, 331, 339, 349].

In seinen Arbeiten auf dem Gebiet der Physiologie beschäftigte sich Stannius vorwiegend mit dem Nervensystem von Amphibien und Fischen und veröffentlichte darüber hinaus 1846 zusammen mit K. T. von Siebold sein wohl bekanntestes Werk *Lehrbuch der vergleichenden Anatomie* [42, 150, 331, 339]. Stannius veröffentlichte 1852 in seiner Arbeit *Zwei Reihen physiologischer Versuche* [332] seine Ergebnisse am Froschherzen und beschrieb das Legen von Ligaturen aus Seidenfäden an die Stelle der Einmündung des Hohlvenensinus in den rechten Vorhof und an die Grenze von Vorhof und Ventrikel [349].

Mit diesem Doppelversuch, dem Anlegen von „Stannius-Ligaturen",

„. . . wonach bei einer durch Schnitt oder Ligatur am Froschherzen erfolgten Trennung der Hohlvenensinus von der Vorkammer das Herz in Diastole stillsteht und der Sinus für sich allein fortschlägt, während, wenn an der Atrioventriculargrenze eine zweite Durchtrennung vorgenommen wird, der Ventrikel wieder weiterschlägt und die Vorhöfe in Diastole stillstehen" [150], wird Stannius international bekannt.

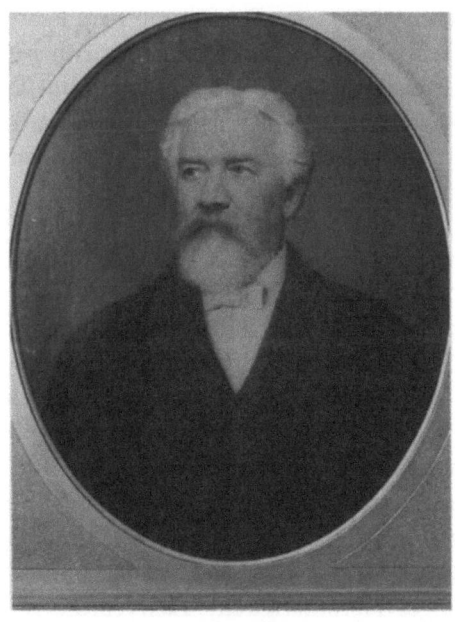

Abbildung 48
Oskar Langendorff (1853–1908) [349]

Stannius, dessen Versuche durch Langendorff (Abbildung 48) und Lehmann 1906 [205] wiederholt und bestätigt wurden, schreibt selbst dazu:

"Das merkwürdigste Ergebniss dieser Versuche ist also das: dass Umschnürung irgend einer Stelle der Herzvorhöfe die Contractionen der dem Ventrikel näher liegenden, also abgeschnürten Vorhofs-Partieen, so wie des Ventrikels selbst dauernd hemmt; dass dagegen Umschnürung der Ventriculargrenze den zuvor in Ruhe versetzten Ventrikel wieder zu anhaltenden Contractionen veranlasst" [332].

Teichmann et al. haben auf den Zusammenhang zwischen den Versuchen von Stannius und der modernen Herzschrittmachertherapie bzw. His-Bündelablation aufmerksam gemacht: "Die His-Bündelablation dient im Sinne einer therapeutischen Stannius-Ligatur der Behandlung bestimmter tachykarder Herzrhythmusstörungen" [349].

Paroxysmale Tachykardie:
Leon BOUVERET (1850–1929), August HOFFMANN (1862–1929), Louis Benedict GALLAVARDIN (1875–1957)

In Saint-Julien-sur-Reyssouze, Frankreich, 1850 geboren, studierte Leon Bouveret an der medizinischen Fakultät von Paris und promovierte dort 1878. In Lyon erhielt er 1880 seine Ernennung zum Professor. Er veröffentlichte 1889 seine Beobachtungen über Patienten mit paroxysmalen supraventrikulären Tachykardien *De la tachycardie essentielle paroxystique* [36]. Darüber hinaus befaßte er sich in seinen Publikationen mit Empyemen, Neurasthenien und verschiedenen Magenerkrankungen. In Lyon verstarb Bouveret im Februar 1929 [93].

August Hoffmann, der am 2. Juni 1862 in Münster (Westfalen) geboren wurde, studierte an der medizinischen Fakultät in Erlangen und promovierte dort 1887. Nach seiner Assistentenzeit in Cannstatt, Gießen und Heidelberg ließ er sich 1891 als Internist und Neurologe in Düsseldorf nieder. Im Jahre 1907 erhielt er die ordentliche Professur für Innere Medizin an der Akademie für praktische Medizin und übernahm die Leitung der Medizinischen Klinik in Düsseldorf. Arbeiten über die Pathologie und Therapie der Herzneurosen und der funktionellen Kreislaufstörungen sowie über die Therapie und Diagnostik der Herzkrankheiten bildeten das Hauptforschungsgebiet Hoffmanns. Am 17. Februar 1929 starb August Hoffmann in Düsseldorf [93].

"Die beschleunigte Herzthätigkeit, Tachycardie ist seit der Zeit, wo man Puls und Herzthätigkeit zu controliren begann, mit Aufmerksamkeit beobachtet worden" berichtet Hoffmann [156]. Nachdem bereits im Jahre

1867 Richard Payne Cotton (1820–1877) im *British Medical Journal* [58] und 1889 Leon Bouveret in der *Revue de Medicine Paris* [36] ihre Beobachtungen zur Tachykardie publiziert hatten, erschien im Jahre 1900 August Hoffmanns Werk *Die paroxysmale Tachykardie (Anfälle von Herzjagen)* [156], in der er seine jahrelangen Beobachtungen zur paroxysmalen Tachykardie beschrieb.

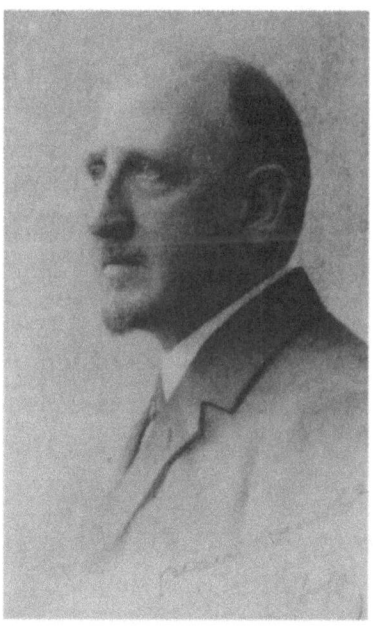

Abbildung 49
Louis-Benedikt Gallavardin (1875–1957) [107]

Der Begründer der französischen Kardiologie, Louis-Benedict Gallavardin (Abbildung 49), wurde am 29. August 1875 als Sohn eines bekannten Arztes in Lyon, Frankreich, geboren. Nach dem Studium der Medizin in seiner Heimatstadt Lyon promovierte er dort im Jahre 1900. Nach Jahren der Assistenzzeit wandte er sich der Kardiologie zu, arbeitete über zwei Jahrzehnte an verschiedenen Krankenhäusern von Lyon und danach 25 Jahre in freier ärztlicher Praxis. Gallavardin, der Mitglied vieler wissenschaftlicher Gesellschaften und von 1946 bis 1948 Präsident der Kardiologischen Gesellschaft Frankreichs war, starb am 1. Dezember 1957 in Lyon [107, 387].

Seine Arbeiten beschäftigten sich hauptsächlich mit arteriellem Blutdruck, Angina pectoris und Herzrhythmusstörungen [107, 387].

In seinen 1922 publizierten Schriften [116–118] unterscheidet Gallavardin

- die paroxysmale Tachykardie (Maladie de Bouveret), die unabhängig von einzelnen Extrasystolen (Tachycardie paroxystique a centre excitable) durch Anstrengungen oder psychische Erregung hervorgerufen wird,
- die extrasystolische Tachykardie auriculären oder ventrikulären Ursprungs (Extrasystoles a paroxysmes tachycardiques), bei der die primäre Störung im Auftreten von Extrasystolen liegt und
- die terminale Tachykardie, die meist bei Kranken mit schweren progredienten Herzleiden im Endstadium der Krankheit auftritt [162, 297, 315].

Holzmann schreibt dazu in seinem Werk *Klinische Elektrokardiographie:* „Unter paroxysmaler Tachycardie (p. T.) bzw. anfallsweisem Herzjagen, verstehen wir eine plötzlich auftretende und in der Regel ebenso plötzlich wieder verschwindende beschleunigte und in der Mehrzahl der Fälle rhythmische Herztätigkeit" [162].

Nach dem Erregungsursprung der paroxysmalen Tachykardien unterscheidet man supraventrikuläre von den selteneren ventrikulären paroxysmalen Tachykardieformen.

Der Bouveret-Hoffmann-Typ (Abbildung 50), für den es in der Literatur zahlreiche Synonyme gibt (Bouveret-Hoffmann-Krankheit, paroxys-

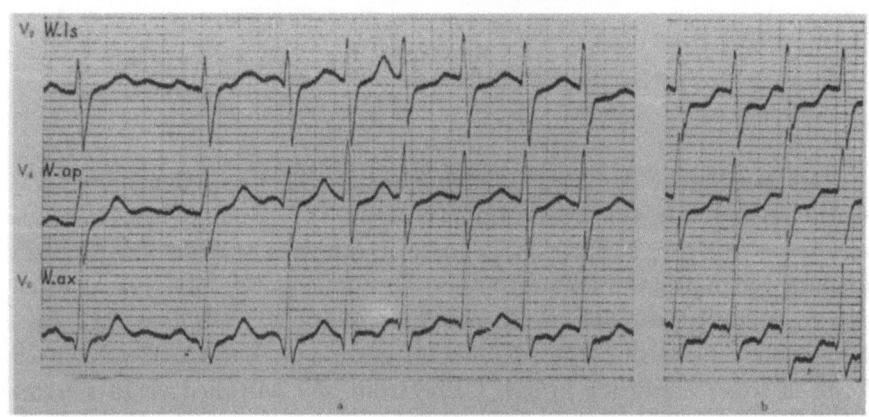

Abbildung 50
Supraventrikuläre paroxysmale Tachykardie bei 19jährigem, im übrigen herzgesunden Mädchen. *a:* Beginn des Anfalls: Nach 2 normalen EKG etwas schwankende Tachykardie mit mittlerer Frequenz 194. Rasch einsetzende ST-Senkung und Abflachung der T-Wellen.
b: 1 min später bei Frequenz 212 sehr starke ST-Senkungen (Holzmann 1965) [162]

male Tachykardie, „anfallsweises Herzjagen", auricular paroxysmal tachycardia, Bouveret's syndrome, tachycardie essentielle paroxystique, maladie de Bouveret) [208], bezeichnet die essentielle Form der paroxysmalen Tachykardie, die meistens supraventrikulären Ursprungs ist und „... bei welchem völlig unvermittelt und in der Mehrzahl bei sonst Herzgesunden tachykarde Anfälle von sekunden- bis tagelanger Dauer auftreten, während in der Zwischenzeit meist ein nicht durch Extrasystolen gestörter Grundrhythmus besteht" [162].

Die paroxysmalen supraventrikulären Tachykardien kommen gehäuft bei Präexzitationssyndromen (WPW-Syndrom, LGL-Syndrom) vor. Es handelt sich meistens um Tachykardien, die durch kreisende Erregungen ausgelöst werden. In der Mehrzahl der Fälle ist der Ort der kreisenden Erregung der AV-Knoten mit akzessorischen Leitungsbahnen oder ohne diese, sowie mit oder ohne Vorhofbeteiligung.

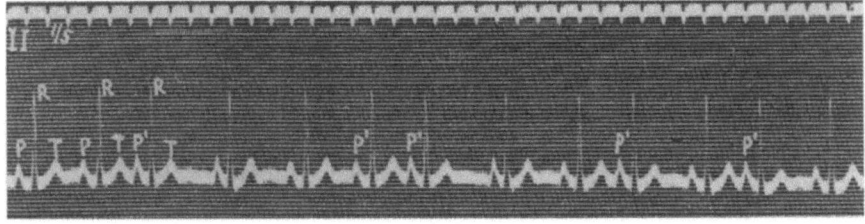

Abbildung 51
Extrasystolie aurikulären Ursprungs. P' kennzeichnet die Extrasystolen. Sie erscheinen in der linken Registrierung als Trigeminie und rechts in Form einer Bigeminie (Originalregistrierung Gallavardin 1922) [118]

Der Gallavardin-Typ (Abbildung 51) bezeichnet die extrasystolische Form der paroxysmalen Tachykardie, die durch Extrasystolen eingeleitet wird. Rothschuh schreibt dazu in seinem Werk *Elektrophysiologie des Herzens*:

„Bei der paroxysmalen Tachykardie Typus Gallavardin sind schon im anfallsfreien Stadium nicht selten einzelne oder gehäufte Extrasystolen vorhanden, die denselben Ausgangspunkt haben wie die Erregungen im Anfall („centre excitable"). Weiter treten bei diesem Typ die Anfälle des Herzjagens in deutlicher Abhängigkeit von manchmal geringfügigen Anstrengungen oder psychischen Erregungen auf" [297].

Weiterhin bemerkt Rothschuh, daß die Anfälle des Herzjagens bei der extrasystolischen Form der paroxysmalen Tachykardie nicht so unvermittelt eintreten und meist kürzer sind, dafür aber häufiger auftreten.

Wolff-Parkinson-White-(WPW-)Syndrom:
Louis WOLFF (geb. 1898), John PARKINSON (1885–1976),
Paul Dudley WHITE (1886–1973)

Das nach seinen Erstbeschreibern Wolff, Parkinson und White benannte und in ihrer Arbeit *Bundle-branch block with short P-R interval in healthy young people prone to paroxysmal tachycardia* [386] 1930 beschriebene WPW-Syndrom, stellt eine „... besondere Form einer Herzfunktionsstörung mit einer Anomalie der intraventrikulären Erregungsausbreitung" [208] dar.

Paul Dudley White, der als der eigentliche Entdecker des WPW-Syndroms gilt, wurde am 2. April 1928 in seiner Sprechstunde von einem 35jährigen Gymnastiklehrer aufgesucht, der seit 10 Jahren unter anfallsweisem Herzjagen litt. Bei der körperlichen Untersuchung und bei der Röntgenaufnahme des Herzens zeigten sich keine Auffälligkeiten. Nachdem White seinen Assistenten Louis Wolff mit der weiteren Diagnostik beauftragt hatte, wurde ein EKG des Patienten angefertigt, welches einen Rechtsschenkelblock, verbreiterte QRS-Komplexe, eine normale P-Zacke und ein verkürztes PR-Intervall zeigte (Abbildung 52).

Da anamnestisch bekannt war, daß das Herzrasen auch nach körperlicher Belastung auftrat, wurde nach Belastung durch Treppensteigen ein erneutes EKG angefertigt, wobei sich wider Erwarten das PR-Intervall

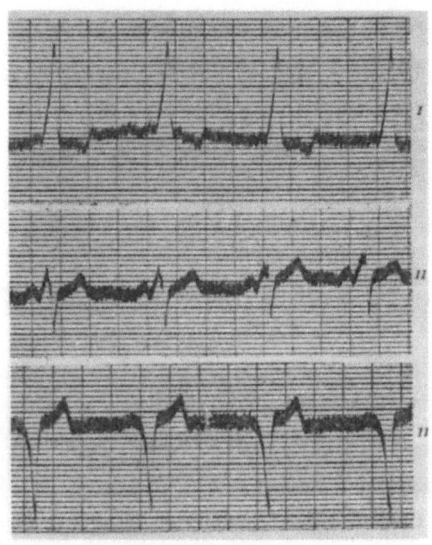

Abbildung 52
PR-Intervall 0,10 s, verbreiterte QRS-Komplexe (Wolff, Parkinson, White 1930) [386]

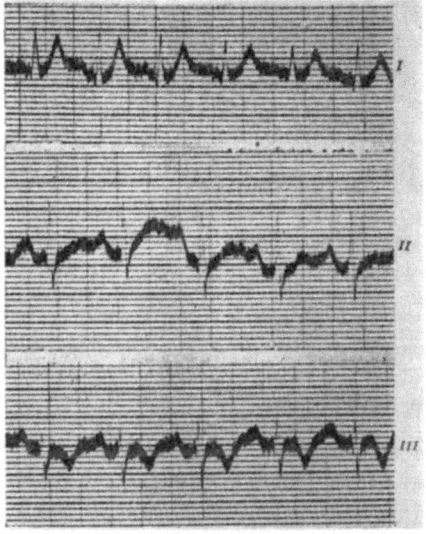

Abbildung 53
EKG unmittelbar nach Belastung durch Hinauf- und Herunterlaufen von 4 Treppenabsätzen.
Normale QRS-Komplexe, PR-Intervall von 0,16 s (Wolff, Parkinson, White 1930) [386]

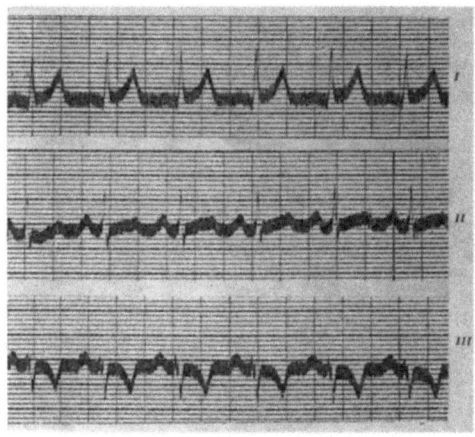

Abbildung 54
Eine Stunde nach subkutaner Atropin-Injektion.
Normale QRS-Komplexe, PR-Intervall 0,15–0,16 s (Wolff, Parkinson, White 1930) [386]

verlängerte und sich die QRS-Komplexe normalisierten (Abbildung 53). Nach subkutaner Injektion von 2 mg Atropin zeigte das EKG den gleichen Effekt wie bei der Belastung des Patienten (Abbildung 54).

Nachdem Literaturrecherchen keinen Hinweis auf ähnliche, bereits publizierte EKG-Veränderungen ergaben, stellte White eine Veröffentlichung zurück, um zunächst die Meinung anderer Kardiologen auf einer Europareise, die er seit längerem geplant hatte, zu erkunden. In London und Wien, damals Zentren der Elektrokardiographie, stieß er bei Lewis und bei Scherf zunächst auf Desinteresse an der Veröffentlichung dieser Auffälligkeiten. Erst ein Mitarbeiter Lewis', John Parkinson, den White von einem früheren Besuch her kannte, zeigte Interesse an einer Veröffentlichung, nachdem er in seinen Krankenunterlagen ähnliche EKG-Registrierungen gefunden hatte. Daraufhin kam es 1930 zu der gemeinsamen Veröffentlichung des WPW-Syndroms basierend auf Untersuchungen an 11 Patienten [244, 387].

Paul Dudley White (Abbildung 55, 56), wurde am 6. Juni 1886 in Roxbury, USA, geboren. Nach erster Ausbildung an der Roxbury Latin School besuchte White ab 1904 das Harvard College und ab 1907 die Harvard Medical School. Hier erlangte er 1908 den akademischen Grad des Bachelor of Art und promovierte 1911 im Fach Medizin. Anschließend trat White eine Stelle im Massachusetts General Hospital an. Ein einjähriger Studienaufenthalt im Jahre 1913 in England bei Thomas Lewis (1881 – 1945) ermöglichte es White, sich mit der elektrokardiographischen Aufzeichnung vertraut zu machen (vgl. S. 61). Nach seiner Rückkehr zum

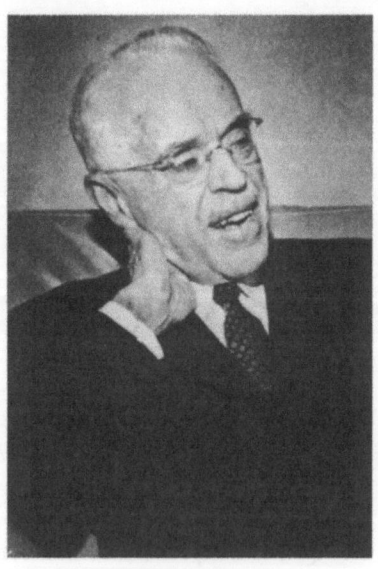

Abbildung 55
Paul Dudley White (1886–1973) [64]

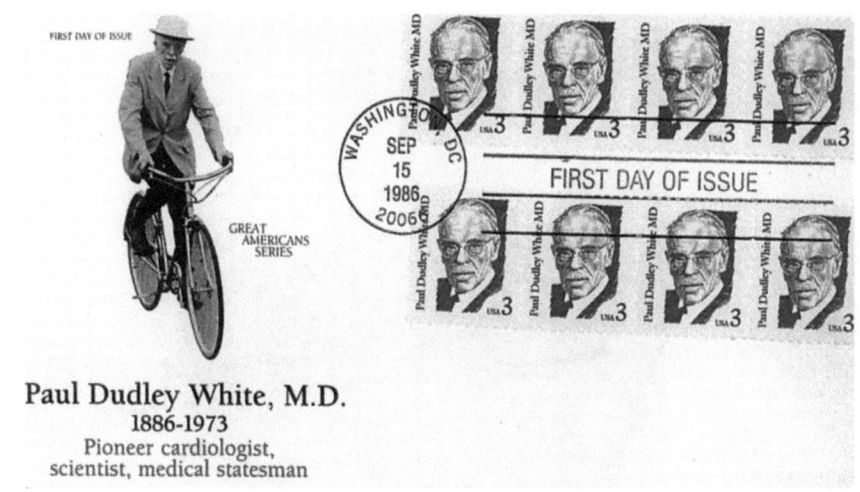

Paul Dudley White, M.D.
1886-1973
Pioneer cardiologist,
scientist, medical statesman

Abbildung 56
Ersttagsbrief und Sondermarke zu Ehren des 100. Geburtstages von Paul Dudley White anläßlich des X. Weltkongresses für Kardiologie in Washington 1986

Massachusetts General Hospital errichtete White im Jahre 1914 das erste EKG-Laboratorium außerhalb von England und arbeitete an der praktischen Anwendung der elektrokardiographischen Aufzeichnung. Seine forschende Tätigkeit wurde durch den 1. Weltkrieg unterbrochen, wo er in Frankreich als Sanitätsoffizier und anschließend in Griechenland als Angehöriger des amerikanischen Roten Kreuzes zum Einsatz kam. Nach Massachusetts zurückgekehrt, arbeitete er vornehmlich als Vorstand im kardiologischen Trainingsprogramm für Studenten, Wissenschaftler und Mitarbeiter. Nach Mitbegründung der American Heart Association veröffentlichte White 1931 sein bereits seit 1928 als Manuskript vorliegendes Buch *Heart disease*. Mit diesem Buch, das heute als Klassiker der Kardiologie angesehen wird, begründete White seinen Ruf als Kardiologe. Darüber hinaus machte er sich einen Namen durch seine zahlreichen Veröffentlichungen u.a. über Klassifikation kardialer Diagnostik, „soldier's heart syndrome" bzw. Effortsyndrom und 1930 mit der Erstveröffentlichung des Wolff-Parkinson-White-Syndroms. Zahlreiche wissenschaftliche Reisen, die ihn auch in die damalige UdSSR und nach China führten, festigten seinen Ruf als Kardiologe. Darüber hinaus war White Mitbegründer mehrerer medizinischer Vereinigungen; u. a. schuf er die International Society of Cardiology, deren Präsident er von 1954 bis 1958 war. Paul Dudley White starb am 31. Oktober 1973 in Boston [172, 173, 387].

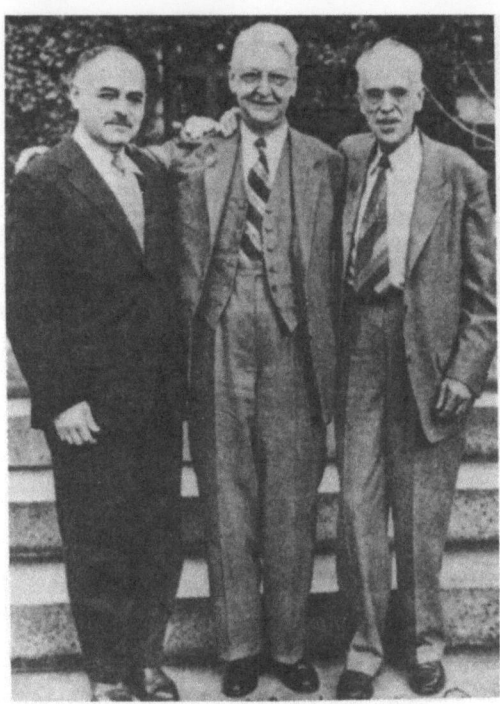

Abbildung 57
Gruppenbild mit Louis Wolff (*links*), John Parkinson (*Mitte*),
Paul Dudley White (*rechts*) [64]

Am 10. Februar 1885 wurde John Parkinson (Abbildung 57) in Thortonle-Fylde, England, geboren. Nach wissenschaftlicher Ausbildung an der Universität von Freiburg, der London University und am London Hospital arbeitete Parkinson in der Zeit von 1911 bis 1912 als medizinischer Archivar am London Hospital und danach von 1913 bis 1914 als Chefassistent in der Kardiologischen Abteilung bei Sir James Mackenzie (1853–1925). Während des Ersten Weltkrieges diente Parkinson als Medical Officer in Frankreich und arbeitete in der Zeit von 1916 bis 1919 zunächst am Militärhospital Hampstead und danach als Major des Royal Army Medical Corps am Herzzentrum in Rouen. Während seiner Zeit im Militärhospital Hampstead widmete er sich der Erforschung des „soldier's heart syndrome" und veröffentlichte darüber in den Jahren 1915–1917 mehrere Arbeiten. Parkinson, der im Laufe seiner medizinischen Tätigkeit eine Vielzahl von Arbeiten über Herz- und Gefäßerkrankungen publizierte, erhielt viele nationale und internationale Ehrungen und Preise. Seine wissenschaftlichen Kontakte mit Kardiologen in aller Welt führte zu der lebenslangen Freundschaft mit Paul Dudley White und 1930 schließlich zu der gemeinsamen Veröffentlichung über das Wolff-Parkinson-White-Syndrom. Am 5. Juni 1976 starb John Parkinson in England [387].

In Boston, USA, wurde Louis Wolff (Abbildung 57) im Jahre 1898 geboren. Von 1920 bis 1930 arbeitete Wolff als Mitarbeiter in dem von White am General Hospital in Massachusetts geschaffenen kardiologischen Trainingsprogramm; aus dieser Zusammenarbeit resultiert der Beitrag von Wolff zur Veröffentlichung über das heute Wolff-Parkinson-White genannte Syndrom [244, 387].

Lown-Ganong-Levine-(LGL-)Syndrom:
Bernhard LOWN (geb. 1921), W. F. GANONG (geb. 1924),
Samuel Albert LEVINE (1891–1966)

22 Jahre nach der 1930 erschienenen Publikation von Wolff, Parkinson und White veröffentlichten Lown, Ganong und Levine in ihrer Arbeit *The syndrome of short P-R intervall, normal QRS complex and paroxysmal rapid heart action* [214] Beobachtungen an 200 Patienten, bei denen im EKG eine kurze PQ-Zeit, ein normaler QRS-Komplex und Neigung zu supraventrikulären paroxysmalen Tachykardien zu finden waren (Abbildung 58), nachdem bereits zuvor 1938 Clerc, Levy und Critesco in ihrer Arbeit *A propos du raccourcissement permanent de l'espace P-R de l'electrocardiogramme sans déformation du complexe ventriculaire"* [56] auf diese Auffälligkeiten hingewiesen hatten (Abbildung 59).

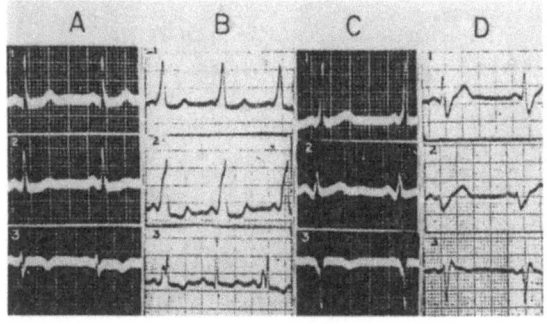

Abbildung 58
Kurze PQ-Zeit und unterschiedliche QRS-Komplexe bei 4 Patienten
mit anamnestisch bekannten Tachykardien
(Lown, Ganong, Levine 1952) [214]

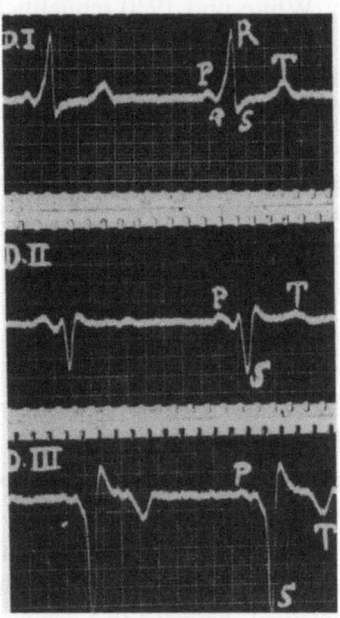

Abbildung 59
Patient mit bekannten tachykarden paroxysmalen Krisen,
aber ohne klinisch auffällige kardiale Läsionen (Clerc, Levy, Critesco 1938) [56]

Heute werden diese EKG-Veränderungen, die von Lown, Ganong und Levine bzw. von Clerc, Levy und Critesco beobachtet wurden, als LGL- bzw. CLC-Syndrom bezeichnet; dieses Syndrom ist – ebenso wie das WPW-(Wolff-Parkinson-White-)Syndrom – eine Form des Präexzitationssyndroms.

Romano-Ward-Syndrom:
Cesarino ROMANO (geb. 1924), Owen Conor WARD (geb. 1923),

Jervell- und Lange-Nielsen-Syndrom:
Anton JERVELL, Fred LANGE-NIELSEN

Das Romano-Ward-Syndrom bezeichnet eine hereditäre funktionelle synkopale Herzstörung mit Verlängerung des QT-Intervalls [208].
Diese Erkrankung stellt eine Variante des bereits 1957 durch Anton Jervell und Fred Lange-Nielsen in ihrer Arbeit *Congenital deaf-mutism, functional heart disease with prolongation of the Q-T intervall, and sudden death* [179] beschriebenen Syndroms einer QT-Verlängerung im EKG mit Innenohrschwerhörigkeit dar (Abbildung 60).

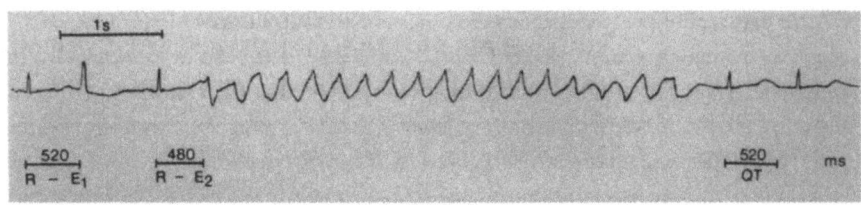

Abbildung 60
Anfall von Kammertachykardie bei Jervell-Syndrom. Die QT-Dauer ist mit 520 ms deutlich verlängert. Die Kammertachykardie wird durch 2 Extrasystolen eingeleitet. Das Kopplungsintervall der Extrasystolen (E_1, E_2) liegt mit 480–520 ms im Bereich der verlängerten QT-Dauer, vgl. [228]

Jervell und Lange-Nielsen hatten in ihrer Arbeit über eine funktionelle synkopale angeborene Herzrhythmusstörung in Kombination mit angeborener Taubstummheit bei einer norwegischen Familie mit 6 Kindern berichtet, bei denen die Eltern und 2 Geschwister gesund, hingegen 4 Geschwister taubstumm waren. Von den 4 Geschwistern, die alle an Anfällen von Bewußtlosigkeit litten und bei denen sich im EKG ein verlängertes QT-Intervall zeigte, waren 3 plötzlich verstorben [179].

Cesarino Romano wurde in Voghera, Italien, am 5. Juli 1924 geboren. Nach Abschluß des Medizinstudiums an der Universität Pavia im Jahre 1951 arbeitete er in der Pädiatrie an der Universität Genua. 1954 erhielt er die Facharztanerkennung für Pädiatrie und 1961 die Professur für Pädiatrie an der Universitätsklinik Genua. Bevor Romano 1987 Leiter der Ersten Pädiatrischen Abteilung und Direktor des wissenschaftlichen Institutes der Pädiatrischen Kliniken an der Universität Genua wurde, war er Direktor der Abteilungen für zystische Fibrose, juvenilen Diabetes, Phenylketonurie sowie Direktor des Zentrums für kardiale und rheumatologische Erkrankungen an der Universität Genua.

Seine zahlreichen Publikationen beschäftigten sich u. a. mit der Beschreibung von angeborenen funktionellen synkopalen Herzstörungen mit Verlängerung des QT-Intervalls, mit dem angeborenem Hypothyreoidismus und zystischer Fibrose junger Erwachsener [387].

In der 1963 in Genua erschienenen Arbeit *Aritmie cardiache rare dell'eta' pediatrica* [292] beschreiben *Romano* et al. eine erbliche funktionelle synkopale Herzerkrankung mit Verlängerung des QT-Intervalls bei einer 3 Monate alten Patientin, deren 2 Brüder mit gleicher klinischer Symptomatik bereits im frühen Alter nach Auftreten synkopaler Attacken verstorben waren. Bei der Patientin, die mit der Verdachtsdiagnose Epilepsie in die Klinik aufgenommen worden war, erwiesen sich die epileptischen Anfälle als synkopale Attacken, wie sie bereits bei den beiden Brüdern zum Tode geführt hatten.

Ein Jahr später wurde unabhängig von Romano durch Owen Conor Ward in Irland in seiner Arbeit: *A new familial cardiac syndrome in children* [362] über das Auftreten eines gleichen Krankheitsbildes mit synkopalen Attacken und mit Verlängerung des QT-Intervalls im EKG bei einer jungem Patientin berichtet, deren jüngerer Bruder ebenfalls die gleiche klinische Symptomatik aufwies.

Owen Conor Ward wurde in Monaghan, Irland, am 27. August 1923 geboren. Nach schulischer Ausbildung am St. Macarten's College in Monaghan studierte er Medizin am University College, Dublin und legte dort 1947 sein Examen ab. Nach praktischer Tätigkeit an verschiedenen Krankenhäusern in Irland erhielt Ward 1949 die Facharztanerkennung für Pädiatrie und promovierte 1951 mit einer Arbeit über Hypoglykämie bei Neugeborenen. Danach arbeitete Ward einige Jahre in einer Kinderklinik in Dublin. Im Jahre 1972 erhielt er einen Ruf auf den Lehrstuhl für Klinische Pädiatrie der Universität Dublin und arbeitet dort seit 1983 als erster Professor für Pädiatrie [387].

Ward hat im Laufe seiner wissenschaftlichen Tätigkeit in Lehre und Forschung zahlreiche Arbeiten im Bereich der Pädiatrie vor allem auf dem Gebiet der pädiatrischen Kardiologie veröffentlicht.

Schlepper [312] schreibt dazu:

> „Erst die Erkennung der Zusammenhänge zwischen QT-Verlängerung und gefährlichen Rhythmusstörungen bei Patienten mit vererbten Syndromen hat zu einer neuen intensiven Beschäftigung mit den klinisch sicher bedeutsamen QT-Verlängerungen bei den Kranken geführt, bei denen diese auf unterschiedliche, aber bekannte Ursachen zurückgeführt werden konnten und bei denen letztlich ebenfalls bedrohliche Rhythmusstörungen nachgewiesen sind, wie sie bei den vererbten Formen als beinahe pathognomonisch angesehen werden. Diese Verbindung rechtfertigt trotz bestehender Unterschiede die gemeinsame Sicht der speziellen Syndrome mit verlängerter QT-Dauer, die zu unterteilen sind in:

1. Jervell-Lange-Nielsen-Syndrom mit autosomal-rezessiver Vererbung bei Taubstummen,
2. das autosomal-dominant vererbte Romano-Ward-Syndrom bei Patienten ohne Hörschädigung und
3. das Syndrom der induzierten QT-Verlängerung."

Sinusknoten-Syndrom (sick sinus syndrome):
Bernhard Lown (geb. 1921)

In der Veröffentlichung *Electrical reversion of cardiac arrhythmias* [216] berichtete Lown 1967 über Störungen der Sinusknotenfunktion, welche er nach Kardioversion bei 5 % der Patienten fand, die ein Vorhofflimmern von weniger als einem Jahr hatten und bei 45 % der Patienten, die bereits eine Arrhythmie seit mehr als 10 Jahren aufwiesen.

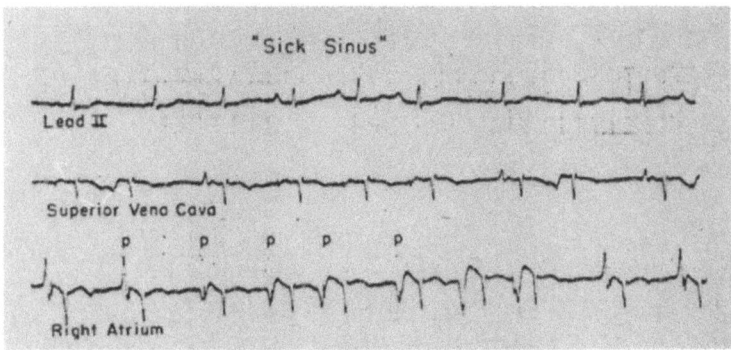

Abbildung 61
Sick-sinus-Syndrom mit deutlichen Veränderungen in der P-Wellen-Morphologie
(Lown 1967) [216]

Lown bezeichnete diese Störungen der Sinusknotenfunktion als: „*the sick sinus syndrome, a defect in elaboration or conduction of sinus impulses characterized by chaotic atrial activity, changing P wave contour, bradycardia, interspersed with multiple and recurrent ectopic beats, with runs of atrial and nodal tachycardia*" [216] (Abbildung 61).

Bernhard Lown (Abbildung 62) der am 7. Juni 1921 in Litauen geboren wurde, emigrierte 1935 mit seiner Familie nach Maine, USA. Nach dem Studium der Medizin an der University of Maine und danach an der Johns Hopkins University School of Medicine, Baltimore, promovierte er dort 1945. Nach der Assistentenzeit an verschiedenen Krankenhäusern arbeitete er von 1950 bis 1953 in der kardiologischen Forschung am Peter Bent Brigham Hospital in Boston. Nach seiner Armeezeit setzte er die Assistentenzeit am Peter Bent Brigham Hospital und an der Harvard Medical School in Boston fort. Danach war Lown von 1956 bis 1970 Direktor des Samuel A. Levine Cardiovascular Research Laboratory und Mitarbeiter am Peter Bent Brigham Hospital. Darüber hinaus übte er von 1961 bis 1967 eine Lehrtätigkeit als Assistant Professor of Medicine an der Harvard School of Public Health aus. Bevor er 1973 bis 1981 die Koordination einer gemeinsamen Studie zwischen den USA und der damaligen UdSSR über den plötzlichen Herztod übernahm, war er Associate Professor of Cardiology der Harvard School of Public Health. Lown, der als Berater für verschiedene Kliniken tätig ist, arbeitet z. Z. als Senior Physician am Peter Bent Brigham Hospital in Boston und als Professor of Cardiology an der Harvard School of Public Health [387].

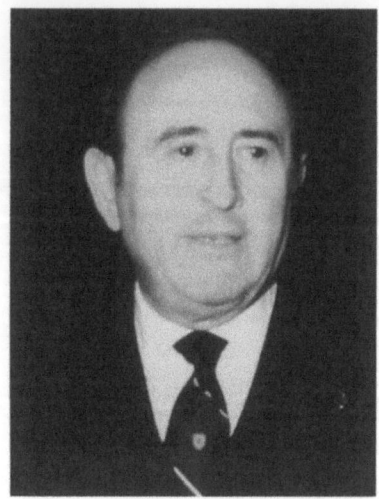

Abbildung 62
Bernhard Lown (geb. 1921)

Lown erlangte durch seine zahlreichen Publikationen, Mitgliedschaften nationaler und internationaler wissenschaftlicher Gesellschaften sowie auch als Mitgründer der amerikanischen und sowjetischen Organisation „International Physicans for the Prevention of Nuclear War (IPPNW)", die 1985 den Friedens-Nobel-Preis erhielt, einen hohen internationalen Bekanntheitsgrad [387].

Zur Geschichte der Entdeckung des Reizbildungs- und Erregungsleitungssystems

Chronologische Übersicht

Die Geschichte der Entdeckung des Reizbildungs- und Erregungsleitungssystems reicht bis zur Mitte des 19. Jahrhunderts zurück. Nachstehend sind hierzu in Tabelle 4 die wichtigsten Wissenschaftler mit ihren Entdeckungen chronologisch aufgeführt.

Tabelle 4. Chronologische Übersicht der Entdeckung des Reizbildungs- und Erregungsleitungssystems

1845	Purkinje, J. E. [287]	Purkinje-Fasern
1876/93	Paladino, G.; Kent, A. F. S. [281]	Kent-Paladino-Bündel
1893	His, W. jun. [152]	His-Bündel
1906	Aschoff, L.; Tawara, S. [14]	AV-Knoten
1906/07	Wenckebach, K. F. [376]	Wenckebach-Bündel
1907	Keith, A. B.; Flack, M. W. [187]	Sinusknoten
1916	Bachmann, J. G. [18]	Bachmann-Bündel
1932	Mahaim, I. [240]	Mahaim-Fasern
1961	James, T. N. [178]	James-Bündel

Purkinje-Fasern:
Johannes Evangelista PURKINJE (1787–1869)

J. E. Purkinje (Abbildung 63), einer der bedeutendsten Physiologen des 19. Jahrhunderts, wurde am 17. Dezember 1787 in Libochovice, Böhmen, geboren. Nach dem Besuch der Volksschule in seinem Heimatort ging er 1797 auf das Piaristengymnasium nach Mikulow und trat nach Abschluß seiner Gymnasialzeit im Jahre 1804 dem Piaristenorden bei. Er wurde zum Ordenslehrer ausgebildet und lehrte am Gymnasium in Mikulow. Vor seinem endgültigen Gelübde trat er aus dem Orden aus und begann im Jahre 1807 in Prag mit dem Studium der Philosophie und im Anschluß daran im Jahre 1813 mit dem Medizinstudium. Seine bemerkenswerte

Dissertation *Beiträge zur Kenntnis des Sehens in subjektiver Hinsicht* im Jahre 1819, in der *Purkinje* sich mit der Erfassung subjektiver Phänomene des Sehens befaßte, verschaffte ihm die Aufmerksamkeit von Johann Wolfgang von Goethe und eine langjährige Freundschaft zu ihm. Purkinje wurde ein Verehrer Goethes und übersetzte Goethes Verse in seine Muttersprache. Nach vierjähriger Assistentenzeit in der Anatomie und Physiologie berief man Purkinje 1823 als Professor für Pathologie und Physiologie nach Breslau. In seiner dortigen 26jährigen Tätigkeit erwarb er sich neben seinen Verdiensten als Forscher und Lehrer besondere Anerkennung als Gründer des Physiologischen Instituts im Jahre 1839. Purkinje folgte 1850 einem Ruf als Professor für Physiologie nach Prag, wo er ebenfalls ein physiologisches Institut gründete, das er bis zu seinem Tode am 28. Juli 1869 leitete [26, 74, 144, 149, 151, 280, 356].

Purkinjes Arbeiten und Entdeckungen erstreckten sich über fast alle Gebiete der mikroskopischen Anatomie und Physiologie, wobei als Schwerpunkte die physiologische Optik und die Entwicklungsgeschichte im Vordergrund standen. Neben seiner Entdeckung des Keimbläschens im Vogelei sind seine histologischen Untersuchungen über die Knochenstruktur, Knorpel, Gefäße, Haut und Zahnbildung, Herz- und Uterusmuskulatur, seine mikroskopischen Entdeckungen in der Neurologie und Arbeiten über die Physiologie der Sinne zu erwähnen [26, 74, 144, 149, 151, 280, 356].

In seiner im Jahre 1845 erschienenen Arbeit *Mikroskopisch-neurologische Beobachtungen* [287] veröffentlichte Purkinje seine bereits im Jahre 1838

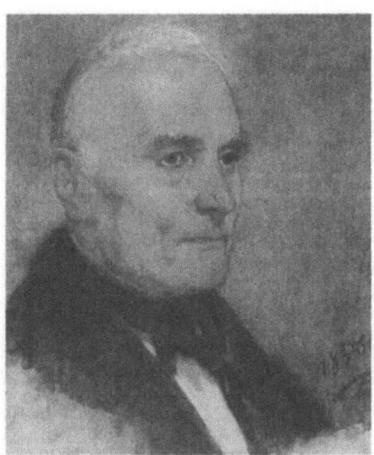

Abbildung 63
Johannes Evangelista Purkinje (1787–1869) [356]

begonnenen histologischen Untersuchungen an Säugetieren und berichtete über die Verhältnisse elementarer Nervenfasern verschiedener Gewebe, insbesondere über Nervenfasern an der Oberfläche des Herzens.

Purkinje entdeckte bei seinen mikroskopischen Untersuchungen unter der serösen Haut des Herzens liegend eine Faserformation aus grauen, platten, gallertartigen Fäden, die aus zahlreichen kernhaltigen Körnern zusammengesetzt waren.

„Im Innern jedes Kornes finden sich ein oder zwei Kerne ohne sphärische Umschließung, dergleichen sich in den wahren Ganglienkörnern zeigt. Von diesen Körnern fanden sich in querer Richtung 5–10 beisammen, die der Länge nach reihenweise in Bündel geordnet jene grauen Fäden bildeten. Zwischen den Körnern der Interstitien ihrer Wände findet sich ein elastisches Gewebe von Doppelfasern, welches bei Behandlung mit Essig ähnliche Querstreifen zeigt, wie die Muskelfasern des Herzens" [287].

Die physiologische Bedeutung dieser Fasern im Herzen blieb Purkinje allerdings unklar.

„Für jetzt wäre ich geneigt, dieses neue Gewebe dem Knorpelgewebe anzureihen, obgleich ich nicht einsehe, was seine Wirkung bei seiner Weichheit den relativ ungeheuer großen Muskelmassen des Herzens gegenüber bedeutet" [287].

His-Bündel:
Wilhelm His der Jüngere (1863–1934)

Am 19. Dezember 1863 wurde Wilhelm His der Jüngere (Abbildung 64) in Basel geboren. Sein Vater, Wilhelm His (1831–1904), Professor der Anatomie und Physiologie, war lange Jahre als Ordinarius für Anatomie in Leipzig tätig und wurde durch seine physiologischen und anatomischen Arbeiten, die u. a. die Entwicklungsgeschichte des Nervensystems betrafen, zu einem angesehenen Physiologen und Anatomen seiner Zeit [148, 280].

Nach Ausbildung in Leipzig, Bern und Straßburg promovierte Wilhelm His der Jüngere 1889 in Leipzig zum Doktor der Medizin. Seine Assistentenzeit verbrachte er an der Medizinischen Klinik von Leipzig, wo er sich 1891 für Innere Medizin habilitierte und 1895 zum außerordentlichen Professor ernannt wurde. In den Jahren 1902 bis 1907 war er als Ordinarius in Basel, Göttingen und Berlin tätig. Seine umfangreichen Werke auf verschiedensten Gebieten der Inneren Medizin beinhalten v. a. Arbeiten über Krankheiten des Herzens und über Stoffwechselerkrankungen. Außerdem beschäftigte er sich auf medizinhistorischem Gebiet und veröffentlichte 1899 die *Geschichte der Medizinischen Klinik zu Leipzig*. Am 10. November 1934 starb Wilhelm His der Jüngere in Brombach, einem kleinen Ort bei Lörrach [93, 144, 200, 280, 356].

Zur Geschichte der Entdeckung des Reizbildungs- und Erregungsleitungssystems

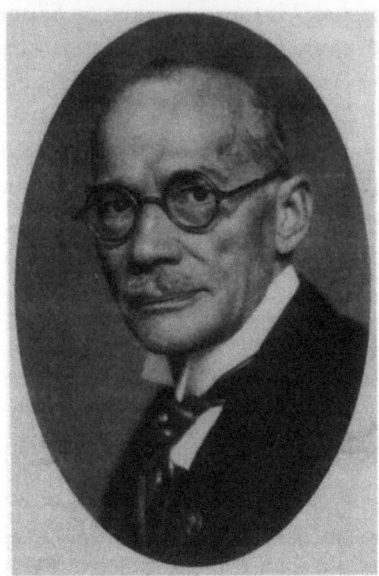

Abbildung 64
Wilhelm His der Jüngere (1863–1934) [356]

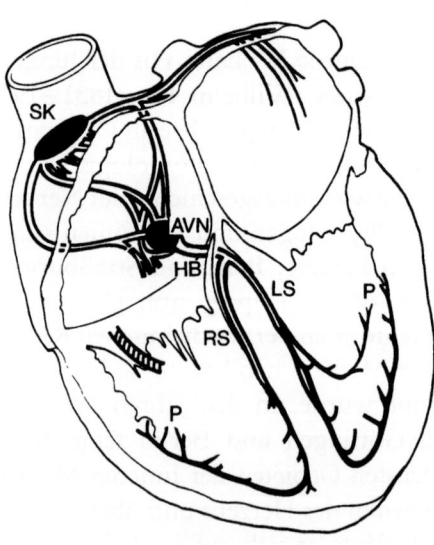

Abbildung 65
Schematische Darstellung des Reizbildungs- und Erregungsleitungssystems des Herzens.
SK Sinusknoten, *AVN* Atrioventrikularknoten, *HB* His-Bündel, *LS* linker Schenkel,
RS rechter Schenkel, *P* Purkinje-Fasern

In seinem 1893 veröffentlichten Werk *Die Thätigkeit des embryonalen Herzens und deren Bedeutung für die Lehre von der Herzbewegung beim Erwachsenen* [152] beschreibt er das nach ihm benannte His-Bündel. Bei seinen Versuchen mit Warmblüterherzen konnte er nach Durchtrennung der Verbindung von Vorhof und Ventrikel im Bereich des Septums eine Dissoziation des Herzrhythmus herstellen. His erbrachte damit den Beweis einer atrioventrikulären Muskelverbindung und beschrieb als erster die Funktion des atrioventrikulären Erregungsleitungssystems.

Das vom AV-Knoten ausgehende His-Bündel (Abbildung 65), der Fasciculus atrioventricularis, ist ein Muskelbündel, das aus sarkoplasma- und glykogenreichen Myokardfasern besteht. Es teilt sich am Übergang vom membranösen zum muskulösen Abschnitt des Ventrikelseptums in ein subepikardial im Septum verlaufendes Crus sinistrum und dextrum auf. Durch weitere Aufteilung gliedert sich das His-Bündel schließlich in die Purkinje-Fasern auf, die bis zur Arbeitsmuskulatur der Kammern führen [351].

Kent-Paladino-Bündel:
Giovanni PALADINO (1842–1917),
Albert Frank Stanley KENT (1863–1958)

Am 27. April 1842 wurde Giovanni Paladino in Potenza, Italien, geboren. Nach Abschluß des Medizinstudiums in Neapel arbeitete er zunächst einige Jahre wissenschaftlich an den renommierten physiologischen Instituten von Leipzig und Berlin. Nach Neapel zurückgekehrt habilitierte sich Paladino 1865 im Fach Physiologie und lehrte an der dortigen Hochschule für Veterinärmedizin als Professor für experimentelle Physiologie, Zoologie und Anatomie. Einige Jahre später wurde er als Ordinarius an die naturwissenschaftliche Fakultät der Universität Neapel für die Fächer Histologie und allgemeine Physiologie berufen. Er verstarb 74jährig am 25. Januar 1917 in Neapel [94, 387].

Paladino beschrieb 1876 in seiner in Neapel erschienenen Abhandlung *Contribuzione all'anatomia, istologia e fisiologia del cuore* [281] (Abbildung 66) seine experimentellen histologischen und physiologischen Untersuchungen des Herzens, insbesondere der Muskelfasern an der Oberfläche der Atrioventrikularklappen. Seiner Meinung nach bestand eine Verbindung zwischen Vorhof und Papillarmuskeln durch die über die Atrioventrikularklappen laufenden Muskelbrücken. Er beobachtete weiterhin, „. . . daß die Klappenmuskulatur aktiv am Klappenschluß sich beteilige, indem gegen Ende der Vorhofsystole die Kontraktion auf die mit ihr zusammenhän-

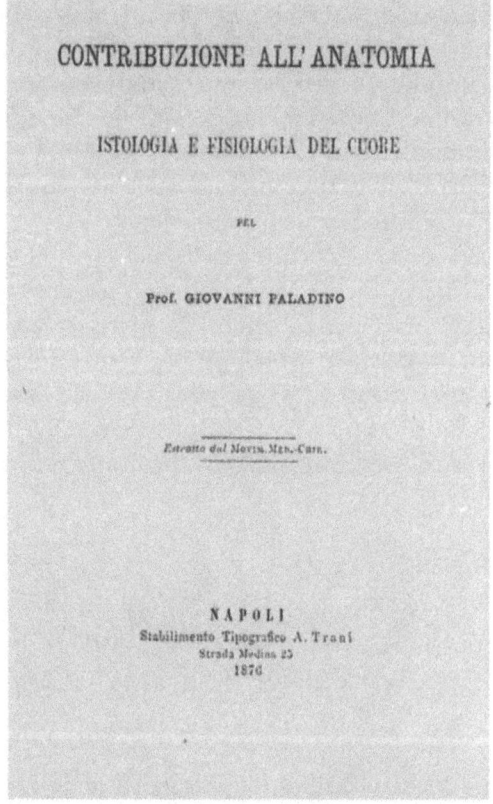

Abbildung 66
Titelblatt der Arbeit von Giovanni Paladino. Napoli 1876 [281]

gende Schicht der Klappenfasern übergehe; die Klappen üben dabei einen aktiven Zug auf die Papillarmuskeln aus" [153].

Mit seinen erbrachten Beobachtungen glaubte Paladino, die erste Entdeckung einer atrioventrikulären Verbindung gemacht zu haben. Da seine Arbeiten aber die Funktion des AV-Bündels offenbar nicht ausreichend erklären konnten, wurde ihm diese Anerkennung zu Lebzeiten versagt [153].

Albert Frank Stanley Kent wurde in Wiltshire, England, am 26. März 1863 geboren. Nach philosophischer Ausbildung am Magdalen College in Oxford wandte er sich 1886 der Physiologie zu und arbeitete u. a. als Assistent der Physiologie in Manchester und Oxford. Im Jahre 1899 erhielt er die Professur für Physiologie in Bristol. Nach seiner Emeritierung richtete er sich 1922 im Westen Englands ein Laboratorium ein und setzte seine in Oxford begonnenen Forschungsarbeiten zur Herzphysiologie fort. Im Alter von 95 Jahren starb A. F. S. Kent am 30. März 1958 in Bath [193, 387].

Kent veröffentlichte 1893 im *Journal of Physiology* seine experimentellen Untersuchungen u. a. an Ratten-, Kaninchen- und Affenherzen über atrioventrikuläre Faserbündel [192]. Dabei ging er vom Problem der Erregungsleitung aus und wollte untersuchen, wie im Laufe der Entwicklung die Kontinuität des embryonalen Herzschlauches unterbrochen wurde. Anhand mikroskopischer Schnitte konnte er nachweisen, daß es Muskelbrücken gab, die ein Verbindungsglied zwischen den Muskelzellen der Vorhöfe und der Kammern darstellten [153, 348].

Zur gleichen Zeit fand Wilhelm His der Jüngere unabhängig von Kent ein ähnliches Bündel [153, 193] in niederen Säugetieren und beim Menschen, welches von der Hinterwand des rechten Vorhofs zum Ventrikelseptum verlief. Nach His erfolgte dabei die Erregungsüberleitung vom Vorhof zu der Kammer auf einer präformierten Bahn. Kent dagegen nahm an, daß es neben dem myogenen Weg noch eine zusätzliche Bahn an der Peripherie des Vorhofs der Kammer gab, über die die Erregung der Kammer erfolgte.

Mit dem Kent-Paladino-Bündel bzw. Paladino-Kent-Bündel (Abbildung 67) werden heute akzessorische nodoventrikuläre Muskelbündel be-

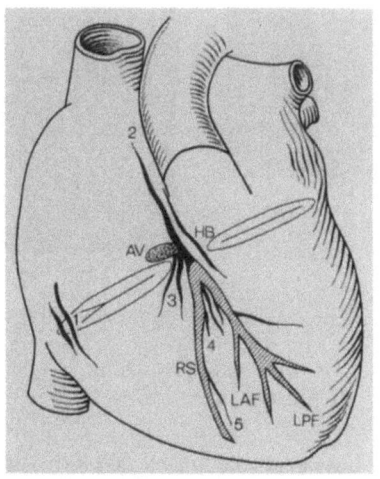

Abbildung 67
Schematische Darstellung der akzessorischen atrioventrikulären Muskelfasern. *1* Kent-Bündel, *2* James-Fasern, *3* obere Mahaim-Fasern, *4* mittlere Mahaim-Fasern, *5* untere Mahaim-Fasern. *AV* AV-Knoten, *HB* His-Bündel, *RS* rechter Schenkel, *LAF* linksanteriorer Faszikel, *LPF* linksposteriorer Faszikel [197]

zeichnet, die von der junktionalen AV-Knotenregion zum ventrikulären Myokard ziehen und eine vorzeitige Erregung der Kammern vom Sinusknoten her ermöglichen.

Einige Autoren setzen das Paladino-Bündel dem Kent-Bündel gleich, andere Autoren hingegen bezeichnen die atrioventrikulären Verbindungen im Bereich der Trikuspidalklappe bzw. lediglich das sog. Vorhofbündel als Paladino-Bündel [345].

AV-Knoten:
Ludwig ASCHOFF (1866–1942), Suano TAWARA (1873–1952)

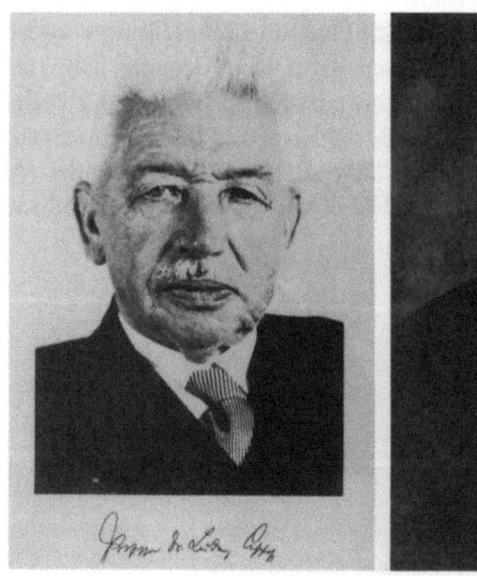
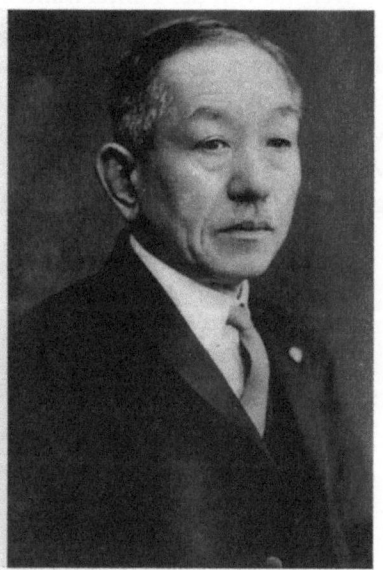

Abbildung 68
Ludwig Aschoff (1866–1942) [16]

Abbildung 69
Suano Tawara (1873–1952)

Der als Sohn eines Sanitätsrates am 10. Januar 1866 in Berlin geborene Ludwig Aschoff (Abbildung 68) begann 1885 das Studium der Medizin an der Universität Bonn. Nach Studienaufenthalten in Straßburg und Würzburg kehrte er nach Bonn zurück und promovierte dort 1889. Von 1891 bis

1903 arbeitete er als Assistent zunächst am Pathologischen Institut der Universität von Straßburg und danach am Pathologischen Institut der Universität von Göttingen. Dort habilitierte er sich 1894 für allgemeine und pathologische Anatomie. Den Lehrstuhl für Pathologische Anatomie an der Universität Marburg übernahm er 1903 und folgte 1906 einem Ruf an die Universität Freiburg im Breisgau, wo er bis zu seiner Emeritierung im Jahre 1936 arbeitete. Der seit seiner frühesten Jugend unter Asthmaanfällen leidende Ludwig Aschoff starb am 24. Juni 1942 in Freiburg im Breisgau [93, 144, 356].

Seine vielfältigen Arbeiten, Veröffentlichungen und Vortragsreisen in die ganze Welt, u. a. nach Japan, wo er 1924 an den Universitäten und Akademien Vorträge über Pathologie hielt [15], machten ihn zu einem der bedeutendsten Pathologen seiner Zeit.

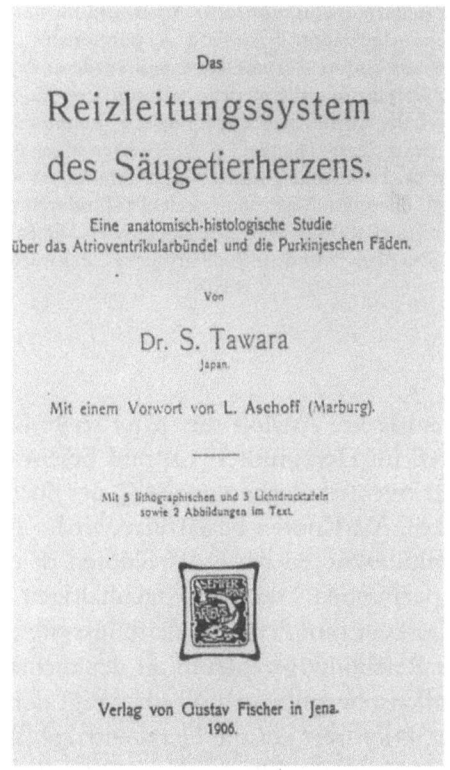

Abbildung 70
Titelblatt der Arbeit von Suano Tawara 1906

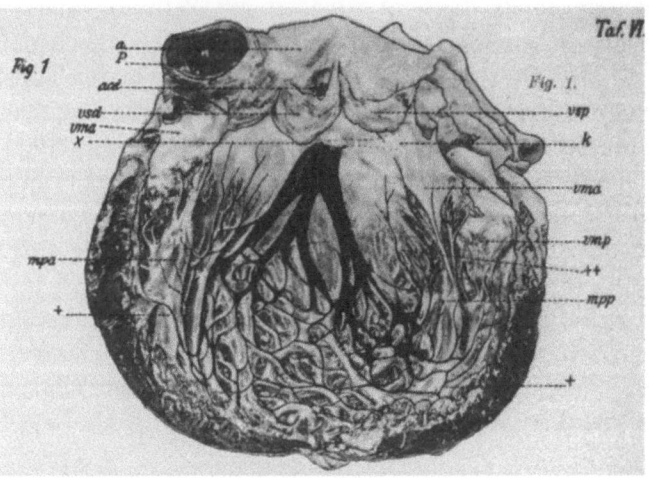

Abbildung 71 a
Der linke Ventrikel des menschlichen Herzens. Der linke Ventrikel ist an der vorderen Wand, zwischen den beiden Papillarmuskeln, von dem Aortenostium bis zur Spitze eröffnet und nach beiden Seiten weit aufgeklappt. *a* Aorta; *p* A. pulmonalis; *acd* A. coronaria dextra; *vsd* rechte Aortenklappe; *vsp* hintere Aortenklappe; *mpa* vorderer Papillarmuskel; *mpp* hinterer Papillarmuskel; *vma* Valvula mitralis aortica s. anterior; *vmp* Valvula mitralis s. posterior; *k* Knoten, d. h. Vorhofteil des Atrioventrikularbündels; *x* Teilungstelle des Verbindungsbündels in den linken und den rechten Schenkel; + Endausbreitungen des Verbindungsbündels; + + ein roßhaardicker, ca. 2 cm langer, sehnenartiger Strang, der von der Spitze des hinteren Papillarmuskels nach oben durch den Ventrikelraum hindurch verläuft und sich an den oberen hinteren Abschnitt der Kammerscheidewand ansetzt. Dieser Strang führt einen kleinen Zweig des linken Schenkels von dem Papillarmuskel rückwärts zur genannten Wandpartie

Im Jahre 1904 entdeckte Aschoff die später nach ihm benannten rheumatischen Knötchen im Herzmuskel [13] und beschrieb 1906 zusammen mit Tawara den Atrioventrikularknoten [348], der noch heute als Aschoff-Tawara-Knoten bzw. AV-Knoten bezeichnet wird.

Der Atrioventrikularknoten bzw. AV-Knoten ist eine knotenförmige Verdichtung des spezifischen, stark glykogenhaltigen erregungsleitenden Muskelgewebes. Er ist ein zum Erregungsleitungssystem des Herzens gehörendes, sekundäres Reizbildungszentrum an der rechten Vorhofwand im Bereich der Vorhofkammergrenzen und überträgt den vom Sinusknoten ausgehenden Kontraktionsreiz auf die Herzventrikel [207, 351].

Sunao Tawara (Abbildung 69) wurde in Oita, Japan, am 5. Juli 1873 geboren. Das Studium der Medizin beendete er im Jahre 1903, nachdem er zuvor an der Kaiserlichen Universität Tokyo studiert hatte. In den Jahren

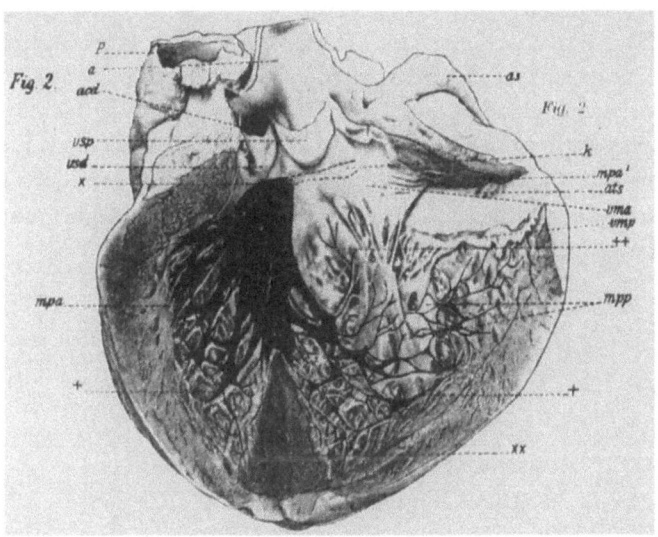

Abbildung 71 b
Der linke Ventrikel des menschlichen Herzens. *as* linkes Herzohr; *ats* linker Vorhof; *mpa'* die größere Hälfte des längs durchtrennten vorderen Papillarmuskels, die nach oben in den Vorhofraum gezogen ist; *mpa* die kleinere Hälfte des vorderen Papillarmuskels, die in ihrer natürlichen Lage bleibt. + + eine rückläufige subendokardiale Endausbreitung des Verbindungsbündels; × × der Spitzenteil der Kammerscheidewand ist hier eingeschnitten [348]

1903 bis 1906 hielt er sich zum Studium der Pathologie und pathologischen Anatomie am Pathologischen Institut der Universität Marburg bei Prof. Ludwig Aschoff auf. Während dieser Zeit entstanden unter Anleitung Aschoffs seine bekanntesten Arbeiten zur Anatomie und Pathologie des Herzens [14, 348]. Nach seiner Rückkehr nach Japan im Jahre 1906 wurde er außerordentlicher Professor der Pathologie. Er promovierte 1908 an der Universität Tokyo und wurde im selben Jahr zum Ordinarius der Pathologie in Fukuoka ernannt. Nach seiner Emeritierung im Jahr 1934 war er in verschiedenen Vorständen medizinischer Fakultäten tätig. Suano Tawara verstarb im Jahre 1952 [94].

In seinen anatomisch-histologischen Untersuchungen an zahlreichen Tier- und Menschenherzen beschreibt Tawara 1906 unter Anleitung Aschoffs *Das Reizleitungssystem des Säugetierherzens. Eine anatomisch-histologische Studie über das Atrioventrikularbündel und die Purkinjeschen Fäden* [348] (Abbildung 70): die Histologie und Anatomie der atrioventrikulären Muskelverbindungen und deren Aufteilung in zwei Hauptschenkel, die noch heute Tawara-Schenkel genannt werden (Abbildung 71 a, b). Er beschreibt das Erregungsleitungssystem vom His-Bündel bis zu den Purkinje-Fasern und erkennt die Purkinje-Fasern als Endstrecke der kardialen Erregungsleitung. Distal vom His-Bündel erfolgt die Erregungsüberleitung von den Vorhöfen auf die Kammern über das linke bzw. intraventrikuläre Erregungsleitungssystem, den linken und rechten Tawara-Schenkel. Der linke Schenkel teilt sich weiter in einen anterioren und einen posterioren Faszikel auf, die sich schließlich in Purkinje-Fasern aufgliedern und bis an die Arbeitsmuskulatur reichen [345, 351].

Sinusknoten:
Arthur Berridale KEITH (1866–1955), Martin William FLACK (1882–1931)

Arthur Berridale Keith (Abbildung 72) wurde am 5. Februar 1866 in Aberdeen, Schottland, geboren. Seine schulische Ausbildung erhielt er am Gordon's College der Universität Aberdeen. Im Jahre 1884 wechselte er auf das Marischal College und begann mit dem Studium der Medizin, das er im Jahre 1888 abschloß. Er ging 1889 für 3 Jahre als medizinischer Betreuer einer Goldmine nach Siam. Nach Aberdeen zurückgekehrt, promovierte Keith 1894 an der dortigen Universität und wurde gleichzeitig Mitglied des Royal College of Surgeons. Nach Studienaufenthalten in London und Leipzig wurde Keith 1895 Demonstrator der Anatomie an der Medical School des London Hospitals und hielt dort Vorlesungen im Fach Anatomie. In den folgenden Jahren beschäftigte sich Keith mit anatomischen Studien des Herzens, die er gemeinsam mit dem Studenten und späteren Kollegen Flack durchführte und die schließlich 1907 zur Entdeckung des Sinusknotens führten. Für 5 Jahre übernahm Keith 1908 als Konservator des Royal College of Surgeons die Leitung des Hunterian Museums in London. Keith, der im Laufe seines Lebens zahlreiche Werke über Embryologie und Evolution publizierte, u. a. eine Darwin-Biographie, erhielt im Laufe seines Lebens zahlreiche Ehrungen, 1921 wurde ihm der Adelstitel verliehen. Arthur Berridale Keith starb am 7. Januar 1955 im Alter von 88 Jahren in Downe, wohin er sich 1933 nach seiner Arbeit am Royal College zurückgezogen hatte [92, 93, 188, 189, 387].

Martin Flack (Abbildung 73) wurde am 20. März 1882 in Borden, England, geboren. Mit 20 Jahren begann er mit der medizinischen Ausbildung, nachdem er auf Empfehlung von Arthur Berridale Keith, der in Borden ein Landhaus besaß, ein Stipendium am Wadham College in Ox-

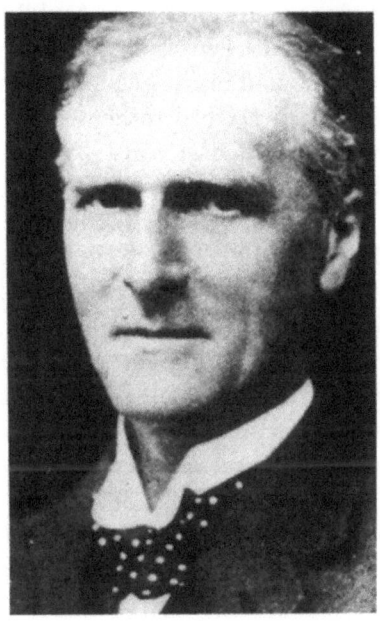

Abbildung 72
Arthur Keith (1866–1955) [188]

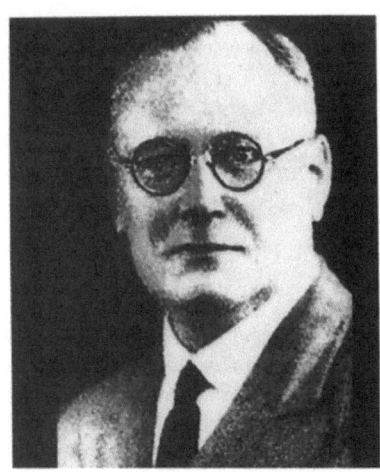

Abbildung 73
Martin Flack (1882–1931)

ford erhielt. Danach ging er zur weiteren Ausbildung an das London Hospital, wo Keith Anatomie lehrte; damit begann eine lebenslange Freundschaft zwischen Keith und Flack. Nach Studienaufenthalten in Bern und Lüttich kehrte Flack nach Oxford zurück und beendete seine medizinische Ausbildung. Danach arbeitete er von 1905 bis 1911 als Demonstrator am London Hospital Medical College. In diese Zeit fallen die gemeinsamen Untersuchungen mit Keith, die 1907 zur Erstbeschreibung des Sinusknotens führten. Von 1911 bis 1914 hielt Flack Vorlesungen über Physiologie am London Hospital Medical College und gehörte von 1914 bis 1919 dem Forschungsstab des Medical Research Committee an, bevor er 1919 zum Direktor der Medizinischen Forschungsabteilung der Royal Air Force ernannt wurde. Die Physiologie des Herzens, des Kreislaufs und der Atmung war der Schwerpunkt seiner wissenschaftlichen Arbeiten, die er in zahlreichen Beiträgen im In- und Ausland veröffentlichte. Martin Flack starb am 16. August 1931 in Halton, England [93, 387].

In ihrer 1907 veröffentlichten Arbeit *The form and nature of the muscular connections between the primary divisions of the vertebrate heart* [187] berichteten Keith und Flack über ihre vergleichenden anatomischen Studien, in der sie

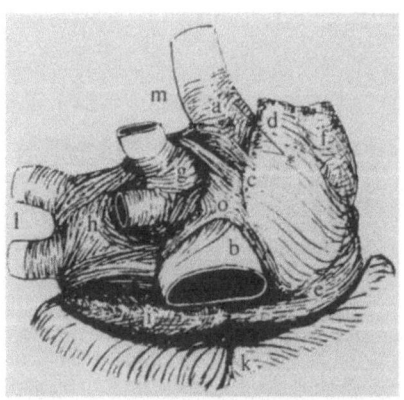

Abbildung 74
Dorsalansicht des Vorhofteils des menschlichen Herzens mit Muskulatur der Endstrecke der großen Venen. *a* Vena cava superior mit aus dem Sinus stammender Muskulatur; *b* Vena cava inferior; *c* Sulcus terminalis mit Sinusfasern; *d* sinuaurikuläre Verbindung; *e* ringförmige Vorhoffasern; *f* Herzohr; *g* Muskelfasern, die zwischen den beiden Pulmonalvenen verlaufen; *h* Vestibulum; *i* Sinus coronarius mit Muskelfasern; *k* Ventrikelbasis am interventrikulären Sulcus; *l* linke Pulmonalvenen; *m* Muskelband, welches von der Sinusmuskulatur zum linken Vestibulum auriculi verläuft; *o* vom Herzohr ausgehender Muskel, der in den Sinusknoten eintaucht [34, 187]

muskuläre Verbindungen zwischen den einzelnen Herzabschnitten von Wirbeltieren untersucht hatten (Abbildung 74). Keith und Flack, die ursprünglich die von Tawara beschriebene Knotenstruktur untersuchen wollten, fanden in ihren Studien mit großer Regelmäßigkeit Rudimente des primitiven sinuaurikulären Muskelringes und bezeichneten diesen als „sinu-auricular node".

Der Keith-Flack-Knoten (Abbildung 75), dessen Synonym „Sinusknoten" von W. Koch [198, 199] geprägt wurde, hat die Gestalt einer unregelmäßigen, ca. 2–3 cm langen Spindel und befindet sich an der Einmündungsstelle der V. cava superior in den rechten Vorhof unter einer als Sulcus terminalis bezeichneten Furche. Er ist reich an Bindegewebe, wobei kollagene Fasern überwiegen [345]. In seiner Arbeit aus dem Jahre 1909 [199] bemerkt W. Koch dazu:

> „Es stellt eine wirres Geflecht schmaler Muskelfasern dar, die in einem gleich komplizierten Bindegewebsknoten eingelagert sind. Die Muskelfasern erinnern in ihrem histologischen Bilde an Fasern des Vorhofsabschnittes des Atrioventrikularbündels, indem sie sehr schmal sind und in ihnen das Sarkoplasma gegenüber den Fibrillen überwiegt. Die Längsstreifung ist fast stets, die Querstreifung nicht immer deutlich".

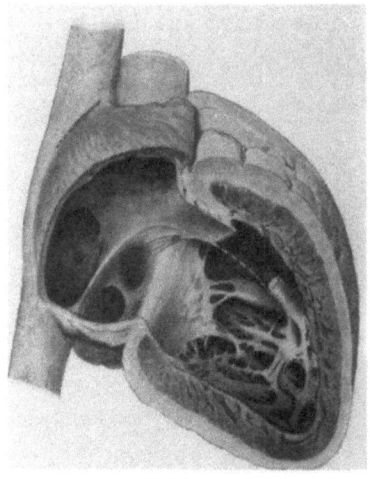

Abbildung 75
Schematische Zeichnung der Lage des Sinusknotens (Keith), roter Strich an der Grenze zwischen Kavatrichter und Herzohr und des atrioventrikulären Knotens (Tawara), roter Fleck oberhalb der Ansatzstelle der Tricuspidalis. Der weiße Streifen grenzt den Koronarvenentrichter von dem übrigen Vorhof ab [199]

Bachmann-Bündel:
Jean George BACHMANN (1877–1959)

Geboren am 18. Juli 1877 in Mülhausen, Elsaß, wuchs Jean George Bachmann (Abbildung 76) in Nancy, Frankreich, auf. Im Alter von 20 Jahren trat er in die Handelsmarine ein und ließ sich 1902 in den USA nieder, wo er am Jefferson Medical College, Philadelphia, Medizin studierte und 1907 sein Studium als Arzt abschloß. Von 1910 bis 1915 war er Professor der Physiologie am Atlanta College of Physicians and Surgeons und ab 1915 bis zu seiner Emeritierung an der Emory University School of Medicine, Atlanta. Er publizierte zahlreiche Beiträge zur Elektrophysiologie des Herzens und arbeitete u. a. über den Venenpuls, die arterielle Druckmessung und den Herzblock. 1924 war er Mitherausgeber eines Textbuches der Physiologie: *The Essentials of Physiology and Pharmacodynamics*, Philadelphia. George Bachmann starb im November 1959 [93, 174].

Bachmann beschreibt 1916 im *American Journal of Physiology* unter dem Titel „The inter-auricular time interval" [18] das nach ihm benannte Interaurikularbündel (vgl. Abbildung 77), eine interatriale Verbindung, die die Erregungsleitung vom rechten zum linken Vorhof ermöglicht [192].

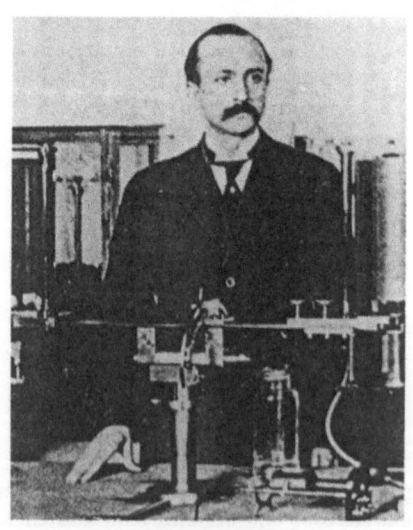

Abbildung 76
Jean George Bachmann (1877–1959) [174]

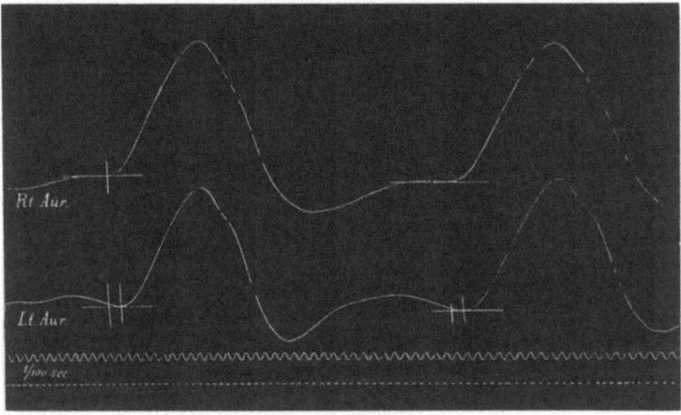

Abbildung 77
Zeitverschiebung der Vorhofkontraktion bei Unterbrechung
des interaurikulären Bandes [18]

Mit seinen tierexperimentellen Versuchen zur Bestimmung des interaurikulären Zeitintervalls wurde erstmals das Zeitintervall während der Kontraktion der beiden Vorhöfe exakt bestimmt, und er konnte den anatomischen Ort der spezifischen interaurikulären Fasern angeben.

James-Bündel:
Thomas Naum JAMES (geb. 1925)

Der am 24. Oktober 1925 in Amory, Mississippi, USA, geborene Thomas Naum James promovierte 1949 im Fach Medizin an der Universität von Tulane, New Orleans. Während seiner mehrjährigen Krankenhaustätigkeit spezialisierte er sich als Kardiologe und erwarb 1968 an der Universität von Alabama die ordentliche Professur für die Fächer Medizin und Pathologie sowie 1969 die außerordentliche Professur in Physiologie und Biophysik. Darüber hinaus arbeitete James ab 1968 in seiner kardiologischen privatärztlichen Praxis. Von 1966 bis 1983 war er Mitherausgeber verschiedener Fachzeitschriften wie *Circulation*, *American Journal of Cardiology* und *American Heart Journal*. Er publizierte über 300 wissenschaftliche Beiträge und schrieb zwei Fachbücher über die Anatomie der Koronararterien und über die Ätiologie des Herzinfarktes. Hervorzuheben sind außerdem seine kardiologische Beratertätigkeit für die Medizinische Vereinigung der Volksrepublik China und seine Präsidentenschaft anläßlich des 10. Kardiologischen

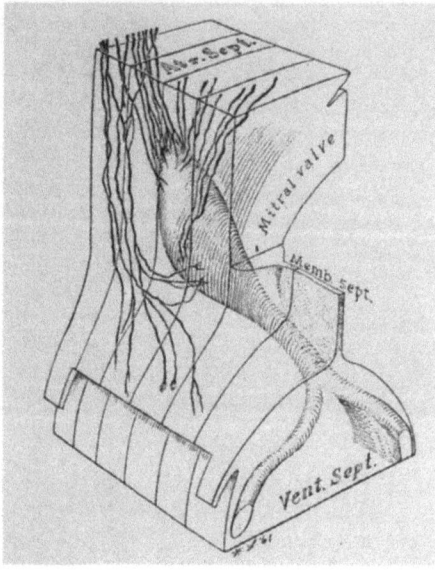

Abbildung 78
Schematische Zeichnung des AV-Knotens im Menschen, die dessen Beziehung zu den beiden AV-Klappen und den interatrialen bzw. interventrikulären Septen darstellt. Das AV-Bündel teilt sich in einen rechten Bündelast und in multiple linke Äste. Fasern aus dem zentralen interatrialen septalen Strang und aus der Eustachius-Kante treten an der posterioren superioren Außenseite des Knotens ein und bilden so Bypassfasern [178]

Weltkongresses 1986 in Washington. Zur Zeit ist er als Professor und Lehrstuhlinhaber u. a. für die Bereiche Innere Medizin und Kardiologie an der Universität von Alabama tätig [387].

Bei seinen histologischen Untersuchungen des Herzens stellte James 1961 Bypassfasern einer internodalen Verbindung fest und beschrieb als erster die Morphologie dieser elektrophysiologisch wirksamen Muskelverbindung ([178]; Abbildung 78).

Mit dem James-Bündel werden Umgehungen des AV-Knotens bezeichnet, die im atrialen Erregungsleitungssystem entspringen und unterhalb des AV-Knotens zum His-Bündel, aber auch direkt zu den Faszikeln ziehen. Die Fasern bestehen hauptsächlich aus Vorhofmuskulatur und/oder Purkinje-ähnlichen Herzmuskelzellen [197, 345].

Intraventrikuläre Erregungsleitungsstörungen:
Mauricio B. ROSENBAUM

Erregungsleitungsstörungen unterhalb des His-Bündels werden als intraventrikuläre Leitungsstörungen bezeichnet und entstehen durch eine vollständige Unterbrechung oder durch eine mehr oder weniger starke Verlangsamung der Erregungsleitung. Entsprechend der Unterteilung des His-Bündels in den rechten und linken Tawara-Schenkel kann zwischen einem Rechtsschenkelblock und einem Linksschenkelblock unterschieden werden.

Seit den Untersuchungen von Rosenbaum [294, 295] (Abbildung 79), der eine weitere Unterteilung des linken Tawara-Schenkels in einen linksanterioren und einen linksposterioren Faszikel vornahm, erfolgt beim Linksschenkelblock eine Differenzierung zwischen linksanteriorem Hemiblock (LAH) und linksposteriorem Hemiblock (LPH).

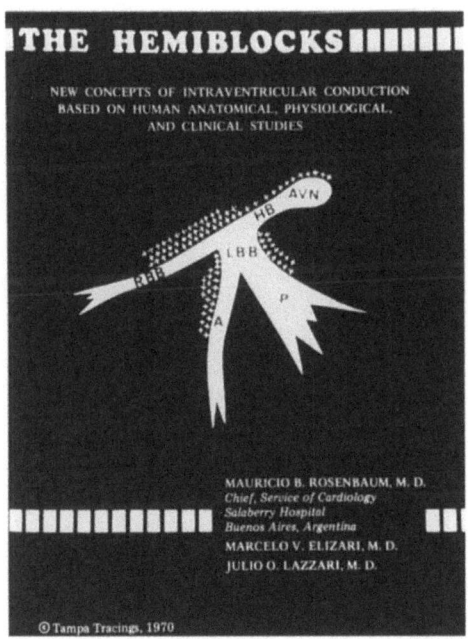

Abbildung 79
Titelblatt des Buches von Mauricio B. Rosenbaum et al.
aus dem Jahre 1970

Unter Berücksichtigung der trifaszikulären Struktur des intraventrikulären Erregungsleitungssystems unterscheidet man unifaszikuläre, bifaszikuläre und trifaszikuläre Blockierungen.

Unifaszikuläre Blockierungen: Eine unifaszikuläre Blockierung liegt vor, wenn einer der Faszikel des intraventrikulären Erregungsleitungssystems unterbrochen ist. Sie liegen vor beim Rechtsschenkelblock (RSB), linksanterioren Hemiblock (LAH) und linksposterioren Hemiblock (LPH) (Abbildung 9, S. 18).

Bifaszikuläre Blockierungen: Eine bifaszikuläre Blockierung liegt vor, wenn 2 der Faszikel des intraventrikulären Erregungsleitungssystems unterbrochen sind. Sie liegt vor beim Rechtsschenkelblock (RSB) + linksanteriorem Hemiblock (LAH), Rechtsschenkelblock (RSB) + linksposteriorem Hemiblock (LPH) sowie beim vollständigen Linksschenkelblock (LSB) (Kombination von LAH und LPH) (Abbildung 9, S. 18).

Trifaszikuläre Blockierungen: Eine trifaszikuläre Blockierung liegt vor, wenn alle drei Faszikel der beiden Tawara-Schenkel des intraventrikulären Erregungsleitungssystems unterbrochen sind (Abbildung 9, S. 18). Dabei kann es zu allen Formen der AV-Überleitungsstörungen (AV-Block I.–III. Grades) kommen.

Diagnostik kardialer Rhythmusstörungen

Die Diagnostik kardialer Rhythmusstörungen stützt sich neben der klinischen Symptomatik in der Mehrzahl der Fälle auf nicht-invasive Untersuchungsverfahren, wobei diese bei unklarer Symptomatik durch invasive Untersuchungsverfahren ergänzt werden.

Stufenplan der Arrhythmiediagnostik

- Klinische Symptomatik
- Nicht-invasive Untersuchungsverfahren
 Ruhe-EKG (12-Kanal)
 Ösophagus-EKG
 Langzeit-EKG
 Spätpotential-Registrierung
 Karotisdruckversuch
 Belastungs-EKG (mit/ohne pharmakologische Funktionsprüfungen: Sympathomimetika, Antiarrhythmika)
- *Intrakardiale Stimulation und Ableitung*
 Vorhofstimulation
 His-Bündel-Elektrographie
 Programmierte Ventrikelstimulation
 Intra-/epikardiale EKG-Ableitung
 Mapping, Pacemapping
 (mit/ohne pharmakologische Funktionsprüfungen)

Nichtinvasive Untersuchungsverfahren

Zu den nichtinvasiven Untersuchungsmöglichkeiten gehört die Elektrokardiographie mit den einzelnen Diagnostikverfahren wie Ruhe-EKG, Belastungs-EKG, Ösophagus-EKG und Langzeit-EKG. Daneben werden bei bradykarden Herzrhythmusstörungen auch Provokationstests (Karotisdruckversuch, Atropintest) eingesetzt (vgl. [228, 300]).

Elektrokardiographie

Die Elektrokardiographie, die die bei jeder Herzaktion entstehenden Potentialschwankungen als Funktion der Zeit wiedergibt, stellt die Basis der nichtinvasiven Diagnostik von Herzrhythmusstörungen dar [209] (s. S. 56 f.). Die Entwicklung der elektrokardiographischen Registriertechnik ist der folgenden Übersicht zu entnehmen (vgl. [244]).

Chronologie der elektrokardiographischen Registriertechnik

1903	Extremitätenableitungen	W. Einthoven [82]
1906	Ösophagus-EKG	M. Cremer [60]
1933	Unipolare Brustwandableitungen	F. N. Wilson [383]
1936	Vektorkardiographie	F. Schellong [308]
1938	Kleines Herzdreieck	W. Nehb [272]
1942	Unipolare verstärkte (augmentierte) Extremitätenableitungen	E. Goldberger [123]
1956	Korrigiertes orthogonales Ableitungssystem	E. Frank [103]
1960	Endokavitäre Katheterableitungen	G. Giraud, P. Puech [122]
1969	His-Bündel-Elektrographie	B. J. Scherlag [309]

Standard-EKG, Ösophagus-EKG, Langzeit-EKG

Im Jahre 1913 hatte Einthoven die heute nach ihm benannten bipolaren Ableitungen eingeführt [85, 86], die durch eine Verbindung von jeweils 2 Extremitäten entstehen und die die Potentialdifferenz zwischen 2 Elektroden messen (vgl. S. 60). Diese bipolaren Extremitätenableitungen (sog. Standardableitungen) wurden 1933 durch die Einführung der unipolaren Brustwandableitungen nach Wilson [383] und 1942 durch die unipolaren Extremitätenableitungen nach Goldberger [123] ergänzt.

Von Cremer wurde erstmals 1906 ein Ösophagus-EKG, das auf der Ableitung von EKG-Signalen aus dem Ösophagus beruht und sich zur Analyse von Vorhofbelastung, ektopischen Reizbildungen und Leitungsaberrationen einsetzen läßt, beim Patienten abgeleitet.

Einen entscheidenden Fortschritt in der Diagnostik kardialer Herzrhythmusstörungen brachte die von Holter (1914–1988; Abbildung 80) entwickelte Langzeit-EKG-Registrierung, das sog. Holter-Monitoring, mit dem über einen Zeitraum von mindestens 24 h kontinuierlich die EKG-Signale aufgezeichnet werden. Mit dieser Langzeit-EKG-Registrie-

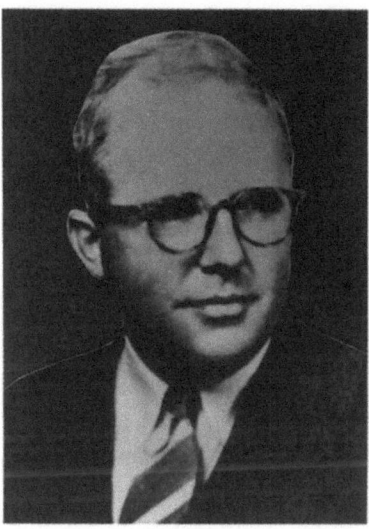

Abbildung 80
Norman Jefferis Holter (1914-1983)

rung, der unter den nicht-invasiven Methoden zur Diagnostik kardialer Arrhythmien die größte Bedeutung zukommt, wurde erstmals die Möglichkeit geschaffen, kontinuierliche Langzeit-EKG-Aufzeichnungen zeitgerafft zu analysieren und dadurch die Erkennung vereinzelt auftretender, abnormal konfigurierter QRS-Komplexe wesentlich erleichtert [209].

Nachdem bereits Einthoven 1906 eine drahtgebundene Signalfernübertragung vorgenommen hatte [83], berichteten Holter und sein Mitarbeiter Gengerelli 1949 über die grundsätzlichen Prinzipien der Telemetrie bioelektrischer Signale [159]. Über die klinische Anwendung dieser Technik zur kontinuierlichen EKG-Aufzeichnung wurde einige Jahre später durch Macinnis [239] und Holter [160, 161] berichtet.

Ventrikuläre Spätpotentiale

Um sog. ventrikuläre Spätpotentiale, die fraktionierte elektrische Signale darstellen und die im Standardoberflächen-EKG nicht zu erkennen sind, darzustellen, wird in neuerer Zeit das durch Signalmittlungstechnik („signal averaging") erhaltene Summations-EKG eingesetzt [209, 228].

Diese sog. Spätpotentiale, die erstmals im Jahre 1974 von Fontaine et al. [98] bei intrakardialen Ableitungen von Patienten mit ventrikulären Tachykardien beschrieben wurden, entstehen vermutlich in der Randzone alter Myokardinfarkte und lassen sich bei Patienten mit der Neigung zu ventrikulären Tachykardien im Randgebiet des früheren Infarkts nachweisen. Die Bedeutung der ventrikulären Spätpotentiale für die allgemeine Diagnostik gefährdeter Patienten läßt sich derzeit noch nicht sicher abschätzen.

Invasive Untersuchungsverfahren

Neben den nichtinvasiven Untersuchungsverfahren stellt die invasive Diagnostik (s. Übersicht, S. 19) mit intrakardialer Ableitung und Stimulation, die i. allg. kombiniert eingesetzt werden, eine wesentliche Bereicherung zum diagnostischen Einsatz bei Herzrhythmusstörungen dar (Einzelheiten s. S. 19 ff.).

Die elektrophysiologische Untersuchung mit Elektrodenkathetern basiert auf der Herzkathetertechnik, die mit dem historischen Selbstversuch von Werner Forßmann ihren Anfang nahm [101] (Abbildung 81). Im Jahre 1929 führte er als Assistent der II. Chirurgischen Abteilung des Auguste-Victoria-Heims zu Eberswalde (heute „Werner-Forßmann-Krankenhaus") an sich selbst die erste Rechtsherzkatheteruntersuchung durch (vgl. [226, 244]). Für diese Pioniertat wurde Forßmann 1956 (gemeinsam mit Cournand und Richards) mit dem Nobelpreis für Medizin geehrt.

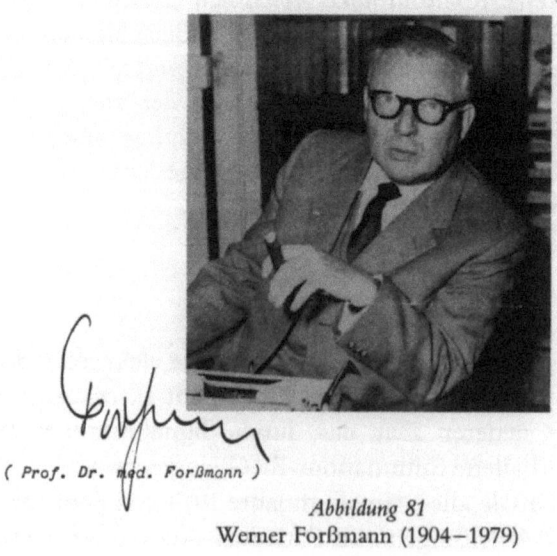

Abbildung 81
Werner Forßmann (1904–1979)

Intrakardiale Ableitung und Elektrostimulation

In den letzten Jahren hat die intrakardiale Ableitung bei der Diagnostik von Herzrhythmusstörungen zunehmende Bedeutung erlangt.

Eine hervorragende Rolle spielt dabei das His-Bündel-EKG (HBE), bei dem mittels eines intrakardial eingeführten Elektrodenkatheters elektrische Potentiale vom His-Bündel abgeleitet werden. Bei dieser am häufigsten benutzten Ableitungstechnik zur Analyse der atrioventrikulären Überleitung [335], die zumeist mit atrialer Stimulation verbunden wird, wird ein Elektrodenkatheter über die rechte Vena femoralis mit der Spitze bis in den rechten Ventrikel vorgeschoben und der Katheter so plaziert, daß die Elektroden kurz unterhalb des septalen Segels der Trikuspidalklappe dem Ventrikelseptum im rechten Ventrikel anliegen (Abbildung 82; [228]).

Von Puech wurden 1957 erstmals elektrische Potentiale vom His-Bündel während einer Katheteruntersuchung bei einem Patienten mit Fallot-Tetralogie nachgewiesen [122, 286]. Ebenfalls konnten Watson et al. [363] 1967 den Nachweis von elektrischen Potentialen am His-Bündel erbringen. Scherlag et al. führten dann die His-Bündel-Elektrographie in die Klinik ein. Damit gelang es, eine zeitliche Beziehung zwischen dem His-Bündel-EKG und dem Oberflächen-EKG herzustellen.

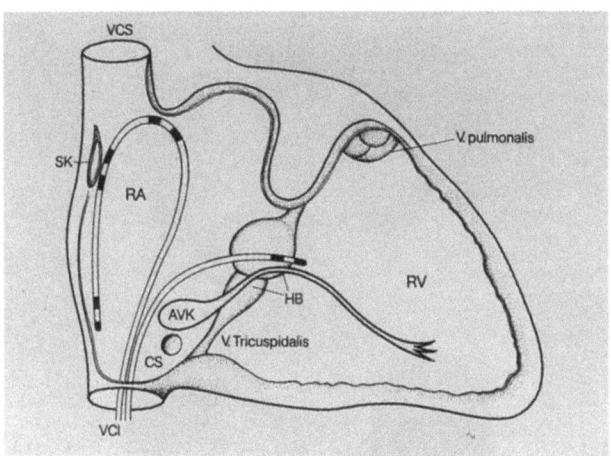

Abbildung 82
Schematische Darstellung der Elektroden im rechten Herzen zur His-Bündelelektrographie und Vorhofstimulation. *HB* His-Bündel; *RA* rechter Vorhof; *RV* rechter Ventrikel; *VCS* V. cava superior; *VCI* V. cava inferior; *V. Tricuspidalis* Trikuspidalklappe; *V. pulmonalis* Pulmonalklappe; *SK* Sinusknoten; *AVK* Atrioventrikularknoten; *CS* Koronarsinus

Die zeitlichen Beziehungen zwischen dem His-Bündel-EKG und dem Oberflächen-EKG (Abbildung 82) geben Aufschlüsse über die Differenzierung von Herzrhythmusstörungen und über die pharmakologische Wirkung von Medikamenten auf das Erregungsleitungssystem. Aufgrund zeitlicher Verschiebungen dieser Intervalle ist die His-Bündel-Elektrographie vornehmlich zur diagnostischen Abklärung alterierter Leitungsverhältnisse des spezifischen Erregungsleitungssystems geeignet, die durch das Oberflächen-EKG nicht zu objektivieren sind. Es lassen sich ferner Rückschlüsse auf orthograde Leitung und auf retrograde Leitungsanomalien gewinnen.

Eine wesentliche Bereicherung erfuhr die Methode, als die intrakardiale Ableitung mit einer programmierten elektrischen Stimulation des Herzens verbunden wurde [335].

Bei der programmierten elektrischen Stimulation, die erstmals 1967 von Durrer et al. [70] (Abbildung 83) und später von Wellens [366] in die kardiologische Diagnostik eingeführt wurde, kann durch eine zeitlich definierte, intrakavitäre Elektrostimulation die Terminierung supraventrikulärer und ventrikulärer Tachykardien erreicht werden, wobei als Mechanismus dieses therapeutischen Effektes die Unterbrechung einer kreisenden Erregung angenommen wird.

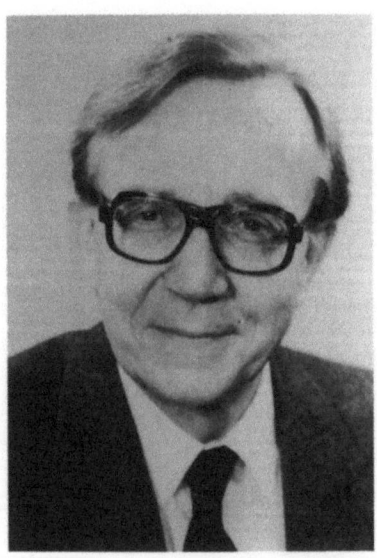

Abbildung 83
Dirk Durrer (1918–1984) [120]

Die elektrische Stimulation des Herzens stellt also eine unerläßliche Ergänzung der His-Bündelelektrokardiographie bei elektrophysiologischen Untersuchungen des Herzens dar. Im einzelnen dient sie zur:

– Charakterisierung der elektrophysiologischen Eigenschaften des Sinusknotens, des Vorhofs, der AV-Überleitung sowie der Kammer;
– Induktion und Unterbrechung tachykarder Rhythmusstörungen;
– Analyse der Wirkung von Pharmaka, insbesondere Antiarrhythmika, auf die elektrophysiologischen Eigenschaften der verschiedenen Herzabschnitte [335].

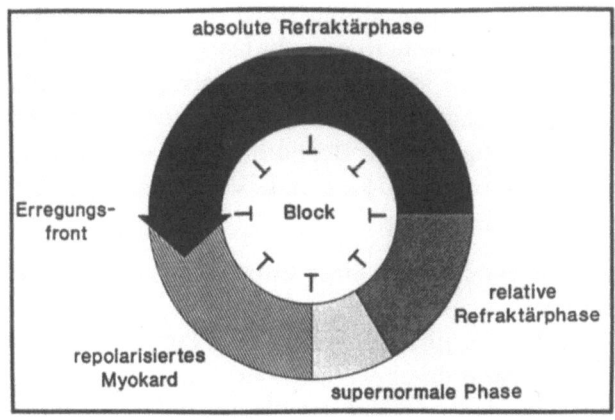

Abbildung 84
Kreisende Erregung („reentry", „circus movement").
Schematische Darstellung einer kreisenden Erregung um einen funktionellen Block innerhalb des Myokards (vgl. Abb. 3, S. 8)

Kreisende Erregung

Bei der kreisenden Erregung (Reentry) handelt es sich vorwiegend um eine Erregungsleitungsstörung, die auf präformierten Leitungswegen (z. B. Kent-Bündel, James-Bündel), aber auch ohne präformierten Leitungsweg in jedem Herzabschnitt verlaufen kann. Eine inhomogene Erregungsausbreitung und ein unidirektionaler Block, der die Weiterleitung des Impulses antegrad blockiert, diese aber retrograd infolge des nur noch relativen Refraktärzustandes der Zellen zuläßt, sind Voraussetzungen einer kreisenden Erregung (Abbildung 84).

Nachdem bereits Mayer 1906 [252] in seinen Beobachtungen an ringförmigen Gewebsstücken von Quallenkörpern und Taubenherzen erstmalig das Konzept der kreisenden Erregung formulierte, indem er erkannte, daß als Voraussetzung einer Kreiserregung die Leitungszeit länger sein muß als die Refraktärzeit an einem beliebigen Ort im Leitungsweg und daß die Erregungsleitung unidirektional erfolgen muß [270], beschrieb Mines [254] 1913 Umkehrextrasystolen und stellte fest, daß durch einen zeitgerecht einfallenden Vorhof- oder Ventrikelstimulus eine Tachykardie unterbrochen werden kann. Eine Erregungsumkehr über den AV-Knoten war für ihn nur durch eine Annahme eines funktionellen Blocks eines Teils der Überleitungsfasern denkbar. Die atrioventrikuläre Leitung erfolgte nur über einen Teil der AV-Knoten-Fasern, die restlichen Fasern waren aufgrund der hohen Frequenzbelastung noch refraktär; nachdem die Erregungswelle jedoch die Kammern erreicht hatte, war ausreichend Zeit vergangen, die Fasern hatten ihre Wiedererregbarkeit zurückgewonnen und die ventrikuläre Erregungswelle konnte den Vorhof erneut erreichen [270].

Unter Berücksichtigung der Beobachtungen von Mayer und Mines formulierten Wellens et al. [367] folgende Voraussetzungen für die Entstehung der kreisenden Erregung:

1) unidirektionale Blockierung eines Impulses in einer oder in mehreren Herzregionen;
2) Erregungsfortleitung über eine alternative Leitungsbahn;
3) verzögerte Erregung distal der Blockierung;
4) Wiedererregung der proximal des Blockes gelegenen Bezirke.

Historische Entwicklung der antiarrhythmischen Pharmakotherapie

Die Entdeckung und der therapeutische Einsatz antiarrhythmischer Substanzen haben eine lange Vorgeschichte.

Herzglykoside

Bereits im Papyrus Ebers (ca. 1550 v. Chr.) (s. S. 49) [72, 73, 180] wurde erstmals die glykosidhaltige Meerzwiebel Urginea (Scilla) maritima (Abbildung 85) als Heilpflanze erwähnt. Diese Pflanze, die im gesamten Mittelmeerraum vorkommt, war auch den Römern bekannt und wurde von ihnen als Diuretikum, Herzstärkungsmittel, Brechmittel und Rattengift

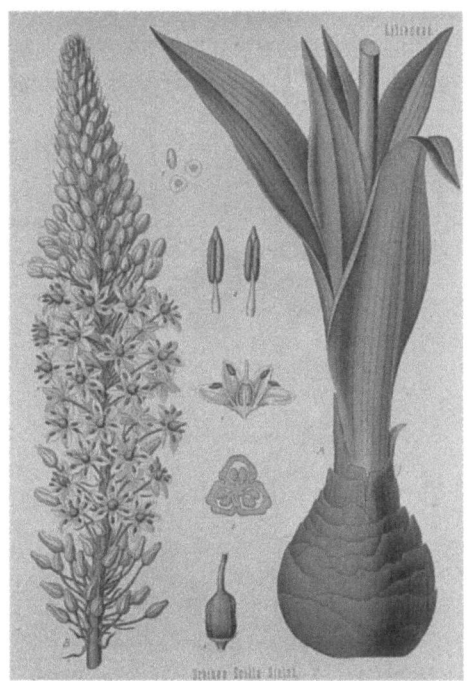

Abbildung 85
Urginea (Scilla) maritima (Meerzwiebel)

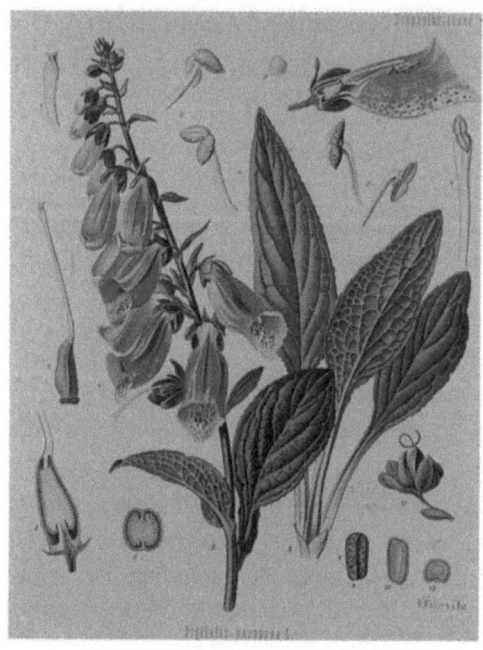

Abbildung 86
Digitalis purpurea (roter Fingerhut)

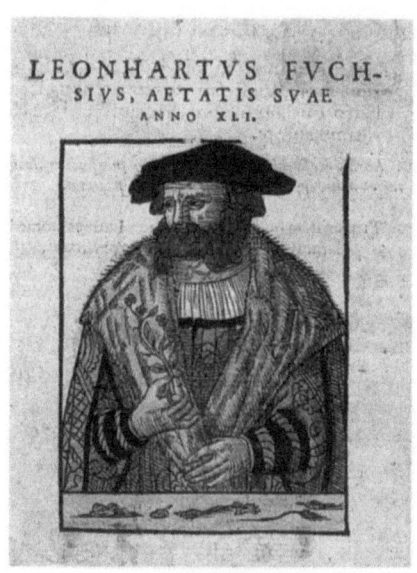

Abbildung 87
Leonhardt Fuchs (1501–1566) [356]

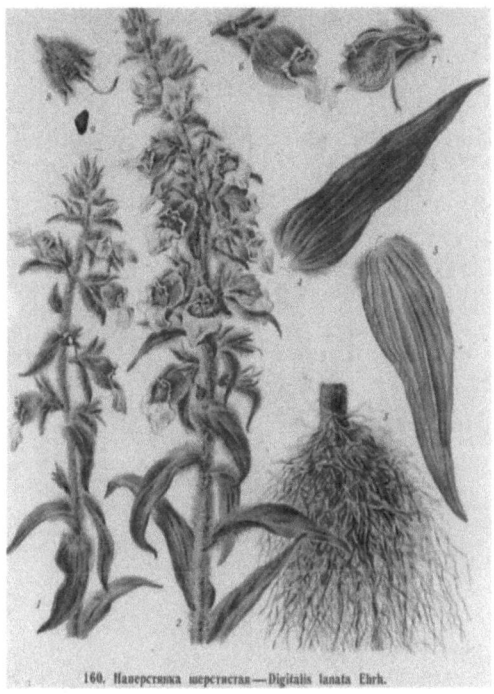

Abbildung 88
Digitalis lanata (wollhaariger Fingerhut)

benutzt. Im Jahre 1250 n. Chr. wurde von walisischen Ärzten erstmals der Fingerhut als Heilpflanze erwähnt [158, 313], und 1542 erfolgte die erste Beschreibung von Digitalis purpurea (roter Fingerhut) (Abbildung 86) von Leonhardt Fuchs (1501–1566) (Abbildung 87) in seinem berühmten Kräuterbuch [108].

1785 wurde die Herzwirkung der Digitalis purpurea von dem englischen Arzt William Withering (1741–1799) in seinem weithin bekannt gewordenen Buch *An account of the foxglove and some of its medical uses: with practical remarks on dropsy and other diseases* [385] beschrieben.

Er berichtete darin über seine 10jährigen Beobachtungen und Erfahrungen mit der Heilpflanze Digitalis purpurea an zahlreichen Patienten mit Wassersucht. Ausführlich wurde 1799 von John Ferriar (1764–1815) [91] die diuretische Wirkung von Digitalis dargelegt.

Withering leitete den eigentlichen Beginn der Digitalistherapie ein. Wegen der geringen therapeutischen Breite war die richtige Dosierung vor der Einführung von routinemäßigen Plasmaspiegelkontrollen stark vom

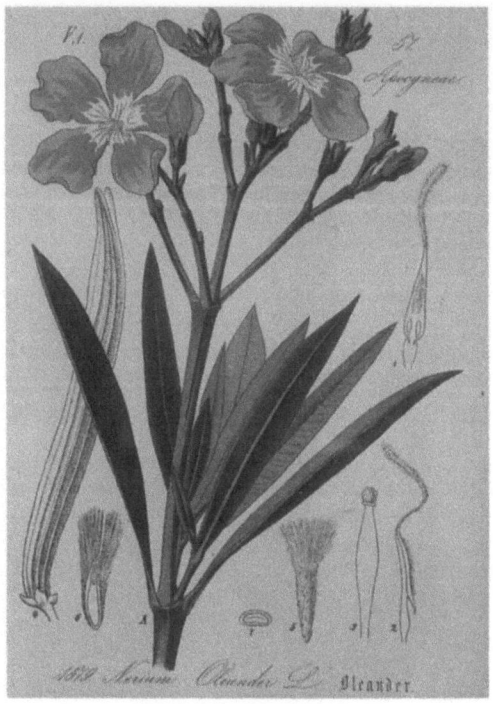

Abbildung 89
Nerium oleander (Rosenlorbeer)

Geschick des jeweiligen Therapeuten abhängig. Da geringe Dosierungsunterschiede bereits zu mangelnder Wirkung bzw. zu erheblichen Nebenwirkungen führen konnten, wurde diese Therapie in der Vergangenheit oft sehr unterschiedlich beurteilt [283].

Weitere 100 Jahre nach Witherings Publikation wurde von Thomas Richard Fraser [104] 1885 das Strophanthin isoliert, ein herzwirksames Glykosid, das aus Strophanthuspflanzen stammt und bei verschiedenen afrikanischen Stämmen als Pfeilgift benutzt wird.

Nachdem es Albert Fraenkel [102] 1906 gelungen war, Strophanthin in injizierbarer Form herzustellen, gewann die Gylkosidtherapie in der Kardiologie in Deutschland zunehmend an Bedeutung.

Die für die kardiale Therapie gebräuchlichsten herzwirksamen Glykoside sind in den Blättern von Digitalis purpurea (roter Fingerhut) (Abbildung 86) und Digitalis lanata (wollhaariger Fingerhut) (Abbildung 88), im Samen von Strophanthus gratus und kombé (Hundsgiftgewächse), in der

Zwiebel von Urginea (Scilla) maritima (Meerzwiebel) (Abbildung 85), in den krautigen Teilen von Convallaria majalis (Maiglöckchen) und in den Blättern von Nerium oleander (Rosenlorbeer) (Abbildung 89) enthalten.

Heute haben die aus Pflanzen gewonnenen Glykosidextrakte nur noch in der Phytopharmakotherapie Bedeutung, während ansonsten voll synthetische Reinglykoside verwendet werden (vgl. [191]).

Nachdem 1845 erstmals Augustine-Eugene Hormolle [164] die Isolierung eines Digitalisglykosids, des Digitalins, gelungen war und Claude-Adolphe Nativelle 1869 [269] die kristalline Reindarstellung des Digitalins glückte, begann ein neuer Abschnitt in der Digitalistherapie.

Antiarrhythmika

Die heute in der Therapie kardialer Rhythmusstörungen eingesetzten, sog. Klasse I–IV-Antiarrhythmika nach Vaughan Williams [358] wurden erst viel später als die Herzglykoside in die Therapie eingeführt. Mit der Entdeckung der kardiologischen Wirksamkeit der Alkaloide begann eine neue Ära in der antiarrhythmischen Therapie.

Chinidin

Die Chinarinde mit ihrer Vielzahl von Arten wie Cinchona ledgeriana, Cinchona succirubra (Chinarindenbaum) (Abbildung 90) u. a., die als peruvianische Rinde oder Jesuitenrinde bekannt war, erhielt ihren Gattungsnamen Cinchona nach der Gräfin Chinchon [333].

Mitte des 17. Jahrhunderts wurde die Rinde von Jesuiten aus Peru nach Europa eingeführt und hier zur Malariatherapie eingesetzt.

Georg Ernst Stahl (1660–1734) [330] (Abbildung 91) berichtete 1744 über die Herzwirksamkeit der Chinarinde bei Patienten, bei denen es wegen exzessiver Einnahme der Chinarinde zum Auftreten von Ödemen aufgrund verminderter Herzleistung gekommen war.

Bereits 1749 wurde von Jean-Baptiste Senac (1693–1770) [320] (Abbildung 92) auf die günstige Wirkung der Chinarinde bei Herzklopfen hingewiesen [382]; von William Saunders (1743–1817) [302] sowie dem Österreicher Johann Oppolzer (1808–1871) [340] wurde Chinarinde zur Therapie von Herzrhythmusstörungen eingesetzt.

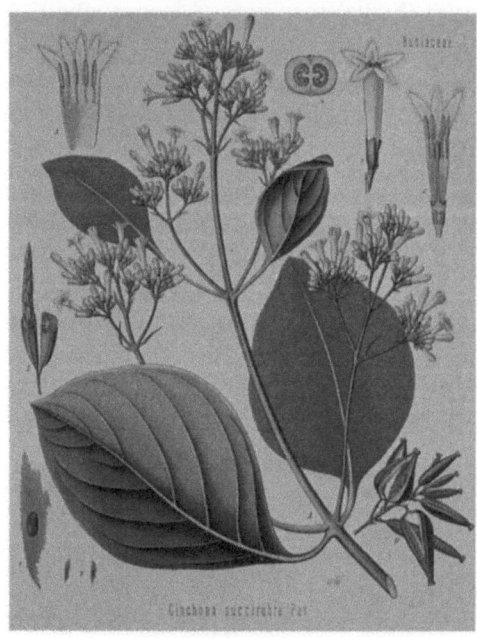

Abbildung 90
Cinchona succirubra (Chinarindenbaum)

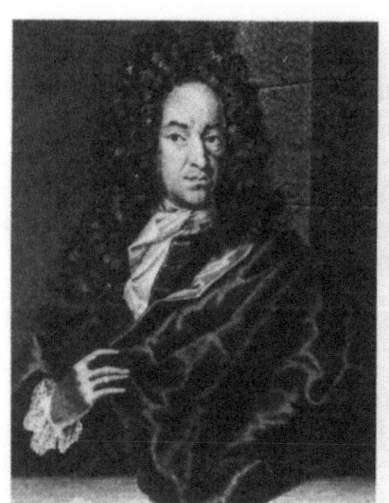
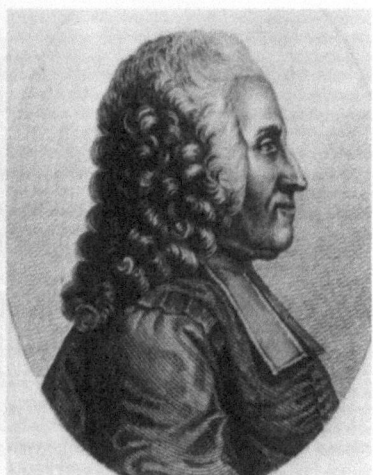

Abbildung 91
Georg Ernst Stahl (1660–1734) [356]

Abbildung 92
Jean-Baptiste Senac (1693–1770) [356]

Dem Portugiesen Gomes gelang es 1811, ein kristallines Produkt aus der Chinarinde zu gewinnen, das „Cinchonin" genannt wurde, und 1820 isolierten Pierre Joseph Pelletier und Joseph-Bienaimé Caventou das Chinin [355]. Schließlich waren es 1833 Etienne O. Henry und Auguste Delondre [355], die das Chinidin isolierten, ebenfalls ein Chinarindenalkaloid, das zu einem Prototypen der medikamentösen antiarrhythmischen Therapie wurde. 1914 beschrieb Wenckebach [378] die Wirkung von Chinin bei Vorhofflimmern, das er bei einem Patienten durch Gabe von 1 g Chinin beseitigen konnte. Durch Walter Frey (Abbildung 93) wurde dann 1918 das Chinidin, ein optisches Isomer des Chinins, endgültig in die antiarrhythmische Therapie eingeführt, nachdem er verschiedene Chininpräparate (Chinin, Chinidin-Conchinin, Cinchonin) systematisch bei Patienten mit Vorhofflimmern eingesetzt hatte und den Nachweis erbringen konnte, daß Chinidin das wirksamste aller eingesetzten Präparate war [106].

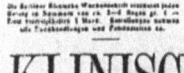

Abbildung 93
Titelseite und Einleitung zu Walter Frey:
„Ueber Vorhofflimmern beim Menschen und seine Beseitigung durch Chinidin"

Cocain als Lokalanästhetikum

Ein weiteres Alkaloid, das Cocain, ist in den Blättern der südamerikanischen Pflanze Erythroxylon coca (Cocastrauch) (Abbildung 94) enthalten. Blätter dieser Pflanze, die in den Anden auf einer Höhe von 1000–3000 m wächst, wurden durch sog. Cocakauen über Jahrhunderte von den Inkas als Anregungsmittel und als Mittel zur Ausschaltung von Hunger- und Durstgefühlen verwendet [291].

Zum erstenmal wurde 1860 von Niemann das reine Alkaloid hergestellt. Er stellte fest, daß es einen bitteren Geschmack hatte und ein eigenartiges Gefühl auf der Zunge hinterließ, die taub und nahezu empfindungslos wurde. Anrep empfahl 1880, Cocain klinisch als Lokalanästhetikum einzusetzen, nachdem er beobachtet hatte, daß Cocain nach subkutaner Injektion die Haut unempfindlich gegenüber Nadelstichen machte. Sein Vorschlag wurde allerdings nicht befolgt. Der klinische Gebrauch von Cocain wurde durch die Wiener Ärzte Sigmund Freud und Karl Koller 1884 eingeleitet. Freud, der Untersuchungen über die physiologischen Effekte des Cocains

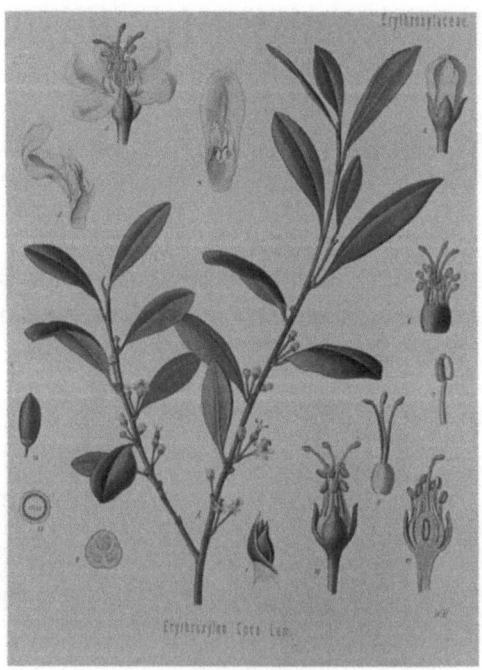

Abbildung 94
Erythroxylon coca (Cocastrauch)

durchführte und von den zentralen Wirkungen der Droge beeindruckt war, setzte diese bei einem seiner Kollegen ein, um ihn von seiner Morphinabhängigkeit zu heilen. Koller, ein Kollege Freuds, der nach tierexperimentellen Untersuchungen die lokalanästhetische Wirkung des Cocains erkannte, setzte es zum erstenmal bei ophthalmologischen Operationen als Lokalanästhetikum ein. Im gleichen Jahr wurde es durch Hall in die Zahnheilkunde eingeführt. Im Jahre 1885 erkannte Halsted, daß Cocain die nervale Transmission blockieren konnte und begründete damit die Leitungsanästhesie. Durch Corning wurde im gleichen Jahr eine Spinalanästhesie an Hunden durchgeführt; es vergingen allerdings Jahre bis zur Anwendung dieser Technik in der Chirurgie. Die Suche nach synthetischen Ersatzstoffen für Cocain begann 1892 mit der Arbeit von Einhorn und seinen Mitarbeitern und führte 1905 zu der Synthese von Procain, welches lange Zeit der Prototyp für lokalanästhetische Substanzen war [291].

Procainamid

Erstmals wurde 1936 von Mautz [251] darüber berichtet, daß Procain die ventrikuläre Erregungsleitung beschleunigte und eine Wirkung ähnlich der des Chinidins entfaltete.

Jedoch wurde der Wert von Procain als Antiarrhythmikum durch die rasche enzymatische Hydrolyse und die beobachteten Nebenwirkungen auf das Zentralnervensystem deutlich eingeschränkt. Daraufhin wurden chemisch verwandte Substanzen sowie Metaboliten des Procains systematisch untersucht, was zur Entdeckung des *Procainamids* im Jahre 1951 durch Mark et al. [249] führte. Die Neigung des Procainamids, ein Syndrom ähnlich dem des systemischen Lupus erythematodes hervorzurufen, belastete über längere Zeit die Suche nach Substanzen mit procainamidähnlicher Struktur [30].

Lidocain

Ein weiteres Lokalanästhetikum mit antiarrhythmischer Wirkung ist Lidocain, ein Derivat des Gramins. Gramin ist ein Alkaloid, das zuerst aus einem in Zentralasien vorkommenden Teichrohrgewächs isoliert (Hordeum vulgare; Abbildung 95) und nach der Pflanzenfamilie Gramineae (Süßgräser) benannt wurde.

Die beiden schwedischen Chemiker Euler und Erdtman synthetisierten 1935 im Rahmen ihrer Untersuchungen zur Aufklärung der Molekülstruk-

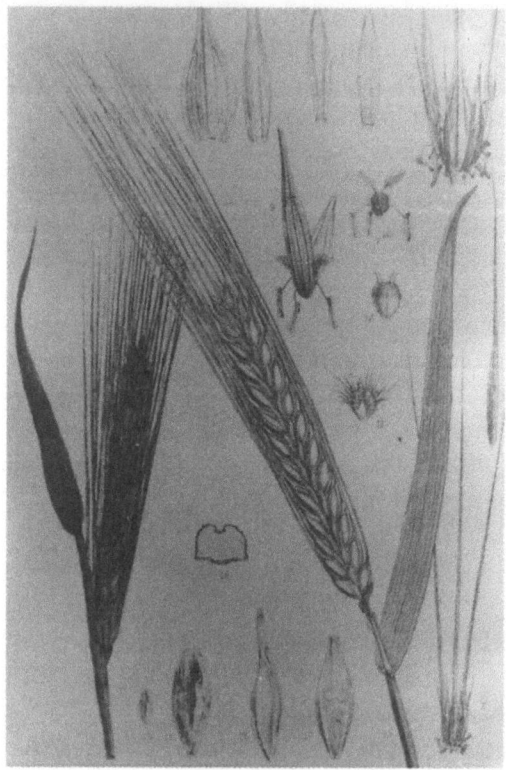

Abbildung 95
Hordeum vulgare

tur des Alkaloids Gramin das Isogramin und stellten dabei im Gegensatz zum Gramin lokalanästhetische Eigenschaften fest. Weitere lokalanästhetische Wirkstoffe wurden 1937 von Euler und Erdtman sowie von Erdtman und Löfgren entwickelt, von denen sich jedoch keiner aufgrund von Hautreizungen und anderen Nebenwirkungen zum klinischen Gebrauch eignete [380].

Untersuchungen durch Löfgren führten 1943 zur Synthese von Lidocain (Xylocain) [211], das nach umfangreichen Studien 1948 in Schweden und in den USA zugelassen wurde. Zunächst wurde es 1950 zur Prävention ventrikulärer Tachyarrhythmien eingesetzt und 1962 erfolgreich bei Arrhythmien während und im Anschluß an Herzoperationen und nach Myokardinfarkten [30].

Da Lidocain nur intravenös angewendet werden kann, wurden Lidocainanaloga wie *Mexiletin* [55] (ursprünglich als Antiepileptikum) und *To-*

Antiarrhythmika

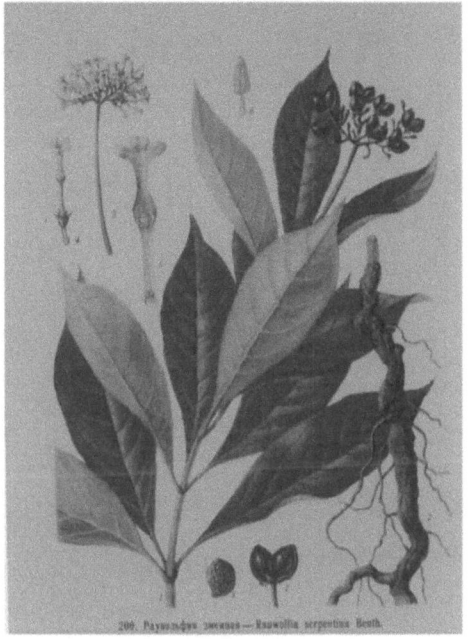

Abbildung 96
Rauwolfia serpentina (Schlangenwurzel)

cainid [62] entwickelt, die seit 1979 bzw. 1982 in der Bundesrepublik Deutschland verfügbar sind.

Disopyramid

Disopyramid wurde bereits 1954 in den USA synthetisiert. Jedoch wurde es erst viele Jahre später in den Handel gebracht (hierzulande: 1977), nachdem seine antiarrhythmische Wirksamkeit im Tierversuch [261] und am Menschen [185] nachgewiesen waren und die toxikologischen Eigenschaften sich als zufriedenstellend erwiesen hatten.

Ajmalin

Im Jahre 1931 wurde aus der Rauwolfia serpentina (Schlangenwurzel) (Abbildung 96) von dem Pakistaner Siddiqui [322] ein Alkaloid isoliert, welches eine chinidinartige membranstabilisierende Wirkung aufwies.

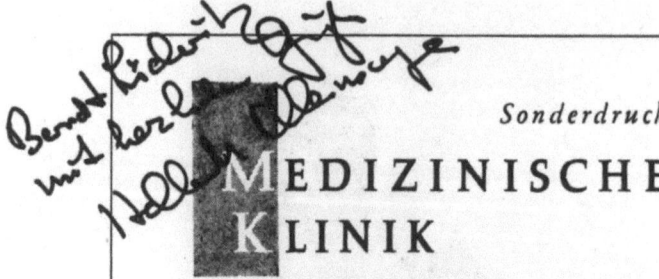

Abbildung 97
Beschreibung von Ajmalin als Antiarrhythmikum durch Kleinsorge

Diese Substanz erhielt den Namen Ajmalin, nach dem indischen Arzt Hakim Azmal Khan, dem Gründer des Research Institute in Dehli, der die Anregungen zur Entdeckung der Substanz gab [230].

Nach Jahren experimenteller und klinischer Untersuchungen wurde Ajmalin, das zu der Klasse Ia der Antiarrhythmika gehört, von Kleinsorge [195] und Zipf [390] 1958 in die Therapie der Herzrhythmusstörungen eingeführt und hat seitdem einen festen Platz in der Therapie tachykarder Herzrhythmusstörungen erworben (Abbildung 97).

Kleinsorge schreibt dazu: „Zunächst hatte ich einen Selbstversuch ausgeführt, der den folgenden klinischen Prüfungen vorausging. Seinerzeit spürte ich sofort supraventrikuläre Extrasystolen mit kompensatorischen Pausen, wenn ich mich in Konfliktsituationen bzw. gravierenden Auseinandersetzungen befand. Vorsorglich ließ ich die Spritze mit 50 mg Ajmalin neben das Telefon legen. Als mein Verwaltungsdirektor anrief, um mit mir über das Klinikbudget zu diskutieren, drückte ich auf einen Knopf und eine Assistentin verabfolgte mir während des Sprechens das Ajmalin. Ich merkte sofort rein subjektiv, daß die zunächst bei dem auch heute noch heißen Thema auftretenden Extrasystolen schwanden. Ein „Herzstolpern" war nicht mehr spürbar. Diesen Versuch haben wir dann später noch einmal unter exakten Bedingungen mit EKG-Diagnostik wiederholt. Damit war ich für die dann folgenden systematischen Untersuchungen motiviert" [196].

Da Ajmalin bei oraler Verabreichung nicht optimal wirksam war, wurde später Prajmaliumbitartrat, das Salz einer quartären Ajmalinbase, entwickelt [196].

Phenytoin (Diphenylhydantoin)

Eine hiervon chemisch unterschiedliche Substanz ist Phenytoin, das 1908 von Biltz synthetisiert und ab 1938 zunächst als Antikonvulsium in die Klinik eingeführt wurde [253]. Harris und Kokernot [140] fanden 1950 heraus, daß Phenytoin eine therapeutische Wirksamkeit bei ventrikulären Tachykardien zeigte, die bei Tieren durch experimentell hervorgerufene Myokardinfarkte induziert worden waren. Klinische Studien zeigten darüber hinaus die erfolgreiche Anwendung von Phenytoin beim Menschen, insbesondere bei Digitalisüberdosierung [30, 288].

Flecainid

Im Jahre 1966 begann in den Riker Laboratories, USA, die Entwicklung von Flecainid mit einer breit angelegten Untersuchung, in der die Auswirkungen der Substitution von Wasserstoffatomen durch Fluor in medizinisch-organischen Produkten untersucht wurde. Eines der Ausgangsmoleküle, das für diese Untersuchungen benutzt wurde, um neue Moleküle mit lokalanästhetischen Eigenschaften zu finden, war Procainamid. Einige dieser Untersuchungen mit lokalanästhetischen Eigenschaften wurden dann seit 1968 auf ihre antiarrhythmische Wirkung hin tierexperimentell getestet, woraus schließlich 1972 die Synthese von Flecainid, Prüfname R 818, resultierte. Im Anschluß an ausgedehnte präklinische Programme begannen im Jahre 1975 an der Universität Münster durch Bender Studien an gesunden Probanden; die antiarrhythmische Wirkung an Patienten konnte erstmals 1978 nachgewiesen werden [171]. Die Erforschung von Flecainid erfolgte parallel in Deutschland und den USA, wobei v. a. wesentliche Multiple-dose-Studien [10, 67, 154] in den USA erfolgten. 1982 wurde für Flecainid in Deutschland und 1985 in den USA die Zulassung erteilt.

Weitere Antiarrhythmika, die mit den elektrophysiologischen Eigenschaften von Flecainid, einem Antiarrhythmikum der Klasse Ic, vergleichbar sind und in den 70er Jahren entwickelt wurden, sind *Encainid* [49, 121, 136] und *Lorcainid* [48].

Propafenon

In der Bundesrepublik Deutschland kam 1978 mit Propafenon ein weiteres Antiarrhythmikum der Klasse Ic auf den Markt. Im Rahmen der Suche nach Koronardilatatoren führte der Weg vom Etafenon [137] schließlich zu Propafenon, einer antiarrhythmisch wirksamen Substanz. Mit Hilfe von Mikroelektroden konnte die Wirkung von Propafenon auf Myokardzellen und Purkinje-Fasern des Hundes aufgezeigt werden [388]. Dabei wird dosisabhängig die Reizschwelle erhöht und die Überleitung verlangsamt; gleichzeitig wird die maximale Anstiegsgeschwindigkeit des Aktionspotentials von Myokardzellen erniedrigt. Insgesamt zeigt Propafenon elektrophysiologische Effekte, die zu einer Einordnung in die Klasse Ic-Antiarrhythmika führte. Darüber hinaus sind β-blockierende Eigenschaften von Propafenon beschrieben, deren Bedeutung für die antiarrhythmische Therapie mit Propafenon nur bedingt abschätzbar sind [135].

β-Rezeptorenblocker

Nachdem 1905 durch Ehrlich und Langley [206] der Rezeptorbegriff eingeführt worden war, wurde 1948 durch Ahlquist [6], der die Wirkung von Adrenalin an zahlreichen Organen untersuchte, die Unterteilung in α- und β-Rezeptoren vorgenommen. Durch Powell und Slater [284] sowie durch Moran und Perkins [263] wurde 1958 die erste β-blockierende Substanz Dichlorisoproterenol beschrieben, die aufgrund von Nebenwirkungen jedoch nie in die Therapie eingeführt wurde.

Die von Black und Stephenson [31] entwickelte Substanz *Pronethalol* (Alderlin) wurde ab 1962 erfolgreich u.a. bei Herzrhythmusstörungen eingesetzt. *Propranolol* (Dociton) wurde 1965 in Deutschland in die Therapie eingeführt und gilt bis heute als Standardvertreter der Klasse II-Antiarrhythmika.

Amiodaron

Das Klasse III-Antiarrhythmikum Amiodaron wurde durch eine Zufallsbeobachtung 1946 im Labor von G. V. Anrep entdeckt. Einer der technischen Assistenten von Anrep behandelte sich selbst mit dem damals bekannten Heilmittel Khella, das aus der Mittelmeerpflanze Ammi visnaga (Doldenblütler) (Abbildung 98) gewonnen wurde. Bei dem Assistenten, der zudem an einer ernsthaften Angina pectoris litt, stellte Anrep fest, daß sich die Symptome der Angina pectoris durch die Behandlung mit Khella deutlich verbesserten. Dies führte dazu, daß Anrep das Wirkstoffprinzip von Khellin als Koronardilatator entdeckte.

Nach weiteren Untersuchungen in Belgien erfolgte die Synthese ähnlicher, auf den Benzofuran-Anteil von Khellin basierenden Substanzen und schließlich 1961 die Entwicklung von Amiodaron [53]. Amiodaron wurde 1967 als Koronartherapeutikum zur Behandlung der Angina pectoris [54] in die Therapie eingeführt, wobei sich zeigte, daß gleichzeitig vorbestehende Rhythmusstörungen unter der Amiodaron-Therapie nach einiger Zeit verschwanden. Durch präklinische und klinische Untersuchungen [296, 307] konnten die antiarrhythmischen Eigenschaften, deren physiologische Grundlage sich deutlich von anderen verfügbaren Antiarrhythmika unterscheidet, bestätigt werden. Dabei zeigte sich, daß Amiodaron auch in Fällen wirksam war, in denen andere bisher eingesetzte Antiarrhythmika versagt hatten. In der Bundesrepublik Deutschland wurde Amiodaron, der Prototyp der Klasse III-Antiarrhythmika, 1982 eingeführt.

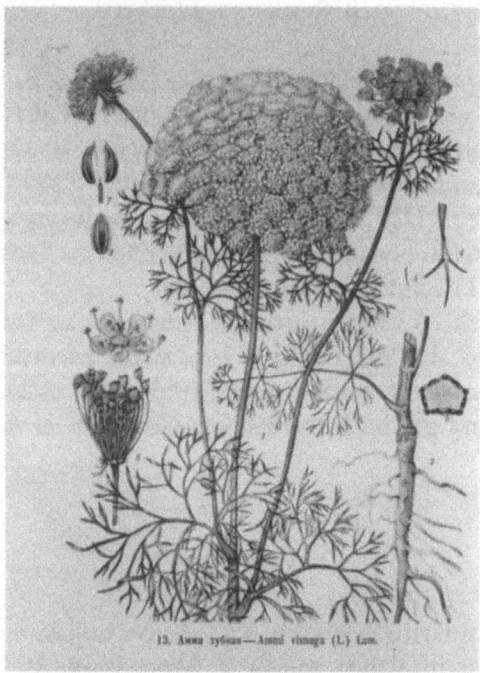

Abbildung 98
Ammi visnaga (Doldenblütler)

Sotalol

Ebenfalls zu den Klasse III-Antiarrhythmika zählt der β-Rezeptorenblocker Sotalol. Der Wirkstoff wurde 1964 von Dungan und Lish [69] zuerst beschrieben. Sotalol wurde zunächst als β-Rezeptorenblocker eingesetzt, zeigte jedoch später zusätzliche Effekte hinsichtlich seiner Wirkung auf das Aktionspotential (Repolarisationsverlängerung) [186], was ihn unter den vielen verfügbaren β-Rezeptorenblockern auszeichnete und zur Einordnung in die Klasse III der Antiarrhythmika führte [325].

Kalziumantagonisten
(Verapamil, Gallopamil, Diltiazem)

Die moderne Geschichte der Klasse IV-Antiarrhythmika (Kalziumantagonisten) begann 1964, als Fleckenstein postulierte, „... daß Verapamil am Myokard ähnliche Effekte auslöse wie der Entzug von Kalzium-Ionen, und daß es die kalziumabhängige Nutzung der energiereichen Phosphate durch

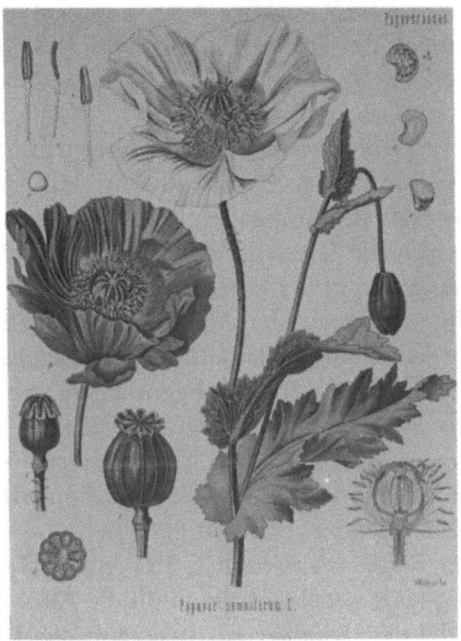

Abbildung 99
Papaver somniferum (Mohngewächs)

den Herzmuskel beeinträchtige und den Sauerstoffverbrauch sowie die Kontraktilität vermindere" [96, 127].

Seit 1883 war durch Ringer [290] die wichtige Rolle des Kalziums bei der Herzmuskelkontraktion bekannt; nach Vorliegen von Pharmaka zur Beeinflussung des zellulären Kalziumtransports prägten Fleckenstein et al. [97] den Begriff Kalziumantagonismus.

Als Fleckenstein und seine Mitarbeiter die Eigenschaften zweier neu entwickelter Gefäßdilatatoren (Verapamil, Prenylamin) untersuchten, stellten sie fest, daß beide einen zusätzlich negativ inotropen Effekt auf das Myokard hatten. Rein zufällig entdeckten sie, daß diese Wirkung vom Kalzium antagonisiert wurde und interpretierten die negative Inotropie dieser Substanzen als die Fähigkeit, den erregungsbedingten Kalziumeinstrom zu blockieren.

Verapamil als klassischer Kalziumantagonist [326] ist ein Papaverinderivat; lediglich 1 % der Alkaloide im Rohopium, welches aus Papaver somniferum (Mohngewächs) (Abbildung 99) gewonnen wird, besteht aus Verapamil. Daneben werden v. a. noch den Kalziumantagonisten *Gallopamil* und *Diltiazem* antiarrhythmische Eigenschaften zugesprochen.

Die am 13. August 1989 veröffentlichten vorläufigen Ergebnisse der CAST-Studie (Cardiac Arrhythmia Suppression Trial) [350] haben weltweit zu einer Aufsehen erregenden Diskussion geführt. Die durch die CAST-Studie zu beantwortende Frage lautete: „Kann durch Suppression asymptomatischer ventrikulärer Arrhythmien nach Herzinfarkt (mit eingeschränkter linksventrikulärer Pumpfunktion) mit Flecainid, Encainid oder Moricizin die Rate rhythmogener Todesfälle gesenkt werden?"

Dabei wurden also die Klasse I-Antiarrhythmika Flecainid, Encainid und das in den 60er Jahren in der UdSSR entwickelte Moricizin zur pharmakologischen Unterdrückung der Arrhythmien verwendet.

Die Studie wurde bezüglich Flecainid und Encanid [75] und kürzlich auch bezüglich Moricizin (Cast II) [50] abgebrochen, da es unter der Therapie der mit diesen Substanzen behandelten Patienten im Gegensatz zu Placebo, zum vermehrten Auftreten von Todesfällen kam.

Die Auswertung der CAST-Studie [75] hat die Aufmerksamkeit verstärkt auf alternative Therapieverfahren gerichtet.

Hinsichtlich der Frage, ob es nach CAST einen Wechsel in der antiarrhythmischen Strategie gegeben habe, muß die Antwort lauten: ja! Die praktische Folge für den Kliniker ist, basierend auf CAST, daß weder Encainid, Flecainid noch Moricizin bei Patienten mit asymptomatischen ventrikulären Extrasystolen nach Myokardinfarkt (und eingeschränkter linksventrikulärer Funktion) eingesetzt werden sollte; allerdings sind weitere placebokontrollierte Mortalitätsstudien an Patienten, welche ein hohes Risiko für den plötzlichen Herztod haben, notwendig. CAST wird den Anstoß geben, die Elektrophysiologie des plötzlichen Herztodes und den Mechanismus der Wirkung und der proarrhythmischen Effekte antiarrhythmischer Substanzen vertiefend zu untersuchen [236].

Zweifellos ist die Behandlung kardialer Arrhythmien durch die CAST-Ergebnisse und ihre Folgen schwieriger geworden. Dennoch bleibt die Therapie symptomatischer Herzrhythmusstörungen in den meisten Fällen eine dankbare Aufgabe und wird bei Schwinden hämodynamisch bedingter Beschwerden vom Patienten unter dem Einfluß von Antiarrhythmika als hilfreich empfunden [235].

Magnesium

Durch die bis heute anhaltende Verunsicherung durch die CAST-Studie (s. oben) hat die Magnesiumtherapie, die über Jahre in den Hintergrund getreten war, in der kardiologischen Therapie einen neuen Impuls erhalten.

Der erste Bericht über den Einsatz von Magnesium in der kardiologischen Therapie liegt aus dem Jahre 1935 vor, als Zwillinger [394] über die Magnesiumtherapie bei digitalisinduzierten Arrhythmien berichtete.

Malkiel-Shapiro [242] wies 1958 in einer Arbeit auf die Bedeutung des Magnesiums bei der Behandlung von Patienten nach Herzinfarkt hin, und Bajusz u. Selye [19, 20] konnte nach experimentell ausgelösten Infarkten nachweisen, daß nach Vorbehandlung mit Magnesium das Auftreten nekrotischer Herzmuskelzellen weniger häufig war. Danach wurde in zahlreichen klinischen Studien Magnesium eingesetzt, nachdem sich gezeigt hatte, daß neben dem Serumkalium auch das Serummagnesium erniedrigt war und eine Korrelation mit dem Auftreten von Arrhythmien hergestellt wurde [29, 71, 183].

Zur Geschichte der Elektrotherapie vom 16. bis zum 20. Jahrhundert

Die Anfänge der Elektrotherapie reichen bis in das 16. Jahrhundert zurück.

Historische Entwicklung der Schrittmachertherapie (nach: [223, 237])

1580	Mercuriale, G. (1530–1606): *Ubi pulsus sit rarus semper expectanda est syncope* (vgl. [151])
1717	Gerbezius, M. (1658–1718): *Constitutio Anni 1717 a.D.D. Marco Gerbezio Labaco 10. Decem. descripta. Miscellanea-Emphemerides Academiae Naturae Curiosorum. Cent. VII, VIII. 1718: in Appendice* [359]
1761	Morgagni, G. B. (1682–1771): *De sedibus et causis morborum per anatomen indagatis* [44]
1791	Galvani, L. (1737–1798): *De viribus electricitatis in motu musculari commentarius* [119]
1800	Bichat, M. F. X. (1771–1802): *Recherches physiologiques sur la vie et la mort* [28]
1804	Aldini, G. (1762–1834): *Essai theorique et experimental sur le galvanisme, avec une serie d'experiences faites en presence des commissaires de l'institut national de France, et en divers amphitheatres de Londres* [7]
1827/1846	Adams, R. (1791–1875); Stokes, W. (1804–1878): *Kardial bedingte Bradykardie* [3, 341]
1872	Duchenne de Bologne, G. B. A. (1806–1875): *De l'ectrisation localisée et de son application à la pathologie et à la thérapeutique par courants induits et par courants galvaniques interrompus et continues* [66]
1882	von Ziemssen, H. (1829–1902): *Studien über die Bewegungsvorgänge am menschlichen Herzen sowie über die mechanische und elektrische Erregbarkeit des Herzens und des Nervus phrenicus, angestellt an dem freiliegenden Herzen der Catharina Serafin* [389]

1890	Huchard, H.: *La maladie de Adams-Stokes* [223]
1932	Hyman, A. S.: *Resuscitation of the stopped heart by intracardial therapy. II. Experimental use of an artificial pacemaker* [175]
1952	Zoll, P. M.: *Resuscitation of heart in ventricular standstill by external electric stimulation* [391]
1958	Elmquist, R.; Senning, A.: *An implantable pacemaker for the heart* [87]
1958	Furman, S.; Robinson, G.: *The use of an intracardiac pacemaker in the correction of total heart block* [112]
1961	Bouvrain, Y.; Zacouto, F.: *L'entrainement électrosystolique du Cœur* [37]
1962	Lown, B. et al.: *New method for terminating cardiac arrhythmias* [215]
1962	Nathan, D. A. et al.: *An implantable synchronous pacemaker for the long-term correction of complete heart block* [267]
1969	Berkovits, B. V. et al.: *Bifocal demand pacing* [27]
1969	Scherlag, B. J. et al.: *Catheter technique for recording His bundel activity in man* [309]
1980	Mirowski, M. et al.: *Termination of malignant ventricular arrhythmias with an implanted automatic defibrillation in human beings* [259]
1982	Gallagher, J. J. et al.: *Catheter technique for closed-chest ablation of the atrioventricular conduction system: A therapeutic alternative for the treatment of refractory supraventricular tachycardia* [115]
1982	Scheinman, M. M. et al.: *Transvenous catheter technique for induction of damage to the atrioventricular junction in man* [305]
1988	Saksena, S.; Parsonnet, V.: *Implantation of a cardioverter-defibrillator without thoracotomy using a triple electrode system* [301]

Bereits 1580 hatte Mercuriale den Begriff der Synkope formuliert und dabei auf den Zusammenhang zwischen Synkope und langsamem Puls hingewiesen. Nachdem 1771 Gerbezius die Symptome der bradykarden Form eines kompletten AV-Blockes beschrieben hatte, postulierte Morgagni 1761 eine kausale Beziehung zwischen langsamem Puls und synkopalem Anfall (vgl. S. 67 ff.). Im Jahre 1774 findet sich in den *Registers of the Royal Human Society of London* der erste Hinweis über eine externe Stimulation des Herzens durch elektrische Stromstöße, die durch Squires bei einem

Mädchen angewandt wurden [44, 271]. Ein Jahr später, 1775, wurden durch den dänischen Physiker Abildgaard (1740–1801) [1] die ersten Untersuchungen über die Auswirkungen und Anwendungsmöglichkeiten von elektrischen Spannungen auf den menschlichen Organismus durchgeführt.

Der italienische Naturforscher Luigi Galvani (1737–1798) veröffentlichte 1791 unter dem Titel *De viribus electricitatis in motu musculari commentarius* [119] seine experimentellen Entdeckungen elektrischer Phänomene am Froschmuskel (Abbildung 100) und Froschherzen und leistete damit einen essentiellen Beitrag für die Grundlagen der kardialen Elektrostimulation [237].

Zu Ende des 18. und Beginn des 19. Jahrhunderts, zur Zeit der französischen Revolution, berichteten 1800 Bichat (1771–1802) (Abbildung 101) und 1802 Nysten (1774–1817) [276] über Versuche, die Herzen Enthaupteter durch elektrischen Strom zu stimulieren und wieder zum Schlagen zu bringen.

Aldini (1762–1834) [7], ein Neffe Galvanis, beschrieb 1804 anhand eigener Versuche und Beobachtungen Dritter an Tier und Leichenversuchen die Möglichkeiten, mittels galvanischer Energie kardiale Synkopen auszulösen.

Durch Hoffa u. Ludwig [155] war seit 1850 bekannt, daß durch elektrischen Strom Kammerflimmern ausgelöst werden kann; 1882 wurde durch den Engländer Walshe [361] die Bedeutung der elektrischen Stimulation bei der Behandlung des Herzstillstandes beschrieben.

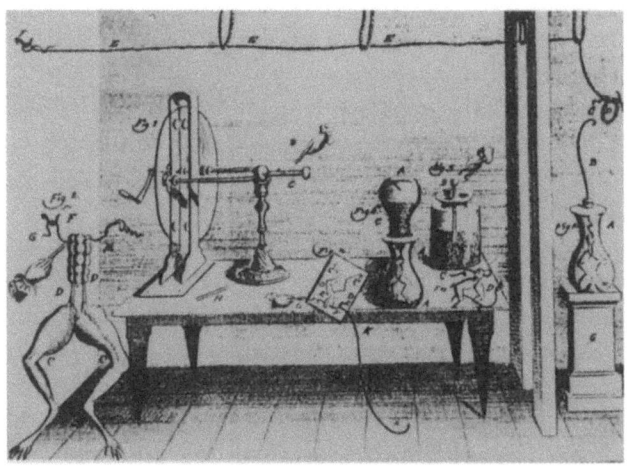

Abbildung 100
Darstellung der Froschmuskelexperimente des Luigi Galvani [278]

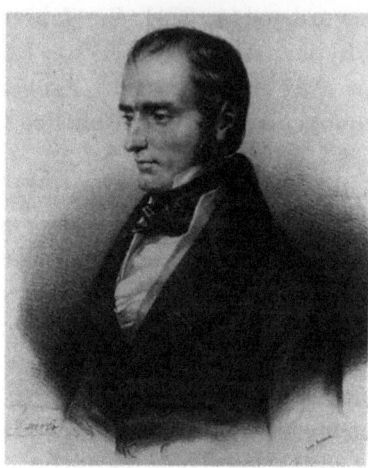

Abbildung 101
Marie François Xavier Bichat (1771–1802) [356]

Nach vorausgegangenen Tierversuchen gelang Steiner [338] 1871 die erste erfolgreiche Elektrostimulation des Herzens mittels einer zur Herzspitze geführten Nadelelektrode bei einer Patientin, bei der es während einer Chloroform-Narkose zu einem Herzstillstand gekommen war.

Nachdem 1872 durch Duchenne de Bologne (1806–1875) [66] über die Behandlung einer Tachykardie einer an Diphtherie erkrankten Patientin mit Elektrostimulation berichtet wurde, gelang 1874 dem aus Deutschland stammenden Physiologen Schiff (1823–1896) [311] in Florenz die Stimulation eines Hundeherzens am geöffneten Thorax.

Durch Zufall gelingt es 1882 dem Kliniker Hugo von Ziemssen an einer Patientin namens Catharina Serafin, einer 46jährigen Tagelöhnerin aus Oberschlesien, klinisch-wissenschaftliche Untersuchungen durchzuführen. Der Name der Patientin ging in die Annalen der Physiologie und Kardiostimulation ein, nachdem sie sich einigen hochinteressanten, jedoch nicht ganz ungefährlichen Experimenten ausgesetzt sah.

Ein Bild aus jener Zeit (Abbildung 102a) zeigt die Patientin mit entblößtem Oberkörper. Aufgrund eines sie entstellenden Eingriffs wegen eines Ekchondroms der Rippen und Zustand nach Resektion der linken vorderen Thoraxwand, sieht man das Herz, das nur von einer dünnen Hautschicht bedeckt ist, offen im Brustkorb (Abbildung 102b). Von Ziemssen unternahm eine ganze Reihe von Elektrostimulationen am Herzen der Patientin sowohl mit Faradayschem wie auch mit Galvanischem Strom und konnte zeigen, daß Stromstöße – adäquat am Herzen appliziert – zu einer Veränderung der Herzfrequenz führen (Abbildung 102c). Es war

Zur Geschichte der Elektrotherapie vom 16. bis zum 20. Jahrhundert

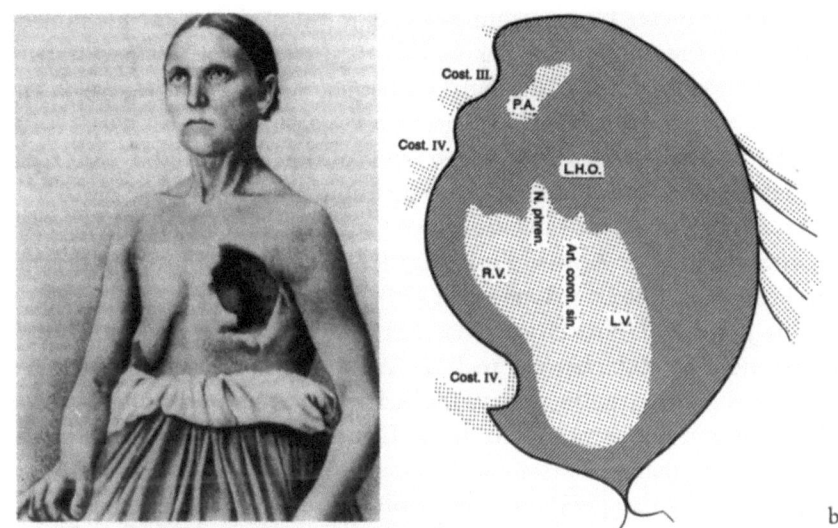

Abbildung 102a, b
a Bildnis der Tagelöhnerin Catharina Serafin, bei der erstmals die Elektrostimulation des Herzens durchgeführt und eingehend analysiert werden konnte; vgl. [223, 389]
b Anatomie des Herzens der Catharina Serafin [389]

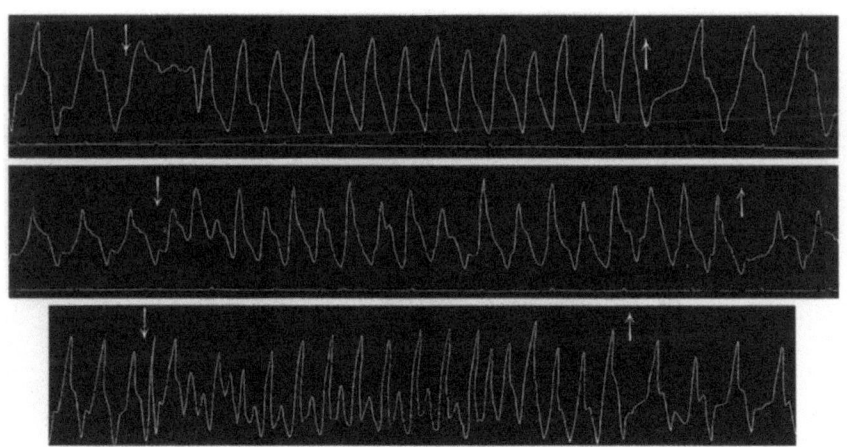

Abbildung 102c
Zunahme der Herzfrequenz durch externe Stimulation am Herzen der Catharina Serafin (v. Ziemssen 1882) [389]

im Rahmen dieser Untersuchungen zudem möglich, (wenn auch unregelmäßig) die Frequenzen zu senken. Die Registrierungen (Abbildung 102 c) zeigen eindeutig, daß die Ventrikelaktionen willkürlich über elektrische Impulse auf die Herzoberfläche gesteuert werden können [389].

Die beiden Genfer Physiologen Prevost und Batelli [285] publizierten 1899 ihre tierexperimentellen Untersuchungen, in denen sie Kammerflimmern durch Stromstöße hatten sowohl auslösen als auch beenden können; die therapeutischen Anwendungsmöglichkeiten der Defibrillation erkannten Prevost u. Batelli jedoch nicht [79].

Im Jahre 1927 berichtete Marmorstein [250] über eine erfolgreiche transvenöse Stimulation des rechten Vorhofs und des rechten Ventrikels, und 1928 wurde durch den australischen Anästhesisten Lidwill ein mit Herzstillstand geborenes Kind durch Elektrostimulation gerettet [262].

Nach jahrelanger Forschung beschrieb im Jahre 1932 der New Yorker Physiologe Hyman [175] die erste erfolgreiche Anwendung eines externen Schrittmachers. Hyman entwickelte ein Gerät zur rhythmischen Reizung des Herzens, das er selbst als „artificial Pacemaker" bezeichnete, ein Terminus, der auch heute noch Verwendung findet (Abbildung 103 a); der Strom wurde in diesem Schrittmacher von einem mit einem Uhrwerk betriebenen Generator erzeugt. Mit diesem Gerät gelang es Hyman, zunächst tierexperimentell und später am Patienten über eine transthorakal in den rechten Ventrikel gestochene Nadel das Herz zu stimulieren (Abbildung 103 b).

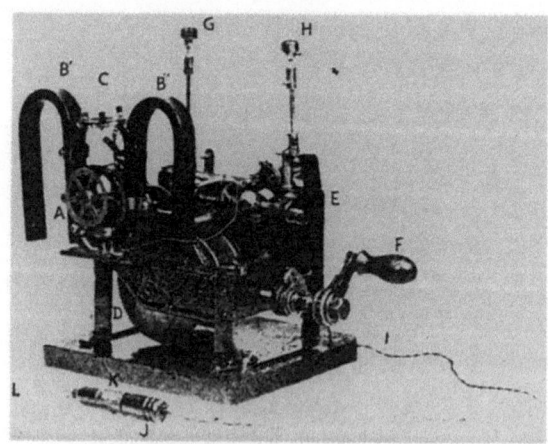

Abbildung 103 a
Hymans erster Schrittmacher mit Uhrwerkgenerator (Handbetrieb).
A „magnetgenerator"; B' und B" „companion magnet pieces"; C „neon lamps";
D „spring motor"; E „ballistic „governor"; F „handle"; G „impulse control";
H „speed control"; I „flexible electric cord"; J „insulated handle";
K „handle switch"; L „electrode needle" [175]

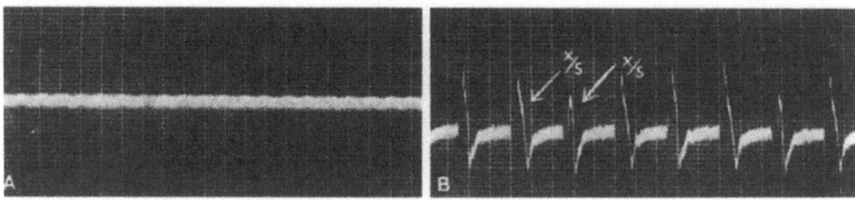

Abbildung 103b
Original EKG-Registrierung von Hyman. Totale Asystolie durch experimentellen AV-Block beim Hund (*A*). Elektrostimulation mit dem in Abb. 103a abgebildeten Impulsgenerator (*B*): „Hymanator"

In Cleveland gelang es 1947 durch Beck et al. [23], die seit Hoffa und Ludwig sowie Prevost und Batelli vorliegenden Erkenntnisse zur Defibrillation klinisch nutzbar zu machen. Bei einem 14jährigen Jungen mit Kammerflimmern wurde am freiliegenden Herzen eine erfolgreiche Defibrillation vorgenommen, die später durch Beck et al. [24] auch außerhalb des Operationssaals erfolgreich eingesetzt wurde.

Nach der ersten klinischen Anwendung der Defibrillation setzte eine experimentelle Phase zur Erforschung der therapeutischen Möglichkeiten ein. Aber erst durch die Erkenntnisse von Zoll et al. [391–393], die 1952 bzw. 1956 über die ersten Therapieerfolge nach Anbringung von Elektroden am äußeren Thorax berichteten (Abbildung 104) und seit den veröffentlichten Untersuchungen von Lown et al. [215] kam es zur routinemäßigen klinischen Anwendung.

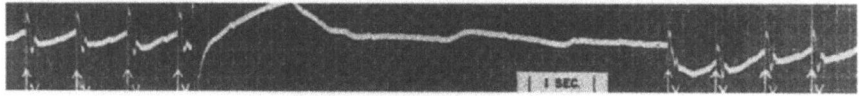

Abbildung 104
Die erste Reanimation mittels externer Elektrostimulation durch Zoll. Reguläre Kammerantwort (V) auf elektrische Impulse (↑) mit einer Frequenz von 78/min. Komplette Asystolie bei Unterbrechung des Impulsgebers über 8 Sekunden (Zoll 1952) [391]

Nach dem 2. Weltkrieg nahm die klinische Bedeutung der elektrischen Schrittmacheranwendung immer mehr zu, als es dem Kanadier Callaghan [43] 1951 gelang, eine erfolgreiche Katheterstimulation des rechten Vorhofs mit einem externen Schrittmacher vorzunehmen und 1952 Zoll [391] die erfolgreiche Wiederbelebung durch externe Elektrostimulation bei einem Patienten mit Herzstillstand vornahm, indem er zwei Plattenelektroden zur transthorakalen elektrischen Stimulation benutzte.

Da die Methode von Zoll sehr schmerzhaft war und nur eine kurzfristige Anwendung erlaubte, wurde durch Rosenbaum u. Hansen [293] das Verfahren weiterentwickelt, indem sie die differente Elektrode herznah ans Perikard mittels eines Troikarts plazierten und dadurch die benötigte Reizintensität deutlich verminderten; vgl. [241].

Am 8. Oktober 1958 gelang es in Schweden dem Ingenieur Elmquist und dem Chirurgen Senning [87] als ersten, ein komplettes Schrittmacher-

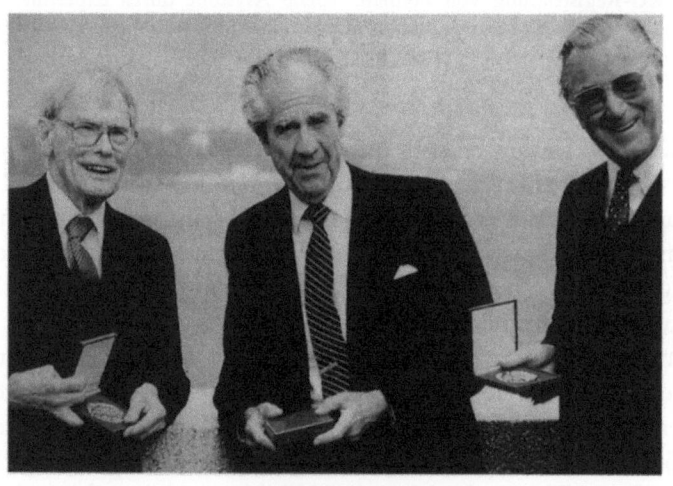

Abbildung 105
R. Elmquist (links), A. Senning (Mitte) und der erste Schrittmacherpatient,
A. H. W. Larsson (rechts), anläßlich des Schrittmacherkongresses „Cardiostim' 86"
in Monaco nach Entgegennahme einer Ehrenmedaille

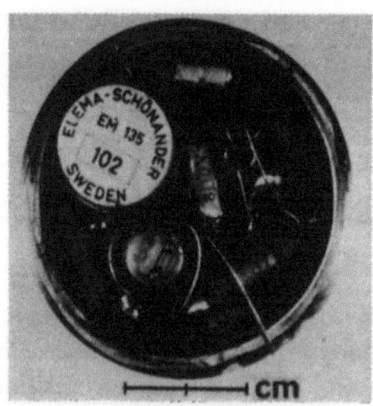

Abbildung 106
Der erste implantierbare Herzschrittmacher (Elmquist u. Senning 1958).
Zu erkennen sind die große Batterie und 2 Transistoren damaliger Bauart
sowie mehrere Kondensatoren (für Periodendauer und Impulsbreite); vgl. [223]

system bei einem Patienten mit Adams-Stokes-Anfällen zu implantieren. Das in Epoxidharz eingegossene Schrittmachersystem (Abbildung 105) mußte jedoch in wöchentlichen Abständen von außen neu aufgeladen werden (Abbildung 106).

Im gleichen Jahr wurde von Furman und Robinson [112] die Methode der transvenösen Schrittmacherimplantation wieder aufgegriffen, die seit Marmorstein viele Jahre unberücksichtigt geblieben war.

Chardack und Greatbatch [52] implantierten 1960 einem Patienten mit AV-Block den ersten volltransistorisierten durch Zink-Quecksilber-Batterien betriebenen Schrittmacher, der in die Subkutis der Bauchdecke implantiert wurde und bei der die stromableitenden Sonden auf das Herz aufgenäht wurden. Damit legten sie den Grundstein für die Entwicklung der modernen Schrittmachertherapie.

In Deutschland wurde 1961 durch Sunder-Plassmann [346] die erste komplette Schrittmachereinheit implantiert. Im Jahre 1963 berichteten Nathan und Center [267, 268] über einen implantierten vorhofsynchronen ventrikelstimulierenden Herzschrittmacher (VAT), der atriale Reize wahrnahm und die Kammer depolarisierte. Mit diesem VAT-Schrittmacher wurde erstmals die Synchronisation von Vorhof und Ventrikel verwirklicht [241].

Lagergreen et al. [204] und Siddons et al. [323] kombinierten 1963 den transvenösen Zugang mit einem subkutan gelegenen batteriebetriebenen Impulsgeber, bei dem eine Thorakotomie überflüssig wurde.

Schließlich lösten ab 1963 die noch heute verwendeten ventrikulären Demandschrittmacher (VVI) (Sykosch et al. [347]) die bis dahin vorwiegend verwendeten vorhofsynchronen Impulsgeber ab (Castellanos et al. [51]).

Von Berkovits et al. [27] wurde 1969 der sog. bifokale Schrittmacher eingeführt.

Im gleichen Jahr wurde mit der Einführung der His-Bündelelektrographie durch Scherlag et al. [309] ein entscheidender Entwicklungsschritt für die Diagnose und Therapie verwirklicht.

1978 führte Funke [111] den ersten DDD-Schrittmacher ein, der sowohl im Vorhof als auch in der Kammer Eigenaktionen wahrnahm und auch dort stimulieren konnte, nachdem Irnich [176] 1975 die Idee eines AV-universellen DDD-Schrittmachers entwickelt hatte.

Erstmals wurde 1980 durch Mirowski et al. [259] der automatische, implantierbare Kardioverter/Defibrillator (AICD) bei Patienten mit malignen Kammertachykardien eingesetzt (s. S. 155).

Gallagher et al. [115] sowie Scheinman et al. [305, 306] haben 1982 die nichtoperative His-Bündelablation beim Patienten beschrieben (s. S. 151 und Abbildung 108).

Ein Ende der dramatischen Schrittmacherentwicklung, die sich in den letzten Jahren mit zunehmender Geschwindigkeit vollzog, ist noch nicht abzusehen – eine Entwicklung, der man sich durchaus erinnern sollte, angesichts der mehr als 200000 Schrittmacherpatienten allein in der Bundesrepublik Deutschland.

Fortschritte der modernen Elektrotherapie

In der Therapie kardialer Arrhythmien haben heute neben kausaler, allgemeiner und medikamentöser Behandlung elektrotherapeutische Maßnahmen ohne Zweifel ihren festen Platz.

Bradykarde Herzrhythmusstörungen

Die Anwendung elektrischer Stimulation bei bradykarden Rhythmusstörungen hat sich zu einem weit verbreiteten und erfolgreichen Therapieverfahren entwickelt und ist bei entsprechender Indikation unbestritten [224].

Indikation zur Schrittmachertherapie

Abhängig von der Dringlichkeit und dem späteren Verlauf der zur elektrischen Stimulation führenden Arrhythmien gliedert sich die elektrische Stimulation in die temporäre, über einen transvenös in die Spitze des rechten Ventrikels unter Durchleuchtung eingeführten bipolaren Elektrodenkatheter mit einem externen Stimulationsgerät, und in die permanente elektrische Stimulation mit einem implantierten Herzschrittmachersystem.

Die temporäre Schrittmacherbehandlung ist indiziert bei Adams-Stokes-Anfällen mit Asystolie, kardiogenem Schock, zunehmenden AV- oder faszikulären Blockierungen im Verlauf akuter, kardialer Erkrankungen (z. B. Myokardinfarkt) oder bei Intoxikationen (z. B. Digitalis) sowie bei therapieresistenten AV-Reentrytachykardien [77, 220].

Die Indikation zur Implantation permanenter Schrittmacher sollte angesichts möglicher Folgekomplikationen, Überwachungspflichtigkeit und Lebensführung des Patienten sorgfältig und streng gestellt werden, wobei die klinische Symptomatik der bradykarden Arrhythmien entscheidend ist [38] (Einzelheiten s. S. 35 ff.).

Tachykarde Herzrhythmusstörungen

In der Elektrotherapie von Tachyarrhythmien, die sich gegenüber der medikamentösen Behandlung als refraktär erwiesen haben, kommen neben dem Elektroschock (Kardioversion/Defibrillation) auch die antitachykarde Schrittmachertherapie, ggf. kombiniert mit einem implantierbaren Kardioverter/Defibrillator (ICD) und die nichtoperativen Ablationsverfahren zunehmend zum Einsatz [225].

Kardioversion/Defibrillation

Die Kardioversion/Defibrillation stellt eine wichtige Alternative aber auch eine Ergänzung der medikamentösen Therapie von tachykarden Herzrhythmusstörungen dar.

Als Kardioversion bezeichnet man die elektrische Unterbrechung tachykarder Rhythmusstörungen durch einen transthorakal applizierten Gleichstromstoß. Im Fall der Coupierung von Vorhofflimmern bzw. Kammerflimmern spricht man von Defibrillation [221, 336].

Seit den Publikationen von Lown et al. [215] aus dem Jahre 1962, in der er über seine experimentellen Erfahrungen und klinischen Anwendungen von Wechselstromschocks (AC) bzw. Gleichstromschocks (DC) zur Wiederherstellung des Sinusrhythmus berichtete, wird das Verfahren der Kardioversion/Defibrillation weltweit klinisch angewandt.

Der erste Einsatz erfolgte bei einem 59jährigen Patienten mit schweren Herzrhythmusstörungen, der zuvor mit verschiedenen antiarrhythmischen Substanzen erfolglos behandelt worden war; durch Lown wurde erfolgreich eine mehrmalige Anwendung eines Wechselstromschocks (AC) mit 250 V, kombiniert mit einer intravenösen Anästhesie, durchgeführt.

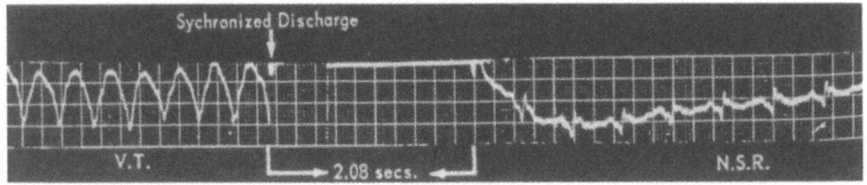

Abbildung 107
Kardioversion bei einem Patienten mit einer ventrikulären Tachykardie (*V.T.*). Nach einer Kondensatorenentladung von 100 Ws stellt sich nach einer asystolischen Pause von 2,08 s wieder ein normaler Sinusrhythmus (*N.S.R.*) ein. (Originalregistrierung Lown et al. 1962) [215]

Durch tierexperimentelle Untersuchungen mit Anwendung von Gleichstromschocks (DC) konnte die erfolgreiche Wiederherstellung der Schrittmacherfunktion des Sinusknotens bestätigt werden.

Da Lown die Gefahr erkannte, daß es durch einen Stromstoß in der Phase der Kammerrepolarisation zur Auslösung von Kammerflimmern kommen kann, entwickelte er einen Defibrillator, der von der R-Zacke des Oberflächen-EKGs getriggert war und dadurch die Entladung während der vulnerablen Phase der Herzaktion verhinderte (Abbildung 107; [215]).

Als Indikation zur Kardioversion/Defibrillation, deren Wirkungsmechanismus nach Untersuchungen von Antoni [11] auf eine synchrone Depolarisation aller zum Zeitpunkt der Kardioversion/Defibrillation nicht refraktären Myokardbezirke zurückgeführt wird, kommen Formen der frequenten ektopen Reizbildung wie supraventrikuläre Tachykardie, ventrikuläre Tachykardie sowie Vorhofflimmern und Kammerflimmern in Frage.

Antitachykarde Schrittmachertherapie

Die Elektrostimulation stellt eine wichtige Alternative zur medikamentösen Therapie tachykarder Herzrhythmusstörungen dar.

Zur Behandlung tachykarder Herzrhythmusstörungen (wie extrasystolische Arrhythmien, Vorhofflattern, supraventrikuläre und ventrikuläre Tachykardien) wird die antitachykarde Schrittmachertherapie, die als temporäre oder als permanente antitachykarde Stimulation durchgeführt werden kann, normalerweise dann eingesetzt, wenn die Arrhythmien gegenüber einer medikamentösen Therapie refraktär sind (s. auch S. 40).

Verschiedene Stimulationsverfahren wurden in den 70er und 80er Jahren von unserer Arbeitsgruppe zur Beendigung von tachykarden Herzrhythmusstörungen beschrieben: Overdrivestimulation [218, 219, 274], Zweikammerstimulation [201, 274], Hochfrequenzstimulation [95, 136, 328], programmierte (kompetitive) Einzelstimulation oder Mehrfachstimulation [201, 299] sowie Scanningstimulation [221, 243] (Einzelheiten s. Lüderitz [219]).

Gegenwärtig kommen in erster Linie das Overdrive pacing, die kompetitive Stimulation und die Hochfrequenzstimulation zur Anwendung.

Als Overdrive pacing, das der Prävention oder Terminierung von Tachyarrhythmien dient, bezeichnet man eine supraventrikuläre oder ventrikuläre Stimulation, wobei durch Schrittmacherstimulation eine Steigerung der Herzfrequenz erfolgt. Dadurch werden Heterotopien supprimiert.

Bei der kompetitiven Stimulation, die meist zur Unterbrechung von supraventrikulären und ventrikulären Reentry-Tachykardien eingesetzt wird, werden zu einem genau definierten Zeitpunkt innerhalb des Herzzyklus ein Einzelstimulus oder auch mehrere Stimuli abgegeben und damit die Depolarisation des Myokards soweit vorverlegt, daß die kreisende Erregung unterbrochen wird.

Die Hochfrequenzstimulation kann zur Beendigung von supraventrikulären Tachykardien eingesetzt werden. Bei Vorhofflattern ist die atriale Hochfrequenzstimulation im Rahmen einer Digitalisintoxikation Mittel der Wahl. Über Induktion von Vorhofflimmern wird meist ein Sinusrhythmus wiederhergestellt.

Ablationsverfahren

Zur Behandlung symptomatischer therapierefraktärer supraventrikulärer Tachykardien steht die durch Kathetertechnik mögliche, nichtoperative Ablation von His-Bündel, AV-Knoten und akzessorischen Bahnen zur Verfügung.

His-Bündel-Ablation: Gonzales et al. [124] berichteten 1981 erstmals über einen durch Elektrodenkatheter induzierten AV-Block, nachdem bei einem Patienten nach Defibrillation während einer elektrophysiologischen Untersuchung die Defibrillationselektrode versehentlich mit einem am His-Bündel liegenden Katheter in Berührung gekommen war.

Nach Weiterentwicklung dieser Zufallsbeobachtung wurde 1982 durch Gallagher et al. [115] sowie Scheinman et al. [305, 306] bei Patienten mit medikamentös refraktären supraventrikulären Tachykardien eine nichtoperative perkutane Durchtrennung bzw. Koagulation des His-Bündels durch Gleichstromschock mittels Kathetertechnik vorgenommen.

Bei dieser Methode – in der Bundesrepublik Deutschland erstmals 1983 durch Manz und Mitarbeiter [245] angewandt – wird nach vorangegangener elektrophysiologischer Diagnostik über einen am His-Bündel liegenden Elektrodenkatheter (Abbildung 108) mit einem externen Defibrillationsgerät ein Energiestoß appliziert, der in der Regel zu einer Koagulationsnekrose im Gebiet des His-Bündels führt, während ein externer Schrittmacher die Stimulation der Ventrikel gewährleistet [246].

Die perkutane His-Bündeldurchtrennung bzw. -koagulation stellt damit ein neues erfolgversprechendes Verfahren bei der Behandlung therapierefraktärer supraventrikulärer Tachykardien dar [222].

Akzessorische Leitungsbahnen: Im Jahre 1983 berichteten Weber u. Schmitz [364] erstmals über die Behandlung eines Patienten mit WPW-

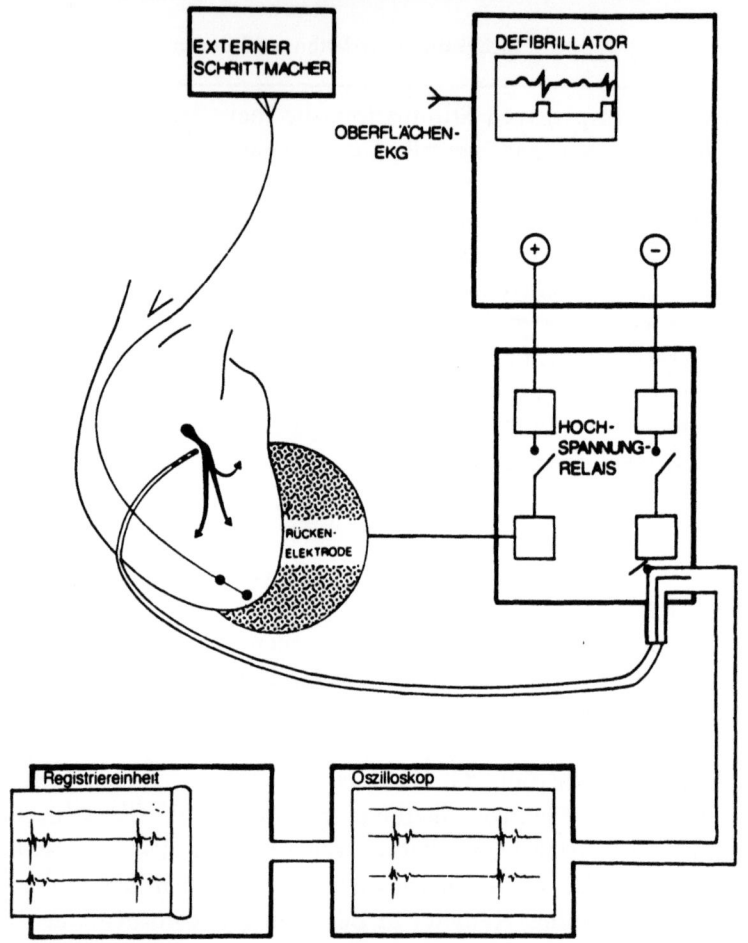

Abbildung 108
Anordnung der Elektrodenkatheter zur transvenösen His-Bündelablation. Über die Hochspannungsumschalteinheit kann nach Lokalisation des His-Bündels ohne Zeitverzug die endständige Elektrode des 4poligen Katheters mit dem kathodalen Ausgang des Defibrillators verbunden werden. Gleichzeitig werden die übrigen intrakardialen Ableitungen unterbrochen. Damit wird eine (R-Zacken-getriggerte) Kondensatorentladung zwischen der endständigen, intrakardialen Elektrode und der großflächigen Rückenelektrode ermöglicht. Heute wird i. allg. die Anwendung von Hochfrequenzstrom bevorzugt anstelle des früher applizierten DC-Elektroschocks

Syndrom Typ B durch Katheterablation. Die Unterbrechung der akzessorischen Leitungsbahn erfolgte durch die Positionierung einer tripolaren Elektrode im rechten Vorhof. Ausgehend von den Untersuchungen von Kuck et al. [202] und Jackman et al. [177] ist heute die (nichtoperative)

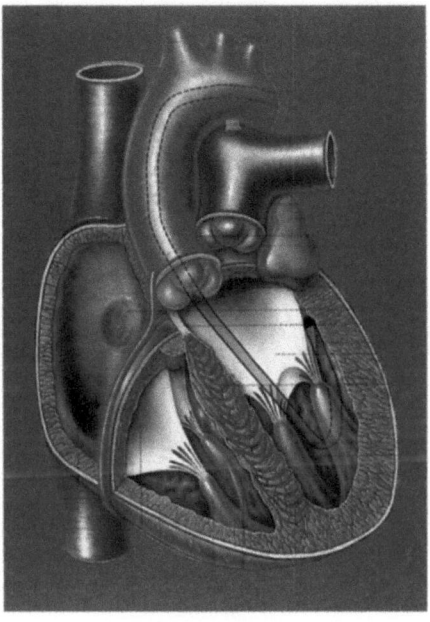

Abbildung 109
Schematische Darstellung der Herzkatheterpositionierung beim arteriellen Verfahren der Ablation einer linksseitig gelegenen akzessorischen Leitungsbahn (Nach Steinbeck)

Katheterablation beim symptomatischen Präexzitationssyndrom als kurative Maßnahme Mittel der Wahl.

Im Unterschied zu der oben beschriebenen, in den letzten Jahren entwickelten Hochfrequenzkatheterablation ([8, 40, 145, 166–168, 177, 203]; vgl. Abbildung 109) ist die Laserphotoablation [266, 365], die mit einer besser steuerbaren Energie versucht, akzessorische atrioventrikuläre Leitungsbahnen und den Ursprung von Kammertachykardien auszuschalten, zum gegenwärtigen Zeitpunkt noch nicht als Standardtherapie anzusehen.

Implantierbare Kardioverter/Defibrillatoren (ICD)

Nach mehrjährigen Tierversuchen zur Behandlung eines durch Kammerstillstand oder Kammerflimmern verursachten Kreislaufstillstandes veröffentlichten im Jahre 1961 Bouvrain und Zacouto [37] die von ihnen als „Reanimationsblock" [157] bezeichnete Gerätekombination aus „Herzüberwacher", Defibrillator und Schrittmacher (Abbildung 110, 111).

Neu an diesem Aufbau war die Kombination der einzelnen Geräte miteinander sowie ihr automatischer Einsatz je nach Ursache des Kreislaufstillstandes.

Zur Geschichte der Elektrotherapie vom 16. bis zum 20. Jahrhundert

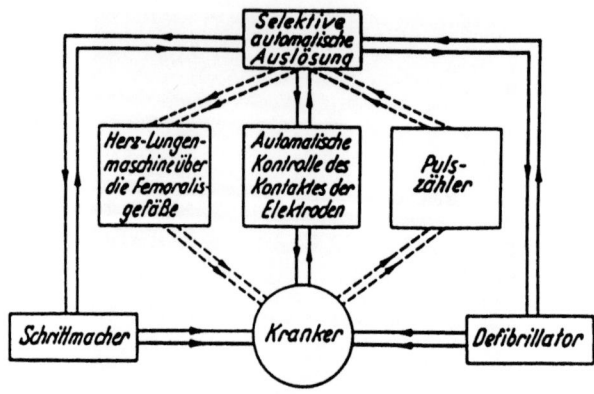

Abbildung 110
Schematische Anordnung des Herzreanimationsblocks. In der Mitte unten der Kranke, über Elektroden ist er mit dem Herzüberwacher (Mitte oben) verbunden, der den Kreislaufstillstand analysiert und automatisch einschreitet bei Kammerstillstand durch Schrittmacher (links unten), bei Kammerflimmern durch Defibrillator (rechts unten). Mitte rechts hämodynamische Kontrolle der Effektivität der Maßnahmen. Sind die genannten Maßnahmen nicht ausreichend, um das Herz selbständig in Gang zu halten, erfolgt elektrische Dauerstimulierung über intrakardiale Elektroden bzw. hämodynamische Unterstützung des Kreislaufs durch die Herz-Lungen-Maschine (Mitte links) [157]

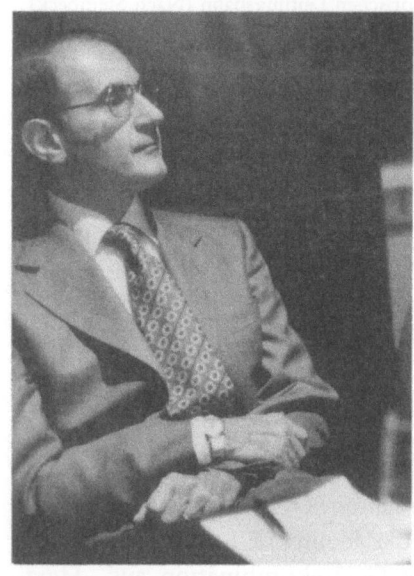
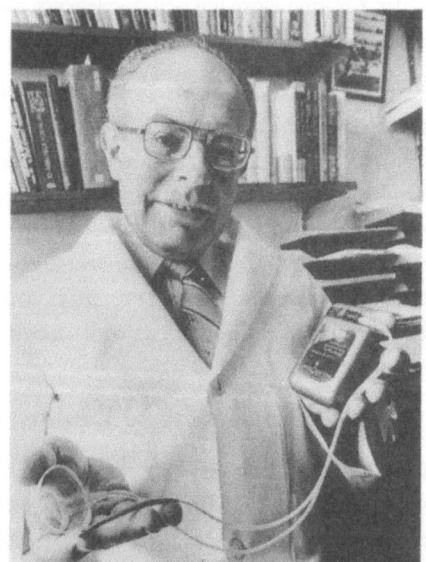

Abbildung 111
Fred I. Zacouto (geb. 1924)

Abbildung 112
Mieczyslaw Mirowski (1924–1990)

154

Während implantierbare Schrittmacher bereits seit Ende der 50er Jahre zur Verfügung standen, dauerte es noch zwei Jahrzehnte, bis auch implantierbare Defibrillatoren zum Routineeinsatz gelangten.

Das im wesentlichen von Mirowski (Abbildung 112) entwickelte AICD-System [256–258], das aus einem in die Bauchwand zu implantierenden Aggregat sowie einem Elektrodensystem zur Arrhythmieerkennung und zur Abgabe des Defibrillations- oder Kardioversionsschocks besteht (Abbildung 113), ist indiziert bei vital gefährdeten Patienten, bei denen medikamentös refraktäre Kammertachykardien oder Kammerflimmern bestehen und bei denen ein antiarrhythmisch-kardiochirurgischer Eingriff nicht in Frage kommt.

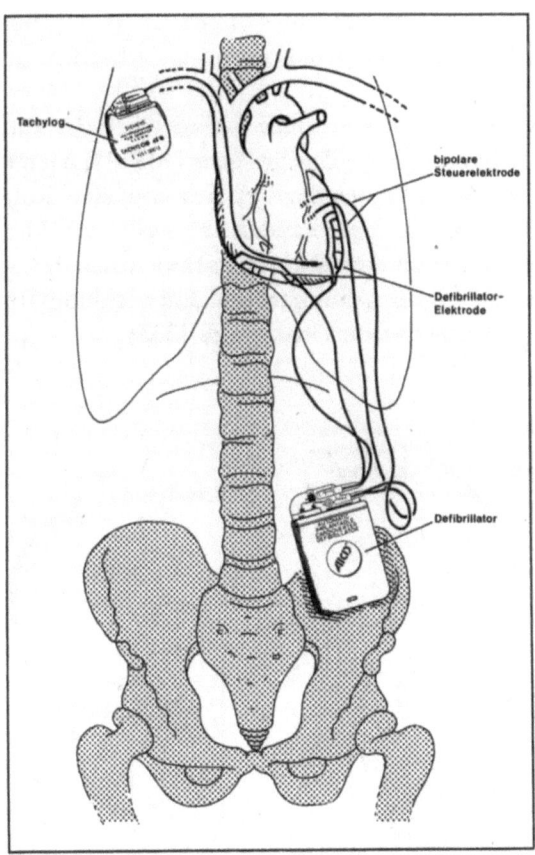

Abbildung 113
Kombinierte Implantation von antitachykarden Aggregaten: antitachykarder Schrittmacher (Tachylog) mit transvenös intrakardialer rechtsventrikulärer Sondenlage sowie automatischer, implantierbarer Kardioverter/Defibrillator (AICD) mit 2 extrakardial applizierten Flächenelektroden nebst bipolarer Steuerelektrode [227]

Erstmals wurde 1980 der von Mirowski et al. [259] nach 10jähriger Entwicklungsarbeit und tierexperimenteller Testung entwickelte automatische, implantierbare Kardioverter/Defibrillator (AICD) implantiert.

Ein wichtiger Entwicklungsschritt in der Elektrotherapie tachykarder Rhythmusstörungen stellt die von unserer Arbeitsgruppe beschriebene, kombinierte Anwendung von antitachykarder Stimulation und automatischer Kardioversion/Defibrillation dar (Abbildung 113); für den Einsatz bei ventrikulären Tachykardien liegen zahlreiche Erfahrungsberichte vor (Lüderitz et al. [227, 247, 248]). Die modernen ICD-Systeme vereinen die antibradykarde, antitachykarde und antifibrillatorische Option in einem Gerät (vgl. S. 41, Tabelle 3).

Der Einsatz des implantierbaren Kardioverters/Defibrillators (ICD), darf insgesamt als ein wesentlicher Fortschritt in der Behandlung von Patienten mit lebensbedrohlichen Kammertachykardien angesehen werden.

Noch im experimentellen Stadium befindet sich der automatische implantierbare pharmakologische Defibrillator (AIPhD) nach Cammilli et al. ([45, 46]; Abbildung 114), bei dem es sich um eine Kombination von Elektro- und Pharmakotherapie handelt. Er stellt eine Alternative in der Behandlung therapierefraktärer Kammertachykardien dar, sofern er durch weitere ausführliche Untersuchungen und Entwicklungsarbeiten zur Anwendungsreife gebracht werden kann; vgl. [233].

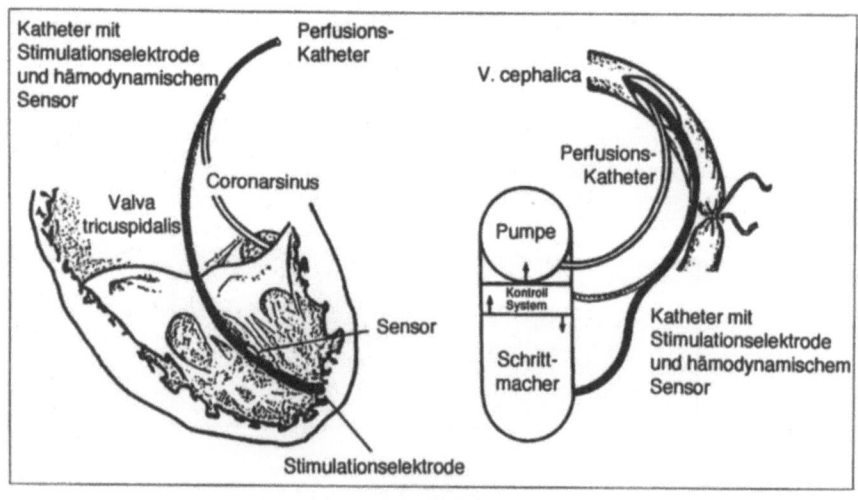

Abbildung 114
Automatischer implantierbarer pharmakologischer Defibrillator (AIPhD)
(Nach [45])

Antiarrhythmische Kardiochirurgie

Als alternative Behandlungsmethoden bieten sich für Patienten, bei denen weder durch die medikamentöse Therapie noch durch die Elektrotherapie Erfolge bei der Behandlung von Herzrhythmusstörungen zu verzeichnen sind, gezielte, elektrophysiologisch geleitete rhythmuschirurgische Ablationsverfahren an, wie die Durchtrennung akzessorischer Leitungsbahnen bei Präexzitationssyndromen, umkreisende endokardiale Ventrikulotomie bzw. endokardiale Resektion arrhythmogenen Gewebes bei ventrikulären Tachyarrhythmien, ggf. kombiniert mit Aneurysmektomie und/oder aortokoronarer Bypassoperation [230], die zum Ziel haben, die anatomisch-funktionelle Grundlage der Arrhythmieentstehung (arrhythmogenes Substrat) am Herzen zu beseitigen.

Gezielte diagnostische Maßnahmen wie prä- und intraoperative elektrophysiologische Mappinguntersuchungen sind die Voraussetzung, um die jeweiligen elektrophysiologischen Bedingungen für die Entstehung der Arrhythmien sowie den Nachweis eines umschriebenen morphologischen Substrates als Ursache der Arrhythmien für den jeweiligen Patienten zu erbringen, um erfolgreich intervenieren zu können [132, 318, 336].

Supraventrikuläre Arrhythmien

Von Burchell et al. [41] wurde 1967 über die passagere Unterbrechung der akzessorischen Erregungsleitung bei einem Patienten mit WPW-Syndrom berichtet. Zuvor hatten Durrer u. Roos [70] durch die Einführung epikardialer Mappinguntersuchungen die Voraussetzung zur intraoperativen Identifikation von akzessorischen Leitungsbahnen beim Menschen geschaffen.

Cobb et al. [57] gelang 1968 die erste permanente Durchtrennung eines Kent-Bündels, die schon kurz darauf von verschiedenen Gruppen [65, 78, 317, 321] routinemäßig angewandt wurde. Die kryochirurgische Durchtrennung des AV-Knotens oder des His-Bündels, kombiniert mit Schrittmacherimplantation [141] und die kryochirurgische Ablation des akzessorischen Bündels beim Präexzitationssyndrom [114], sind vielversprechende neue chirurgische Verfahren in der Therapie supraventrikulärer Arrhythmien.

Ventrikuläre Arrhythmien

Der erste chirurgische Therapieerfolg bei der Behandlung ventrikulärer Tachykardien wurde 1959 durch Couch [59] mitgeteilt, der bei einem Patienten mit Vorderwandspitzenaneurysma die Resektion eines Ventrikelaneurysmas vornahm und damit die Tachykardie beseitigen konnte.

Während ähnliche Berichte folgten [100, 139, 329], wurde in den letzten Jahren darüber hinaus die myokardiale Revaskularisation des Myokards durch aortokoronare Bypassoperation empfohlen [39, 76, 126].

Auch liegen positive Therapieberichte nach bilateraler thorakaler Sympathektomie vor [88, 275].

Die Fortschritte in der Elektrophysiologie haben in den vergangenen Jahren zur Entwicklung neuer Techniken, wie endokardiale Ventrikulotomie [98, 99, 128–131], Kryochirurgie [113] und die endokardiale Resektion [165, 181] geführt, mit denen die Ausschaltung des Ursprungs ventrikulärer Arrhythmien gelingt.

Diese Ergänzungen bzw. Alternativen zur medikamentösen Therapie, die sehr aufwendig und kostenintensiv sind, gründen sich auf die Vorstellung, daß der plötzliche Herztod ein grundsätzlich überbrückbarer bzw. prophylaktisch beeinflußbarer „elektrischer Unfall" des Herzens, und nicht Endstadium des Organversagens ist. Davon unabhängig wird jedoch die Langzeitprognose des Patienten durch die Progredienz der kardialen Grunderkrankung bestimmt, die durch die genannten (symptomatischen) Maßnahmen nicht beeinflußt wird. Der Einsatz dieser Maßnahmen muß daher auf den individuellen Krankheitsfall bezogen unter kritischer Abwägung von Nutzen und Risiko vorgenommen werden.

Nach dem heutigen Kenntnisstand bleibt festzuhalten, daß für eine kleine Zahl von Patienten (die im Promillebereich liegt) mit pharmakologisch und elektrotherapeutisch resistenten malignen Arrhythmien die kardiochirurgische Intervention eine effektive Behandlungsmethode darstellen kann, die sinnvollerweise nur an speziell dafür eingerichteten, elektrophysiologisch erfahrenen Zentren durchgeführt werden sollte.

Herztransplantation

Bei lebensbedrohlichen Rhythmusstörungen, die sowohl bei medikamentöser Therapie, Schrittmachertherapie und antiarrhythmischer Kardiochirurgie therapieresistent sind, ist in seltenen Fällen die Herztransplantation aus antiarrhythmischer Indikation möglich.

Im Jahre 1905 wurde von Carell u. Guthrie [47] über eine experimentelle heterotope Herztransplantation berichtet, bei der ein Herz an die Halsgefäße eines Hundes angeschlossen wurde. Es vergingen Jahrzehnte, bevor es Lower u. Shumway [212] 1960 gelang, die erste tierexperimentelle orthotope Herztransplantation durchzuführen. Von Hardy et al. [138] wurde 1964 der Versuch unternommen, bei einem 64jährigen Patienten ein Schimpansenherz zu implantieren. Der Versuch schlug allerdings fehl, da das zu kleine Schimpansenherz nicht in der Lage war, den Kreislauf des 64jährigen aufrechtzuerhalten; vgl. [289]. Nachdem Lower u. Shumway [212, 213] vom University Medical Center in Stanford mit ihrer unermüdlichen Forschungstätigkeit auf dem Gebiet der Herztransplantation die Voraussetzungen geschaffen hatten, gelang es Barnard [21] am 3. Dezember 1967 in Kapstadt nach jahrelangen tierexperimentell erfolgreichen Herzverpflanzungen die erste orthotope Herztransplantation bei einem Patienten vorzunehmen, der allerdings 18 Tage nach der Operation verstarb, wobei die Abstoßungsreaktion durch das körpereigene Immunsystem eine wesentliche Rolle gespielt haben dürfte.

Die Entdeckung des Immunmodulators Cyclosporin A durch Borel [35] im Jahre 1976, mit der die Überlebensrate bei Herztransplantierten beträchtlich anstieg, muß als Durchbruch in der Transplantationschirurgie angesehen werden.

Die Herztransplantation aus antiarrhythmischer Indikation wird sicher nur in ganz wenigen ausgewählten Fällen in Frage kommen. Sie stellt eine Therapie im Sinne einer „ultima ratio" dar, wenn sich alle anderen Maßnahmen als ineffektiv gegenüber malignen Kammerarrhythmien erwiesen haben.

Glossar:
Begriffe und Definitionen,
Stichwörter zur Rhythmologie

1. *Herzrhythmusstörungen* sind keine Krankheit im engeren Sinne, sondern Symptom oder Komplikation eines anderen (meist kardialen) Grundleidens, z. B. koronare Herzkrankheit, Myokarditis, Herzklappenfehler, Glykosidintoxikation, Hyper- und Hypothyreose, Elektrolytstoffwechselstörungen u.a.

2. Kardiale *Arrhythmien* werden eingeteilt in Störungen der *Reizbildung* (gesteigerte Automatie, abnorme Automatie, getriggerte Aktivität) und Störungen der *Erregungsleitung* (kreisende Erregung, Reentry, „circus movement").

3. *Bradykardien* entstehen durch eine Dysfunktion der Reizbildung (Sinusknotenfunktionsstörung) oder aufgrund einer gestörten Erregungsleitung. Besondere klinische Bedeutung besitzen Sinusknotensyndrom sowie sinuatriale und atrioventrikuläre Blockierungen.

4. Als Ursache *tachykarder Rhythmusstörungen* kommen zwei unterschiedliche pathogenetische Prinzipien in Frage: *fokale Impulsbildung* und *kreisende Erregung* (Reentry, Circus movement). Als Substrate, die an Kreiserregungen beteiligt sein können, kommen nicht nur präformierte lineare Leitungsstrukturen wie das intraventikuläre Leitungssystem und akzessorische Leitungsbahnen zwischen Vorhof und Ventrikel in Betracht, sondern auch Sinusknoten, Vorhof, AV-Knoten sowie infarziertes und fibrotisches Ventrikelmyokard.

5. Das *Elektrokardiogramm* (EKG) repräsentiert den elektrischen Ausdruck der Herztätigkeit. Ausgeprägte Rhythmusstörungen sind bereits im Standardoberflächen-EKG (Einthovensche Ableitungen) erkennbar. Bei komplizierten bzw. intermittierenden Arrhythmien ist das *24-h-Langzeit-EKG* die überlegene Methode. Nur selten sind *intrakardiale Ableitungen* mit Elektrodenkathetern notwendig (Sinusknotenfunktionsprüfung, His-Bündelelektrographie, programmierte Ventrikelstimulation).

6. Das *Sinusknotensyndrom* umfaßt eine Gruppe komplizierter nichtventrikulärer Arrhythmien, als deren Ursache eine Störung der Sinusknotengeneratorfunktion angesehen wird. *Synonyma*: Sick-sinus-Syndrom, Syndrom des kranken Sinusknotens, Bradykardie-Tachykardie-Syndrom.

7. Das *Wolff-Parkinson-White-(WPW-)Syndrom* ist charakterisiert durch eine Doppelerregung der Herzkammern. Zuerst kommt es zur Erregung vorhofnaher Kammeranteile durch eine vorzeitige Erregungswelle über akzessorische Leitungsbahnen (*Präexzitation*), dann folgt eine Kammerdepolarisation durch die über die normale AV-Leitungsbahn laufende Erregungswelle. Die klinische Bedeutung des Symptomenkomplexes wird durch das Auftreten (supraventrikulärer) Reentrytachykardien bestimmt.

8. Das *Lown-Ganong-Levine-(LGL-)Syndrom* gilt als Sonderform des Präexzitationssyndroms: Syndrom der kurzen PQ-Zeit mit schmalem QRS-Komplex (ohne sog. Δ-Welle im EKG). Wie beim WPW-Syndrom besteht auch hier eine besondere Neigung zu rezidivierenden supraventrikulären Tachykardien.

9. Das *Karotissinussyndrom* beruht auf einer Hyperreflexie der Pressorrezeptoren des Karotissinus und tritt elektrokardiographisch als Asystolie bei passagerem Sinusstillstand bzw. sinuatrialer Blockierung dritten Grades oder auch vorübergehender AV-Blockierung in Erscheinung. Klinisch kommt es zu einer zerebralen Minderdurchblutung, deren Auswirkungen von leichten Schwindelerscheinungen bis zu schweren synkopalen Anfällen reichen können.

10. Die *kausale Therapie der Herzrhythmusstörung* ist naturgemäß auf die Krankheitsursache ausgerichtet: d.h. z.B. Therapie einer koronaren Herzkrankheit, Behandlung einer Myokarditis, Beseitigung einer Glykosidintoxikation oder Elektrolytstörung, Normalisierung einer Hyperthyreose oder die Revision eines defekten Schrittmachers. Die *symptomatische Arrhythmiebehandlung* gliedert sich in allgemeine Maßnahmen, wie Bettruhe, Sedierung, ggf. Vagusreiz usw.; in medikamentöse Therapie, elektrische Maßnahmen (Herzschrittmacher, Elektroschock) und ggf. kardiochirurgische antiarrhythmische Interventionen.

11. *Welche Rhythmusstörung muß behandelt werden?*
Nicht jede Arrthythmie ist behandlungspflichtig. Eine Therapie ist grundsätzlich geboten
- bei symptomatischen Rhythmusstörungen, d.h. solchen mit Krankheitswert aufgrund der hämodynamischen Auswirkungen der Arrhythmie;
- bei Herzrhythmusstörungen, die mit einer prognostischen Belastung des Patienten einhergehen, z.B. bei ventrikulären Tachyarrhythmien im Rahmen der koronaren Herzkrankheit und bei sog. Warnarrhythmien im Gefolge eines akuten Myokardinfarktes.

12. Die behandlungsbedürftige *Sinustachykardie* läßt sich häufig durch Sedierung beeinflussen, ggf. durch Herzglykoside oder β-Rezeptorenblocker. Die therapiepflichtige *Sinusbradykardie* ist oft durch Parasympatholytika oder Sympathomimetika (Atropin, Orciprenalin) kurzfristig zu behandeln. Auf die Dauer ist meist ein elektrischer Schrittmacher notwendig.

13. Die *supraventrikuläre Extrasystolie* läßt sich – sofern sie überhaupt behandlungsbedürftig ist – mit Ajmalin, β-Rezeptorenblockern, Verapamil, Propafenon, Chinidin oder auch Disopyramid beherrschen.

14. Bei der *supraventrikulären Tachykardie* kommen zunächst physikalische Maßnahmen zum Einsatz: Sedierung, Vagusreiz (Karotisdruck, Preßatmung). Als vorteilhaft hat sich *Verapamil* erwiesen; ggf. kommen β-Rezeptorenblocker, Herzglykoside, Chinidin, Disopyramid, Ajmalin oder Propafenon u.a. in Betracht. In speziellen Fällen können elektrotherapeutische und kardiochirurgische Maßnahmen angewendet werden.

15. *Vorhofflattern* und *Vorhofflimmern* mit Tachysystolie lassen sich meist durch Herzglykoside aufgrund der überleitungshemmenden Digitaliseigenschaften günstig beeinflussen. Auch die Elektroschocktherapie bei Vorhofflimmern bzw. die *schnelle atriale Stimulation* bei Vorhofflattern sind im Einzelfall wirksam. Zur *Konversion* von Vorhofflimmern in Sinusrhythmus stehen medikamentös Flecainid bzw. Disopyramid zur Verfügung.

16. Die *ventrikuläre Extrasystolie* sollte akut mit Lidocain, Ajmalin oder Mexiletin behandelt werden. Für die Langzeitprophylaxe kommen β-Rezeptorenblocker, Propafenon, Disopyramid sowie neuere Substanzen (Amiodaron, Sotalol, Tocainid) in Frage. Nur bei der *Digitalisintoxikation* mit ventrikulären Tachyarrhythmien sollte Phenytoin verabreicht werden.

17. *Bradykarde Rhythmusstörungen* von Krankheitswert können dauerhaft in aller Regel nur mit einem elektrischen Schrittmacher behandelt werden. Das gilt für höhergradige sinuatriale und atrioventrikuläre Blockierungen ebenso, wie für das Sinusknotensyndrom, die Bradyarrhythmia absoluta und das Karotissinussyndrom.

18. Eine *temporäre* (zeitlich begrenzte) *Schrittmachertherapie* mit einem externen Pacemaker ist indiziert bei akut auftretender Asystolie mit Adams-Stokes-Anfall, kardiogenem (rhythmogenen) Schock, ferner bei reversiblen bzw. plötzlich auftretenden Überleitungsstörungen mit hochgradiger Bradykardie (z. B. Myokardinfarkt, Digitalisintoxikation, Myokarditis).

19. Für die *Schrittmacherimplantation* ist die klinische Symptomatik entscheidend:
- Adams-Stokes-Anfälle, Schwindelzustände in Ruhe und unter Belastung auf der Basis partieller oder totaler intermittierender sowie persistierender Blockierungen;
- Leistungsminderung unter Frequenzen um oder unter 40/min;
- bradykarde Herzinsuffizienz;
- kardial-vagales Karotissinussyndrom;
- Sinusknotensyndrom mit Bradykardie von Krankheitswert.

20. Am häufigsten wird der *Kammerschrittmacher* (VVI) verwendet. Dieses Schrittmachersystem stellt einen ventrikulären Bedarfsschrittmacher dar mit Stimulation und Detektion im rechten Ventrikel (VV), der nach Ablauf des eingestellten Stimulationsintervalls einen Reizimpuls abgibt. Bei Auftreten eines höherfrequenten Eigenrhythmus oder von ventrikulären Extrasystolen wird durch die Detektion des QRS-Komplexes die Impulsabgabe inhibiert (I).

21. Der *Vorhof-Demandschrittmacher* (AAI) stellt das Pendant auf Vorhofebene mit Vorhofstimulation und -detektion (AA) sowie Inhibition (I) bei spontaner Vorhofaktivität dar. Vorteilhaft ist bei diesem Schrittmachersystem die erhaltene Vorhof- bzw. Kammerkontraktionsfolge mit einer verbesserten Hämodynamik. Voraussetzung ist jedoch eine *ungestörte* atrioventrikuläre *Überleitung*.

22. Der *AV-sequentielle Zweikammerschrittmacher* (DDD): sog. physiologischer Schrittmacher, vereinigt in sich alle Stimulationsarten eines Demandschrittmachers (D = „double chambers paced", D = „double chambers sensed", D = „double modes of response"). Die Stimulation erfolgt bei Bedarf in rechtem Vorhof und rechter Kammer. Eine spontane Herzaktion im Vorhof oder Ventrikel führt zur Inhibition der Impulsabgabe. Darüber hinaus ist eine frequenzvariable vorhofgesteuerte Kammerstimulation entsprechend der physiologischen Vorhofaktivität möglich.

23. *Frequenzadaptive* („biologische") Schrittmacher ermöglichen eine Steigerung des Herzzeitvolumens durch biologische Frequenzvariation, d.h. die jeweils optimale belastungsangepaßte Frequenz wird durch physiologische Parameter (*Biosignale*) gesteuert: z. B. Muskelaktivität, QT-Intervall (katecholaminabhängige intrakardiale EKG-Veränderungen), Atemfrequenz, Temperatur, pH-Wert, Sauerstoffsättigung, Druck oder Schlagvolumen.

24. Bei einer kleinen Zahl von Patienten mit medikamentös therapieresistenten Tachykardien kommen *antitachykarde Schrittmacher* in Frage. Die Anwendung erfolgt temporär oder permanent im Zusammenhang mit dem implantierbaren Kardioverter/Defibrillator (ICD).

25. Der *implantierbare Kardioverter/Defibrillator* (ICD) stellt ein elektrisches Aggregat dar, das nach Erkennung bedrohlicher Kammerarrhythmien eine automatische Elektroschockabgabe vornimmt, die meist zur Beendigung der ventrikulären Tachyarrhythmie führt. Moderne ICD-Systeme vereinen antibradykarde, antitachykarde und antifibrillatorische Funktionen in einem einzigen implantierbaren Gerät.

26. Die *Katheterablation* ist ein nicht operatives Verfahren zur Behandlung symptomatischer therapieresistenter supraventrikulärer Tachykardien mittels Kathetertechnik. Besonders geeignet ist das Verfahren zur kurativen Unterbrechung akzessorischer Leitungsbahnen mittels Hochfrequenzstrom bei Präexzitationssyndromen. Nur in speziellen Fällen ventrikulärer Tachyarrhythmien findet bisher die Katheterablation Anwendung.

27. Der *Elektroschock* kommt in der Notfalltherapie tachykarder Rhythmusstörungen zur Anwendung. Die elektrische *Defibrillation* wird angewandt im Rahmen der Reanimation bei Kammerflimmern. Die Elektrokonversion, die charakterisiert ist durch R-synchrone Abgabe des Stromstoßes und Anwendung kleinerer Stromstärken, findet Anwendung bei bedrohlichen Tachykardien (Notkardioversion) und als geplante Konversion (zum Zeitpunkt der Wahl) von Vorhofflimmern und Vorhofflattern.

28. Herzrhythmusstörungen (insbesondere bradykarde) werden häufig relativ gut toleriert. Angesichts der nicht unbeträchtlichen kardialen und extrakardialen *Nebenwirkungen* antiarrhythmischer Maßnahmen erscheint daher eine kritische, den Einzelfall abwägende Haltung vor jeder Therapieeinleitung geboten (vgl. [231]).

Synopsis

Herzrhythmusstörungen, z. B. Extrasystolen, können bei Gesunden auftreten und keinen Krankheitswert haben. Häufiger sind sie Symptom oder Komplikation einer Herzerkrankung mit Krankheitswert und können auch Ursache für einen letalen Krankheitsverlauf (plötzlicher Herztod) sein.

Mit Ausnahme von Notfällen setzt die Behandlung von Herzrhythmusstörungen eine elektrokardiographische Dokumentation und die Abklärung einer möglichen Grunderkrankung voraus.

Die elektrokardiographische Dokumentation der Arrhythmien kann oft schon im Kurzzeit-EKG erfolgen oder bei sofortiger Registrierung im Anfall gelingen. Tritt die Arrhythmie nur unter Belastung auf, wird ein EKG unter Ergometriebedingungen erforderlich. Wegen der großen Spontanvariabilität ist zur quantitativen und qualitativen Beurteilung einer ventrikulären Extrasystolie ein Langzeit-EKG erforderlich. Bei ungeklärten paroxysmalen Tachykardien ist eine Abklärung mittels elektrophysiologischer Untersuchung sinnvoll, wenn eine spontane Dokumentation nicht gelingt. Sie ist schon aus therapeutischen Gründen obligat bei ventrikulären Tachykardien und Kammerflimmern als Voraussetzung einer zielführenden Behandlung. Erst wenn die Art der Rhythmusstörung eindeutig festliegt, kann man die individuell adäquate antiarrhythmische Therapie festlegen. Bei Synkopen, Verdacht auf Kammerarrhythmien, bei akutem Myokardinfarkt sowie ventrikulären Herzrhythmusstörungen bei bedeutsamer kardialer Grunderkrankung, ist eine klinische Behandlung unvermeidlich [12].

Diagnostik

Anamnese und Klinik

Tachykardien, empfunden als Herzklopfen, Herzrasen, Herzjagen; bei paroxysmalen Tachykardien plötzlich und unerwartet einsetzend. Abhängig von Tachykardiefrequenz und Herzleistung: Atemnot, thorakales Engegefühl, Angst, Benommenheit, Synkope, Lungenödem, schließlich Herz-Kreislauf-Stillstand mit Bewußtlosigkeit (hochfrequente Kammertachykardien und Kammerflimmern). Frage nach Grundkrankheit, Alter, Arrhythmieverstärkung durch Antiarrhythmika.

EKG-Registrierung

Standard-EKG, Hinweise für paroxysmale Tachykardien:
- verbreiterte P-Welle: Paroxysmales Vorhofflimmern/-flattern;
- verkürztes PQ-Intervall: LGL-Syndrom möglich;
- verkürztes PQ-Intervall und Δ-Welle: WPW-Syndrom;
- Infarktresiduen: rezidivierend Kammertachykardien; Vorhofflimmern/-flattern.

Ergometrie: Paroxysmale Tachykardien selten durch Belastung provozierbar.

24-h-EKG: Wichtig zur Erfassung und Quantifizierung ventrikulärer Extrasystolen; paroxysmales Vorhofflimmern, gelegentlich registrierbar; Reentrytachykardien beim Präexzitationssyndrom und Kammertachykardien selten mit 24-h-EKG erfaßbar.

Elektrophysiologische Untersuchung
(intrakardiale Stimulation und Ableitung)

Tachykardie mit schmalem QRS-Komplex

Gesicherte Indikation: Häufige symptomatische Tachykardien, ohne ausreichendes Ansprechen auf Medikamente zur Diagnostik, Therapieeinstellung und Therapiekontrolle [spezifische Medikamente (Kombinationen), Katheterablation, antitachykarde Schrittmacher, antiarrhythmische Operation].

Mögliche Indikation: Patienten, die elektrotherapeutische Verfahren einer chronischen medikamentösen Behandlung vorziehen.

Keine Indikation: Ausreichende diagnostische Information mittels Standard-EKG zur Identifikation der Arrhythmie und zur medikamentösen Therapieentscheidung.

Tachykardie mit breitem QRS-Komplex

- Gesicherte Indikation: Persistierende Tachykardien, deren Ursprung und Mechanismus zweifelhaft sind.
- Persistierende Kammertachykardie oder Zustand nach Reanimation außerhalb der Akutphase eines Myokardinfarktes.

- WPW-Syndrom mit Vorhofflimmern und hoher Kammerfrequenz oder Zustand nach Reanimation.
- Zustand nach Reanimation ohne Hinweise für akuten Myokardinfarkt.

Keine Indikation: Kammertachykardie/-flimmern in der Akutphase des Myokardinfarktes. Herzkreislaufstillstand infolge akuter Ischämie oder anderer identifizierbarer Ursachen (z. B. Aortenstenose, Elektrolytstörungen etc.).

Therapie

Allgemeine Prinzipien
a) Beeinflussung der Grundkrankheit,
b) Beseitigung von Elektrolytstörungen,
c) Ausschluß proarrhythmischer Effekte durch Antiarrhythmika,
d) Indikation zur antiarrhythmischen Therapie:
   - symptomatische Arrhythmie,
   - Patienten, die vom plötzlichen Herztod bedroht sind.

Sinustachykardie

Beeinflussung der Ursachen (Anämie, Fieber, Herzinsuffizienz, Hypoxie).

Symptomatisch: Digitalis, β-Blocker.

Paroxysmale atriale Tachykardie

β-Blocker, Verapamil, Propafenon u. a., selten ablative Therapie: Katheterablation, antiarrhythmische Kardiochirurgie.

Vorhofflimmern/-flattern

- Digitalisierung; Kalziumantagonisten vom Verapamiltyp oder β-Rezeptorenblocker (Normalisierung der Kammerfrequenz).
- Zur Regularisierung: Flecainid, Propafenon, Chinidin, Disopyramid (selten Amiodaron); ggf. Elektroschockkardioversion (bei Vorhofflattern auch atriale Hochfrequenzstimulation), selten His-Bündelablation oder AV-Knotenmodulation.

- Antikoagulation: bei geplanter Elektrokardioversion, bei Mitralvitium (Phenprocoumon), bei sonstiger Herzerkrankung: Acetylsalicylsäure oder Phenprocoumon.

Präexzitationssyndrome

- Transvenöse Ablation (besonders AV-Knoten-Reentrytachykardie, Wolff-Parkinson-White-Syndrom).
- Medikamentöse Therapie bei symptomatischen Arrhythmien: β-Rezeptorenblocker, Propafenon, Flecainid, Sotalol, Chinidin, Disopyramid, Prajmalin (Amiodaron in speziellen Fällen).
- Bei Therapieresistenz und in besonderen Fällen chirurgische Durchtrennung der akzessorischen Bahn.

Ventrikuläre Extrasystolie

Lidocain (akuter Myokardinfarkt), Ajmalin, Mexiletin, Chinidin, β-Blokker bzw. Sotalol, Propafenon, Disopyramid, Amiodaron, Tocainid.

Ventrikuläre Tachykardie

- Medikamentöse Therapie: Ajmalin (Prajmalin), Lidocain, Mexiletin, Sotalol, Amiodaron, Chinidin, Disopyramid, Propafenon, Flecainid, Tocainid, evtl. Magnesium, Kombinationen von Antiarrhythmika.
- Alternative Maßnahmen: Endokardresektion bei monomorpher Tachykardie und ausreichender linksventrikulärer Pumpfunktion; automatischer implantierbarer Defibrillator bei medikamentöser Therapieresistenz und ungünstigen Voraussetzungen für antiarrhythmische Kardiochirurgie.
- Katheterablation bei sehr guter Lokalisierbarkeit der Tachykardie (besonders bei unaufhörlicher Tachykardie, „incessant tachycardia").

Therapiekontrolle nach Einleitung antiarrhythmischer Maßnahmen

a) Standard-EKG: PQ-, QRS-, QT-Intervall, Ruhefrequenz?
b) Belastungs-EKG: Arrhythmogene Effekte unter Belastung?
c) 24-h-EKG: Nachweis einer effektiven Suppression von Arrhythmien (insbesondere ventrikuläre Extrasystolen); Erfassung unerwünschter Effekte z. B. intermittierende Sinusbradykardie, intermittierender AV-Block? Proarrhythmische Effekte wie signifikante Zunahme der ventrikulären Extrasystolen, Torsade-de-pointes-Tachykardie?
d) Programmierte ventrikuläre Stimulation: Nachweis einer effektiven medikamentösen Therapie bei reproduzierbar auslösbarer ventrikulärer Tachyarrhythmie (Kammertachykardie, Kammerflimmern). Nachweis proarrhythmischer Effekte.

Literatur

1. Abildgaard PC (1775) Tentamina electrica animalibus instituta. Societatis Medicae Havniensis Collectanea 2:157
2. Adams R (1827) Cases of diseases of the heart, accompanied with pathological observations. Dublin Hosp Rep 4:353–453
3. Adams R (1939) Med Class 3:620–630
4. Adams R (1968) (1791–1875) Morgagni-Adams-Stokes Syndrome. J Am Med Assoc 206:639–640
5. Ader C (1897) Sur un nouvel appareil enregistreur pour cables sous-marins. Compt Rend Acad Sci 124:1440–1442
6. Ahlquist RP (1948) A study of the adrenotopic receptors. Am J Physiol 153:586–600
7. Aldini G (1804) Essai theorique et experimental sur le galvanisme, avec une serie d'experiences faites en presence des commissaires de l'institut national de France, et en divers amphitheatres de Londres. Fournier, Paris
8. An H, Saksena S, Janssen M, Osypka P (1989) Radiofrequency ablation of ventricular myocardium using active fixation and passive contact catheter delivery systems. Am Heart J 118:69–77
9. Anderson RH, Becker AE, Brechenmacher C, Davies MJ, Rossi L (1975) Ventricular preexcitation. A proposed nomenclature for its substrates. Eur J Cardiol 3:27–35
10. Anderson JL, Stewart JR, Perry BA, Hamersveld DD van, Johnson TA, Conard GJ, Chang SF, Kram DC, Pitt B (1981) Oral Flecainide acetate for the treatment of ventricular arrhythmias. N Engl J Med 305:473–477
11. Antoni H (1972) Physiologische Grundlagen bei der Erzeugung und Unterbrechung von Vorhof- und Kammerflimmern des Herzens durch den elektrischen Strom. Herz Kreisl 4:324–331
12. Arzneiverordnungen. Arzneimittelkommission der deutschen Ärzteschaft (Hrsg) (1992) 17. Aufl. S 318 Kapitel 19. Deutscher Ärzte-Verlag, Köln
13. Aschoff L (1904) Zur Myokarditisfrage. Verh Dtsch Pathol Ges 8:46–53
14. Aschoff L, Tawara S (1906) Die heutige Lehre von den pathologisch-anatomischen Grundlagen der Herzschwäche. Kritische Bemerkungen auf Grund eigener Untersuchungen. Fischer, Jena
15. Aschoff L (1925) Vorträge über Pathologie gehalten an den Universitäten und Akademien Japans im Jahre 1924. Als Sonderheft ihrer Verhandlungen herausgegeben von der Japanischen Pathologischen Gesellschaft. Fischer, Jena
16. Aschoff L (1966) Ein Gelehrtenleben in Briefen an die Familie. Schulz, Freiburg
17. Baas JH (1878) William Harvey, der Entdecker des Blutkreislaufs und dessen anatomisch-experimentelle Studie über die Herz- und Blutbewegung bei den Thieren. Enke, Stuttgart
18. Bachmann G (1916) The inter-auricular time interval. Am J Physiol 41:309–320
19. Bajusz E, Selye H (1959) Conditioning factors for cardiac necroses. Trans NY Acad Sci 21:659–667
20. Bajusz E, Selye H (1960) The chemical prevention of cardiac necroses following occlusion of coronary vessels. Can Med Assoc J 82:212–213
21. Barnard CN (1967) The operation. A human cardiac transplant: An interim report of the successful operation performed at the Groote Schuur Hospital, Cape Town. South Afr Med J 41:1271–1274

22. Barold SS (1975) Therapeutic uses of cardiac pacing in tachyarrhythmias. In: Narula OS (ed) His bundle electrocardiography and clinical electrophysiology. Davis, Philadelphia, pp 407–433
23. Beck CS, Pritchard WH, Feil HS (1947) Ventricular fibrillation of long duration abolished by electric shock. J Am Med Assoc 135:985–986
24. Beck CS, Weckesser EC, Barry FM (1956) Fatal heart attack and successful defibrillation. New concepts in coronary artery disease. J Am Med Assoc 161:434–436
25. Bentley R, Trimen H (1880) Medicinal plants 4. Churchill, London, p 293
26. Berg JR, Sajner J (1975) J. E. Purkyne as a piarist monk. Bull Hist Med 49:381–388
27. Berkovitz BV, Castellanos A jr, Lemberg L (1969) Bifocal demand pacing. Circulation [Suppl]40:III-44
28. Bichat MFX (1800) Recherches physiologiques sur la vie et la mort. Brosson, Gabon & Cie, Paris
29. Bigg RPC, Chia R (1981) Magnesium deficiency: Role in arrhythmias complicating acute myocardial infarction? Med J Austral 1:346–348
30. Bigger JT jr, Hoffman BF (1990) Antiarrhythmic drugs. In: Goodman Gilman A, Rall TW, Nies AS, Taylor P (eds) Goodman and Gilman's. The pharmacological basis of therapeutics. Eighth edition, Pergamon Press, New York, pp 840–873
31. Black JW, Stephenson JS (1962) Pharmacology of a new adrenergic Beta-receptor-blocking compound (Nethalide). Lancet II:311–314
32. Blömer H, Wirtzfeld A, Delius W, Sebening H (1975) Das Sinusknotensyndrom. Z Kardiol 64:697–721
33. Blömer H, Wirtzfeld A, Delius W, Sebening H (1977) Das Sinusknotensyndrom. Perimed, Erlangen
34. Bonke FIM (ed) (1978) The Sinus Node. Structure, Function and clinical Relevance. Nijhoff, The Hague Boston London
35. Borel JF, Feurer C, Gubler HU, Stähelin H (1976) Biological effects of Cyclosporin A: a new antilymphocytic agent. Agents Actions 6:468–475
36. Bouveret L (1889) De la tachycardie essentielle paroxystique. Rev Med 9:753, 837
37. Bouvrain Y, Zacouto F (1961) L'entrainement electrosystolique du Coeur. Utilisation medicale. Presse Med 69:525–528
38. Breithardt G, Lüderitz B, Schlepper M (1989) Empfehlungen für die Indikation zur permanenten Schrittmacherimplantation der Klinischen Kommission in Zusammenarbeit mit der Arbeitsgruppe „Schrittmacher" und der Arbeitsgruppe „Rhythmusstörungen" der Deutschen Gesellschaft für Herz und Kreislaufforschung. Z Kardiol 78:212–217
39. Bryson AL, Parisi AF, Schechter E, Wolfson S (1973) Life-threatening ventricular arrhythmias induced by exercise. Cessation after coronary bypass surgery. Am J Cardiol 32:995–999
40. Budde T, Breithardt G, Borggrefe M, Podczek A, Langwasser J (1987) Erste Erfahrungen mit der Hochfrequenzstromablation des AV-Leitungssystems beim Menschen. Z Kardiol 76:204–210
41. Burchell HB, Frye RL, Anderson MW, McGoon DC (1967) Atrioventricular and ventriculoatrial excitation in Wolff-Parkinson-White syndrome (type B). Temporary ablation in surgery. Circulation 36:663–672
42. Burmeister J (1989) Geschichte der Physiologie an der Universität Rostock. Wiss Z Univ Rostock 8:35–41
43. Callaghan JC, Bigelow WG (1951) An electrical artificial pacemaker for standstill of the heart. Ann Surg 134:8–17
44. Cammilli L, Feruglio GA (1981) Breve cronistoria della cardiostimolazione elettrica date, uomini e fatti da ricordare. Publicazione Distribuita in Occasione del Secondo Simposio Europeo di Cardiostimolazione. Firenze, 3–6 Maggio

45. Cammilli L, Alcidi L, Grassi G, Melissano G, Massimo C, Montesi G, Menegazzo G, Silvestri V, Mugelli A (1990) Automatic implantable pharmacological defibrillator (AIPhD). Preliminary investigations in animals. New Trends Arrhyth 6:1131–1140
46. Cammilli L, Mugelli A, Grassi G, Alcidi L, Melissano G, Menegazza G, Silvestro V (1991) Implantable pharmacological defibrillator (AIPhD): Preliminary investigations in animals. PACE 14:381–386
47. Carell A, Guthrie CC (1905) The transplantation of veins and organs. Am J Med 10:1101
48. Carmeliet E, Janssen PA, Marsboom R, Nueten JM van, Xhonneux R (1978) Antiarrhythmic, electrophysiologic and haemodynamic effects of Lorcainide. Arch Int Pharmacodyn Ther 231:104–130
49. Carmeliet E (1980) Electrophysiological effects of encainide on isolated cardiac muscle and Purkinje fibers and on the Langendorff-perfused guinea-pig heart. Eur J Pharmacol 61:241
50. Cast II study stopped (1991) Scrip 1644:23
51. Castellanos A jr, Lemberg L, Berkovitz BV (1964) The „demand" cardiac pacemaker: A new instrument for the treatment of a-v conduction disturbances. Proceedings of the Inter-Am. Coll. of Cardiol. Meeting, Montreal
52. Chardack WM, Gage AA, Greatbatch W (1960) A transistorized, self-contained, implantable pacemaker for the long-term correction of complete heart block. Surgery 48:643–654
53. Charlier R, Deltour G, Tondeur R, Binon F (1962) Recherches dans la serie des benzofurannes. VII. Etude pharmacologique preliminaire du butyl-2 (diiodo-3′,5′ β-N-diethylaminoethoxy-4′ benzoyl)-3 benzofurannes. Arch Int Pharmacodyn 139:255–264
54. Charlier R, Delaunois G, Bauthier J, Deltour G (1969) Recherches dans la serie des benzofurannes. XL. Propriétés antiarrhythmiques de l'amiodarone. Cardiologia 54:83–89
55. Chew CYC, Colett J, Singh BN (1979) Mexiletine: A review of its pharmacological properties and therapeutic efficacy in arrhythmias. Drugs 17:161–181
56. Clerc A, Levy R, Cristesco C (1938) A propos du raccourcissement permanent de l'espace P-R de l'electrocardiogramme sans deformation du complexe ventriculaire. Arch Mal Coeur 31:569–582
57. Cobb FR, Blumenschein SD, Sealy WC, Boineau JP, Wagner GS, Wallace AG (1968) Successful surgical interruption of the bundle of Kent in a patient with Wolff-Parkinson-White syndrome. Circulation 38:1018–1029
58. Cotton RP (1867) Notes and observations of unusually rapid action of the heart. Br Med J I:629
59. Couch OA jr (1959) Cardiac aneurysm with ventricular tachycardia and subsequent excision of aneurysm. Circulation 20:251–253
60. Cremer M (1906) Über die direkte Ableitung der Aktionsströme des menschlichen Herzens vom Oesophagus und über das Elektrokardiogramm des Fötus. Münch Med Wochenschr 53:811–813
61. Csapo G (1982) Erregungsbildungs- und Erregungsleitungsstörungen. In: Roskamm H, Reindell H: Herzkrankheiten. Pathophysiologie, Diagnostik, Therapie. Springer, Berlin Heidelberg New York Tokyo, S 532–642
62. Danilo P (1979) Tocainide. Am Heart J 97:259–262
63. Diepgen P (1913) Geschichte der Medizin. I Altertum. Göschen, Berlin Leipzig
64. Dimond EG (ed) (1965) Paul Dudley White. A Portrait. Am J Cardiol 15:434–552
65. Dreifus LS, Nichols H, Morse D, Watanabe Y, Truex R (1968) Control of recurrent tachycardia of Wolff-Parkinson-White syndrome by surgical ligature of the A-V bundle. Circulation 38:1030–1036

66. Duchenne de Boulogne GBA (1872) De l'ectrisation localisée et de son application à la pathologie et à la therapeutique par courants induits et par courants galvaniques interrompus et continues. Baillière, Paris
67. Duff HJ, Roden DM, Maffucci RJ, Vesper BS, Conard GJ, Higgins SB, Oates JA, Smith RF, Woosley RL (1981) Suppression of resistant ventricular arrhythmias by twice daily dosing of Flecainide. Am J Cardiol 48:1133–1140
68. Dumesnil R, Bonnet-Roy F (Hrsg) (1947) Die berühmten Ärzte. Mazenod, Genf
69. Dungan KW, Lish PW (1964) Potency and specificity of new adrenergic β-receptor blocking agents. Fed Proc 23:124
70. Durrer D, Ross JP (1967) Epicardial excitation of the ventricles in a patient with Wolff-Parkinson-White syndrome (type B). Circulation 35:15–21
71. Dyckner T (1980) Serum magnesium in acute myocardial infarction. Relation to arrhythmias. Acta Med Scand 207:59–66
72. Ebers G (Hrsg) (1875) Papyros Ebers. Das hermetische Buch über die Arzneimittel der alten Aegypter in hieratischer Schrift. 2 Bände. Engelmann, Leipzig
73. The Papyrus Ebers (1937) The greatest egyptian medical document. (Translation by Ebbell B). Levin & Munksgaard, Copenhagen
74. Ebstein E (1930/31) Purkinje, der Begründer der Physiologischen Institute in Breslau und Prag. Hippokrates 3:508–528
75. Echt DS, Liebson PR, Mitchell LB, Peters RW, Obias-Manno D, Barker AH, Arensberg D, Baker A, Friedman L, Greene HL, Huther ML, Richardson DW and the Cast investigators (1991) Mortality and morbidity in patients receiving Encainide, Flecainide, or placebo. The Cardiac Arrhythmia Suppression Trial (CAST). Baseline predictors of highest mortality. N Engl J Med 324:781–788
76. Ecker RR, Mullins CB, Grammer JC, Rea WJ, Atkins JM (1971) Control of intractable ventricular tachycardia by coronary revascularization. Circulation 44:666–670
77. Ector H, Verlinden M, Eynde EV, Bourgois I, Hermans L, Gagard R, de Geest H (1984) Brachycardia, ventricular pauses, syncope and sports. Lancet 15:591
78. Edmonds JH jr, Ellison RG, Crews TL (1969) Surgically induced atrioventricular block as treatment for recurrent atrial tachycardia in Wolff-Parkinson-White Syndrome. Circulation Suppl I 39:105–111
79. Effert S (1981) Die Entwicklung der Elektrotherapie des Herzens aus historischer Sicht. In: Lüderitz B (Hrsg) Ventrikuläre Herzrhythmusstörungen. Pathophysiologie – Klinik – Therapie. Springer, Berlin Heidelberg New York Tokyo, S 337–343
80. Einthoven W (1895) Ueber die Form des menschlichen Elektrocardiogramms. Pflügers Arch 60:101–123
81. Einthoven W (1903) Die galvanometrische Registrierung des menschlichen Elektrokardiogramms, zugleich eine Beurteilung der Anwendung des Kapillar-Elektrometers in der Physiologie. Pflügers Arch 99:472–480
82. Einthoven W (1903) Ein neues Galvanometer. Ann Phys 12:1059–1071
83. Einthoven W (1906) Le telecardiogramme. Arch Int Physiol 4:132–164
84. Einthoven W (1908) Weiteres über das Elektrokardiogramm. Nach gemeinschaftlich mit Dr. B. Vaandrager angestellten Versuchen. Pflügers Arch 122:517–584
85. Einthoven W, Fahr G, de Waart A (1913) Über die Richtung und die manifeste Größe der Potentialschwankungen im menschlichen Herzen und über den Einfluß der Herzlage auf die Form des Elektrokardiogramms. Pflügers Arch 150:275–315
86. Einthoven W, Fahr G, Waart A de (1950) On the direction and manifest size of the variations of potential in the human heart and on the influence of the position of the heart on the form of the electrocardiogram (Translation: Hoff HE, Sekely P). Am Heart J 40:163–211

87. Elmquist R, Senning A (1960) An implantable pacemaker for the heart. In: Smyth CN (ed) Medical Electronics, proceedings of the second international conference on medical electronics, Paris 1959. Iliffe & Sons, London
88. Estes EH jr, Izlar HL jr (1967) Recurrent ventricular tachycardia. A case successfully treated by bilateral cardiac sympathectomy. Am J Med 31:493–497
89. Falta W (1940) K. F. Wenckebach zum Gedenken. Wien Klin Wochenschr 53:1067–1073
90. Ferrer MI (1968) The sick sinus syndrome in atrial disease. Am Med Assoc 206:645–646
91. Ferriar J (1799) An essay on the medical properties of the digitalis purpurea, or foxglove. Sowler & Russel, Manchester (1799)
92. Field H (1955) Arthur Berridale Keith, student of mankind. Science 122:277
93. Fischer I (Hrsg) (1932) Biographisches Lexikon der hervorragenden Ärzte der letzten fünfzig Jahre. Bd I. Urban & Schwarzenberg, Berlin Wien
94. Fischer, I (Hrsg) Biographisches Lexikon der hervorragenden Ärzte der letzten fünfzig Jahre. Bd. II. Urban & Schwarzenberg, Berlin Wien
95. Fisher JD, Mehra R, Furman S (1978) Termination of ventricular tachycardia with bursts of rapid ventricular pacing. Am J Cardiol 41:94–102
96. Fleckenstein A (1964) Die Bedeutung der energiereichen Phosphate für Kontraktilität und Tonus des Myokards. Verh Dtsch Ges Inn Med 70:81–99
97. Fleckenstein A, Tritthart H, Fleckenstein B, Herbst A, Grün G (1969) A new group of competitive Ca-antagonists (Iproveratril, d 600, Prenylamin) with highly potent inhibitory effects on excitation-contraction coupling in mammalian myocardium. Pflügers Arch 307:R 25
98. Fontaine G, Frank R, Guiraudon G, Vedel J, Grosgogeat Y, Cabrol C (1974) Surgical treatment of resistant reentrant ventricular tachycardia by ventriculotomy: A new application of epicardial mapping. Circulation [Suppl] 50:III-82
99. Fontaine G, Guiraudon G, Frank R, Gerbaux A, Cousteau JP, Barillon A, Gray J, Cabrol C, Facquet J (1975) La cartographie epicardique et le traitement chirurgical par simple ventriculotomie de certaines tachycardies ventriculaires rebelles par reentrée. Arch Mal Coeur 68:113–124
100. Fontaine G, Guiraudon G, Frank R, Coutte R, Dragodanne C (1976) Epicardial mapping and surgical treatment in six cases of resistant ventricular tachycardia not related to coronary artery disease. In: Wellens HJJ, Lie KI, Janse MJHE (eds) The conduction system of the heart. Kroese, Leiden
101. Forssmann W (1929) Die Sondierung des rechten Herzens. Klin Wschr 8:2085–2087
102. Fraenkel A (1906) Zur Digitalistherapie. Über intravenöse Strophanthintherapie. Verh Dtsch Ges Inn Med 257–266
103. Frank E (1956) An accurate, clinically practical system for spatial vectorcardiography. Circulation 13:737–749
104. Fraser TR (1885) The action and uses of digitalis and its substitutes, with special reference to strophanthus (hispidus?). Br Med J 2:904–910
105. Fraser GR, Frogatt P, Murphy T (1964) Genetical aspects of the cardioauditory syndrome of Jervell and Lange-Nielsen (congenital deafness and electrographic abnormalities). Ann Hum Genet 28:133–157
106. Frey W (1918) Über Vorhofflimmern beim Menschen und seine Beseitigung durch Chinidin. Berl Klin Wochenschr 55:417–419, 450–452
107. Froment R (1958) Louis Gallavardin. Arch Mal Coeur 51:1–8
108. Fuchs L (1542) De historia stirpium commentarii insignes, maximis impensis et vigiliis elaborati, adjectis earundem vivis plusquam quingentis imaginibus, nunquam antea ad nuturae imitationem artificiosius effictis et expressis. Basileae

109. Fuchs R (1902) Geschichte der Heilkunde bei den Griechen. Die Heilkunde in der Alexandrinerzeit. Herophilos. Die Herophileer (300 a. Chr. – 50 p. Chr.). In: Neuburger M, Pagel J (Hrsg) Handbuch der Geschichte der Medizin. Bd. I: Altertum und Mittelalter. Fischer, Jena, S 286–295
110. Fuchs T (1992) Die Mechanisierung des Herzens. Suhrkamp, Frankfurt
111. Funke HD (1978) Die optimierte sequentielle Stimulation von Vorhof und Kammer – ein neuartiges Konzept zur Behandlung bradykarder Dysrhythmien. Herz Kreisl 10:479–483
112. Furman S, Robinson G (1958) The use of an intracardiac pacemaker in the correction of total heart block. Surg Forum 9:245–248
113. Gallagher JJ, Sealy WC, Anderson RW, Kasell J, Millar R, Campbell RWF, Harrison L, Pritchett ELC, Wallace AG (1977) Cryosurgical ablation of accessory atrioventricular connections. A method for correction of the pre-excitation syndrome. Circulation 55:471–479
114. Gallagher JJ, Anderson RW, Kasell J, Rice JR, Pritchett ELC, Gault JM, Harrison L, Wallace AG (1978) Cryoablation of drug-resistant ventricular tachycardia in a patient with a variant of scleroderma. Circulation 57:190–197
115. Gallagher JJ, Svenson RH, Kasell JH, German LD, Bardy GH, Broughton A, Critelli G (1982) Catheter technique for closed-chest ablation of the atrio-ventricular conduction system: A therapeutic alternative for the treatment of refractory supraventricular tachycardia. N Engl J Med 306:194–200
116. Gallavardin L (1922) De la tachycardie paroxystique à centre excitable. Arch Mal Coeur 15:1–14
117. Gallavardin L (1922) Extrasystolie ventriculaire à paroxysmes tachycardiques prolongés. Arch Mal Coeur 15:298–306
118. Gallavardin L (1922) Extrasystolie auriculaire à paroxysmes tachycardiques. Arch Mal Coeur 15:774–777
119. Galvani L (1791) De viribus electricitatis in motu musculari commentarius. Bologna Inst Sci
120. Gerritsen JW (1991) Dutch pioneers of cardiology. FC Donders – TW Engelmann – KF Wenckebach – W Einthoven – D Durrer. Neth J Cardiol 4:130–139
121. Gibson JK, Somani P, Bassett AL (1978) Electrophysiologic effects of Encainide (MJ 9067) on canine Purkinje fibres. Eur J Pharmacol 52:161–169
122. Giraud G, Puech P, Latour H, Hertault J (1960) Variations de potentiel lieés a l'activité du système de conduction auriculo-ventriculaire chez l'homme. Arch Mal Coeur 53:757–776
123. Goldberger E (1942) A simple, indifferent, electrocardiographic electrode of zero potential and a technique of obtaining augmented unipolar, extremity leads. Am Heart J 23:483–492
124. Gonzales R, Scheiman M, Margaretten W, Rubinstein M (1981) Closed-chest electrode-catheter technique for His bundle ablation in dogs. Am J Physiol 241:H 283–287
125. Gotfredsen EDV (1942) Oldtidens laere om hjerte, kar og puls. En medicinsk-historisk studie. Mit einer deutschen Zusammenfassung. Munksgaard, København
126. Graham AF, Miller DC, Stinson EB, Daily PO, Fogarty TJ, Harrison DC (1973) Surgical treatment of refractory life threatening ventricular tachycardia. Am Cardiol 32:909–912
127. Gross F (ed) (1977) Antihypertensive agents. Springer, Berlin Heidelberg New York (Handbook of experimental pharmacology, vol 39)
128. Guiraudon G, Frank R, Fontaine G (1974) Interêt des cartographies dans le traitement chirurgical des tachycardies ventriculaires rebelles recidivantes. Nouv Presse Med 3:321

129. Guiraudon G, Fontaine G, Frank R, Escande G, Etievent P, Vignes R, Mattei MF, Cabrol A, Cabrol C (1978) La centriculotomie circulaire d'eclusion. Traitement chirurgical des tachycardies ventriculaires compliquant un infarctus du myocarde. Arch Mal Coeur 71:1255–1262
130. Guiraudon G, Fontaine G, Frank R, Escande G, Etievent P, Cabrol C (1978) Encircling endocardial ventriculotomy. A new surgical treatment for life-threatening ventricular tachycardias resistant to medical treatment following myocardial infarction. Ann Thorac Surg 26:438–444
131. Guiraudon G, Fontaine G, Frank R, Barra J, Grosgogeat Y, Cabrol C (1981) Zirkuläre endokardiale Ventrikulotomie – Derzeitige Ergebnisse. In: Lüderitz B (Hrsg) Ventrikuläre Herzrhythmusstörungen. Pathophysiologie – Klinik – Therapie. Springer, Berlin Heidelberg New York Tokyo, S 443–451
132. Haberl R, Haberl K, Pulter R, Kreuzer E, Steinbeck G (1990) Mappingmethoden zur Ursprungslokalisation tachykarder Rhythmusstörungen. Internist 31:350–355
133. Haeser H (1875) Lehrbuch der Geschichte der Medicin und der epidemischen Krankheiten. 3. Bearb., Bd. I: Geschichte der Medicin im Alterthum und Mittelalter. Dufft, Jena
134. Haeser H (1881) Lehrbuch der Geschichte der Medicin und der epidemischen Krankheiten. 3. Bearb., Bd. II: Geschichte der Medicin in der neueren Zeit. Fischer, Jena
135. Hammill SC (1985) New antiarrhythmic agents: Part V – Propafenone for the treatment of supraventricular and ventricular rhythm disturbances. Prac Cardiol 11:75–90
136. Han J (1971) The concepts of reentrant activity responsible for ectopic rhythms. Am J Cardiol 28:253–261
137. Hapke HJ, Sterner W (1969) Pharmakologische und toxikologische Untersuchungen zur Wirkungscharakterisierung von Etafenon. Arzneim Forsch 19:1664–1672
138. Hardy JD, Chavez CM, Kurrus FD, Neely WA, Eraslan S, Turner MD, Fabian LW, Labecki TD (1964) Heart transplantation in man. Developmental studies and reports of a case. J Am Med Assoc 188:1132–1140
139. Harken AH, Josephson ME, Horowitz LN (1979) Surgical endocardial resection for the treatment of malignant ventricular tachycardia. Ann Surg 190:456–460
140. Harris AS, Kokernot RH (1950) Effects of Diphenylhydantoin sodium (Dilantin sodium) and Phenobarbital sodium upon ectopic ventricular tachycardia in acute myocardial infarction. Am J Physiol 163:505–516
141. Harrison L, Gallagher JJ, Kasell J, Anderson RH, Mikat E, Hackel DB, Wallace AG (1977) Cryosurgical ablation of the A-V node-His bundle. A new method for producing A-V block. Circulation 55:463–470
142. Harrison DC, Winkle RA, Sami M, Mason JW (1981) Encainide: A new and potent antiarrhythmic agent. In: Harrison DC (ed) Cardiac arrhythmias, a decade of progress. Hall, Boston, pp 315–330
143. Harvey W (1970) Anatomical studies on the motion of the heart and blood (Translation: Leake CD). Thomas, Springfield
144. Helfer O, Winau R (1986) Männer und Frauen der Medizin. Illustrierte Kurzbiographien zur Geschichte der Medizin. 6. Aufl. de Gruyter, Berlin New York
145. Hief C, Podczeck A, Frohner K, Nürnberg M, Steinbach K (1989) Transvenöse Hochfrequenzstromablation der AV-Überleitung bei therapieresistentem tachykardem Vorhofflimmern. Wien Klin Wochenschr 101:188–191
146. Hirsch A (Hrsg) (1929) Biographisches Lexikon der hervorragenden Ärzte aller Zeiten und Völker. 2. Aufl. Bd I. Urban & Schwarzenberg, Berlin Wien
147. Hirsch A (Hrsg) (1930) Biographisches Lexikon der hervorragenden Ärzte aller Zeiten und Völker. 2. Aufl. Bd II. Urban & Schwarzenberg, Berlin Wien
148. Hirsch A (Hrsg) (1931) Biographisches Lexikon der hervorragenden Ärzte aller Zeiten und Völker. 2. Aufl. Bd III. Urban & Schwarzenberg, Berlin Wien

149. Hirsch A (Hrsg) (1932) Biographisches Lexikon der hervorragenden Ärzte aller Zeiten und Völker. 2. Aufl Bd IV. Urban & Schwarzenberg, Berlin Wien
150. Hirsch A (Hrsg) (1934) Biographisches Lexikon der hervorragenden Ärzte aller Zeiten und Völker. 2. Aufl. Bd V. Urban & Schwarzenberg, Berlin Wien
151. Hirsch A (Hrsg) (1962) Biographisches Lexikon der hervorragenden Ärzte aller Zeiten und Völker. 3. Aufl., Bd IV, Urban & Schwarzenberg, München Berlin
152. His W jr (1893) Die Tätigkeit des embryonalen Herzens und deren Bedeutung für die Lehre von der Herzbewegung beim Erwachsenen. Arb Med Klin 14–49
153. His W (1933) Zur Geschichte des Atrioventrikularbündels nebst Bemerkungen über die embryonale Herztätigkeit. Klin Wochenschr 12:569–574
154. Hodges M, Haugland JM, Granrud GJ, Asinger RW, Mikell FL, Krejci J (1982) Suppression of ventricular ectopic depolarizations by Flecainide acetate, a new antiarrhythmic agent. Circulation 65:879–885
155. Hoffa M, Ludwig C (1850) Einige neue Versuche über Herzbewegung. Z Rationale Med 9:107–144
156. Hoffmann A (1900) Die paroxysmale Tachycardie (Anfälle von Herzjagen). Bergmann, Wiesbaden
157. Hoffmann T, Zacouto F (1961) Über den Mechanismus des Herzstillstandes und seine Beseitigung durch kontrollierte elektrische Stimulierung. Sitzungsbericht der 78. Tagung der Deutschen Gesellschaft für Chirurgie vom 5.–8. April. Sonderdruck aus Langenbecks Archiv und Deutsche Zeitschrift für Chirurgie, Bd 298:762–765
158. Hoffman BF, Bigger JT jr (1990) Digitalis and allied cardiac glycosides. In: Goodman Gilman A, Rall TW, Nies AS, Taylor P (eds) Goodman and Gilman's. The pharmacological basis of therapeutics. Eighth edition, Pergamon Press, New York, pp 814–839
159. Holter NJ, Gengerelli JA (1949) Remote recording of physiological data by radio. Rocky Mountain Med J 46:747
160. Holter NJ (1957) Radioelectrocardiography: A new technique for cardiovascular studies. Ann NY Acad Sci 65:913–923
161. Holter NJ (1961) New method for heart studies. Continuous electrocardiography of active subjects over long periods is now practical. Science 134:1214–1220
162. Holzmann M (1965) Klinische Elektrokardiographie. 5. Aufl. Thieme, Stuttgart
163. Holzmann M (1979) Geschichte der Elektrokardiographie. In: Blümchen G (Hrsg) Beiträge zur Geschichte der Kardiologie. Roderbirken: 123–132
164. Hormolle AE (1845) Memoire sur la digitale pourprée. J Pharm Chim 3:57–83
165. Horowitz LN, Harken AH, Kastor JA, Josephson ME (1980) Ventricular resection guided by epicardial and endocardial mapping for treatment of recurrent ventricular tachycardia. N Engl J Med 302:589–593
166. Huang SKS, Bharati S, Graham AR, Lev M, Marcus FI, Odell RC (1987) Closed chest catheter desiccation of the atrioventricular junction using radiofrequency energy. A new method of catheter ablation. J Am Coll Cardiol 9:349–358
167. Huang SKS (1989) Radio-frequency catheter ablation of cardiac arrhythmias: appraisal of an evolving therapeutic modality. Am Heart J 118:1317–1323
168. Huang SKS (1991) Advances in applications of radiofrequency current to catheter ablation therapy. PACE 14:28–42
169. Huard P, Wong M (1968) Chinesische Medizin (aus dem Französischen von Schoeller HWA). Kindler, München
170. Hübotter F (1914) Berühmte Chinesische Ärzte. Arch Gesch Med 7:115–128
171. Hudak JM, Banitt EH, Schmid JR (1984) Discovery and development of flecainide. Am J Cardiol 53:17B–20B
172. Hurst JW (1974) „I'm not through yet". Circulation 49:199–202
173. Hurst JW (1985) Paul Dudley White: To know him better. Am Cardiol 56:169–177
174. Hurst JW (1987) Jean George Bachmann. Clin Cardiol 10:135–136

175. Hyman AS (1932) Resuscitation of the stopped heart by intracardial therapy. II. Experimental use of an artificial pacemaker. Arch Int Med 50:283–305
176. Irnich W, deBakker JMT (1975) Konzept eines Optimal-Schrittmachers. Biomed Techn 20:89–90 (Ergänzungsband)
177. Jackman WM, Wang X, Friday KJ, Roman CA, Moulton KP, Beckman KJ, McClelland JH, Twidale N, Hazlitt HA, Prior MI, Margolis PD, Calame JD, Overholt EO, Lazzara R (1991) Catheter ablation of accessory atrioventricular pathways (Wolff-Parkinson-White Syndrome) by radiofrequency current. N Engl J Med 324:1605–1611
178. James TN (1961) Morphology of the human atrioventricular node, with remarks pertinent to its electrophysiology. Am Heart J 62:756–771
179. Jervell A, Lange-Nielsen F (1957) Congenital deaf-mutism, functional heart disease with prolongation of the Q-T interval, and sudden death. Am Heart J 54:59–68
180. Joachim H (1890) Papyros Ebers. Das älteste Buch über Heilkunde. Aus dem Aegyptischen zum erstenmal vollständig übersetzt. Reimer, Berlin
181. Josephson ME, Harken AH, Horowitz LN (1979) Endocardial excision: A new surgical technique for the treatment of recurrent ventricular tachycardia. Circulation 60:1430–1439
182. Jung W, Manz M, Lüderitz B (1992) Abklärungsgang und Indikation zum automatischen Defibrillator. Therapeutische Umschau 49:580–585
183. Kafka H, Langevin L, Armstrong PW (1987) Serum magnesium and potassium in acute myocardial infarction. Influence on ventricular arrhythmias. Arch Intern Med 147:465–469
184. Kaplan BM, Langendorf R, Lev M, Pick A (1973) Tachycardia-bradycardia syndrome (so-called „sick sinus syndrome"). Am J Cardiol 31:497–508
185. Katz MJ, Meyer CE, El-Etr A, Sloodi SJ (1963) Clinical evaluation of a new antiarrhythmic agent, SC-7031. Curr Ther Res Clin Exp 5:343–350
186. Kaufmann AJ, Olson CB (1968) Temporal relation between long-lasting aftercontractions and action potentials in cat papillary muscles. Science 161:293–295
187. Keith A, Flack M (1907) The form and nature of the muscular connections between the primary divisions of the vertebrate heart. J Anat Physiol 41:172–189
188. Keith A (1966) Centenary. Br Med J I:537
189. Keith A (1866–1955) (1967) Keith-Flack node. J Am Med Assoc 200:164–165
190. Kelen GJ, Henkin R, Lannon M, Bloomfield D, El-Sherif N (1989) Correlation between the signal averaged electrocardiogram from Holter Tapes and from real time recordings. Am J Cardiol 63:1321–1325
191. Keller F (1883) Arzneiverordnungen der Tübinger Klinischen Anstalten. Fues, Tübingen
192. Kent AFS (1893) Researches on the structure and function of the mammalian heart. J Physiol 14:233–254
193. Kent AFS (1958) Obituary. Br Med J: 894–895
194. Kestner CW (1971) Medicinisches Gelehrten-Lexicon. Olms, Hildesheim New York
195. Kleinsorge H (1959) Klinische Untersuchungen über die Wirkungsweise des Rauwolfia-Alkaloids Ajmalin bei Herzrhythmusstörungen, insbesondere der Extrasystolie. Med Klin 54:409–416
196. Kleinsorge H (1990) Zur Geschichte der Antiarrhythmika – unter besonderer Berücksichtigung von Ajmalin. In: Lüderitz B (Hrsg) Arrhythmiebehandlung und Hämodynamik. Springer, Berlin Heidelberg New York Tokyo, S 12–23
197. Knieriem HJ, Mecking D (1983) Anatomie und pathologische Anatomie des spezifischen Reizbildungs- und Erregungsleitungssystems sowie des kontraktilen Myokards. In: Lüderitz B (Hrsg) Handbuch der Inneren Medizin. Herzrhythmusstörungen. 5. Aufl. Bd. IX/1. Springer, Berlin Heidelberg New York Tokyo, S 1–64

198. Koch W (1907) Über das Ultimum moriens des menschlichen Herzens. Ein Beitrag zur Frage des Sinusgebietes. Beitr Pathol Anat 42:203–224
199. Koch W (1909) Weitere Mitteilungen über den Sinusknoten des Herzens. Verh Dtsch Ges Pathol 13:85–92
200. Krehl L von (1933) Wilhelm His. Münch Med Wochenschr 80:2044–2045
201. Krikler D, Curry P, Buffet J (1976) Dual-demand pacing for reciprocating atrioventricular tachycardia. Br Med J 1:1114–1116
202. Kuck KH, Schlüter M, Geiger M, Siebels J, Duckeck W (1991) Radiofrequency current catheter ablation of accessory atrioventricular pathways. Lancet 337:1557–1561
203. Kunze KP, Geiger M, Schlüter M, Kuck KH (1988) Katheter-induzierte Modulation der elektrischen Leitfähigkeit des Atrioventrikularknotens mittels Hochfrequenzstrom. Dtsch Med Wochenschr 113:1343–1348
204. Lagergreen H, Johannson L (1963) Intracardiac stimulation for complete heart block. Acta Chir Scand 125:562–566
205. Langendorff O, Lehmann C (1906) Der Versuch von Stannius am Warmblüterherzen. Arch Ges Physiol Menschen Thiere 112:352–360
206. Langley JN (1905) On the reaction of cells and of nerve endings to certain poisons chiefly as regards to reaction of striated muscle to nicotine and to curare. J Physiol 33:374–413
207. Leiber B; Olbert T (1968) Die klinischen Eponyme. Medizinische Eigennamenbegriffe in Klinik und Praxis. Urban & Schwarzenberg, München Berlin Wien
208. Leiber B, Olbrich G (1981) Die klinischen Syndrome. 6. Aufl., Bd. 1: Syndrome. Urban & Schwarzenberg, München Wien Baltimore
209. Leitner ER von (1983) Nicht-invasive Verfahren einschließlich Holter-Monitoring. In: Lüderitz B (Hrsg) Handbuch der Inneren Medizin. Herzrhythmusstörungen. 5. Aufl. Bd. IX/1. Springer, Berlin Heidelberg New York Tokyo, S 425–484
210. Lindeboom GA (1965) Karel Frederik Wenckebach (1864–1940). Een korte schets van zijn leven en werken. Bohn, Haarlem
211. Löfgren N (1948) Studies on local anesthetic. Xylocain, a new synthetic drug. Haeggstroms, Stockholm
212. Lower RR, Shumway NE (1960) Studies on orthotopic homotransplantation of the canine heart. Surg Forum 11:18–21
213. Lower RR, Dong E jr, Shumway NE (1965) Long term survival of cardiac homografts. Surgery 58:110–119
214. Lown B, Ganong WF, Levine SA (1952) The syndrome of short P-R interval, normal QRS-complex and paroxysmal rapid heart action. Circulation 5:693–706
215. Lown B, Amarasingham R, Neumann J (1962) New method for terminating cardiac arrhythmias. Use of synchronized capacitor discharge. J Am Med Assoc 182:548–555
216. Lown B (1967) Electrical reversion of cardiac arrhythmias. Br Heart J 29:469–489
217. Lown B, Wolf M (1971) Approaches to sudden death from coronary heart disease. Circulation 44:130–142
218. Lüderitz B, Steinbeck G (1977) Schrittmachertherapie tachykarder Herzrhythmusstörungen. Internist 18:31–37
219. Lüderitz B (1979) Elektrische Stimulation des Herzens. Diagnostik und Therapie kardialer Rhythmusstörungen. Springer, Berlin Heidelberg New York
220. Lüderitz, B (1980) Indikationen zur Herzschrittmacher-Behandlung. Langenbecks Arch Chir 352:259–264
221. Lüderitz B (1983) Tachykarde Rhythmusstörungen. In: Lüderitz B (Hrsg) Handbuch der Inneren Medizin. Herzrhythmusstörungen. 5. Aufl. Bd. IX/1. Springer, Berlin Heidelberg New York Tokyo, S 1007–1055
222. Lüderitz B (1983) Alternative bei bedrohlichen Vorhofrhythmusstörungen. Unterbrechung des His-Bündels mit Kathetertechnik. Dtsch Ärztebl 80:27–32

223. Lüderitz B (1986) Historische Entwicklung des Herzschrittmachers. In: Lüderitz B (Hrsg) Herzschrittmacher. Therapie und Diagnostik kardialer Rhythmusstörungen. Springer, Berlin Heidelberg New York Tokyo, S 3–17
224. Lüderitz B (1986) Schrittmacherbehandlung. In: Lüderitz B (Hrsg) Herzschrittmacher. Therapie und Diagnostik kardialer Rhythmusstörungen. Springer, Berlin Heidelberg New York Tokyo, S 233–294
225. Lüderitz B (1986) Tachykarde Rhythmusstörungen. In: Lüderitz B (Hrsg) Herzschrittmacher. Therapie und Diagnostik kardialer Rhythmusstörungen. Springer, Berlin Heidelberg New York Tokyo, S 336–392
226. Lüderitz B (1987) Kardiologie. Laryng Rhinol Otol 66:612–613
227. Lüderitz B, Gerckens U, Manz M (1986) Automatic implantable cardioverter/defibrillator (AICD) and antitachycardia pacemaker (Tachylog): combined use in ventricular tachyarrhythmias. Pace 9:1356–1360
228. Lüderitz B (1993) Therapie der Herzrhythmusstörungen. Leitfaden für Klinik und Praxis. 4. Aufl. Springer, Berlin Heidelberg New York Tokyo
229. Lüderitz B (1987) Rhythmusstörungen des Herzens. In: Gross R, Schölmerich P, Gerok W (Hrsg) Lehrbuch der Inneren Medizin unter Berücksichtigung der Gegenstandskataloge. 7. Aufl. Schattauer, Stuttgart New York, S 281–296
230. Lüderitz B (1988) Einführung zum Thema: Perspektiven der Arrhythmiebehandlung. In: Lüderitz B, Antoni H (Hrsg) Perspektiven der Arrythmiebehandlung. Springer, Berlin Heidelberg New York Tokyo, S 1–7
231. Lüderitz B (1989) Rhythmusstörungen des Herzens. In: Gross R, Schölmerich P, Gerok W (Hrsg) Merksätze Innere Medizin. Schattauer, Stuttgart New York, S 67–71
232. Lüderitz B (1990) Therapie mit Antiarrhythmika. In: Lüderitz B (Hrsg) Arrhythmiebehandlung und Hämodynamik. Springer, Berlin Heidelberg New York Tokyo, S 1–11
233. Lüderitz B, Manz M (1990) Nichtpharmakologische Therapie maligner Herzrhythmusstörungen. Internist 31:648–656
234. Lüderitz B (1990) Temporäre intrakardiale diagnostische und therapeutische Stimulation mittels Kathetertechnik. Ergeb Exp Med 52:271–278
235. Lüderitz B (1990) Herzrhythmusstörungen. Differentialdiagnose und Stufentherapie der Herzrhythmusstörungen. Therapiewoche 40:1017–1018
236. Lüderitz B (1991) The Cardiac Arrhythmia Suppression Trial (CAST). In: Lüderitz B, Saksena S (eds) Interventional Electrophysiology. Futura, Mount Kisco, NY, pp 95–103
237. Lüderitz B (1991) Historical aspects of device therapy for cardiac arrhythmias. In: Lüderitz B, Saksena S (eds) Interventional Electrophysiology. Futura Publishing, Mount Kisco, NY, pp 333–352
238. Lüderitz B (1991) Interventionelle Therapieverfahren – Alternativen zur medikamentösen Arrhythmiebehandlung. Dt Ärztebl 88:2554–2558
239. Macinnis HF (1954) The clinical application of radioelectrocardiography. Can Med Assoc J 70:574–576
240. Mahaim I (1947) Kent fibers and the av paraspecific conduction through the upper connections of the bundle of His-Tawara. Am Heart J 33:651
241. Maisch B (1983) Moderne Herzschrittmachertherapie. Teil 1: Entwicklungsstand. Herz Gefäße 3:499–516
242. Malkiel-Shapiro B (1958) Further observations on parenteral magnesium sulphate therapy in coronary heart disease: A clinical appraisal. South Afr Med J 32:1211–1215
243. Mandel WJ, Laks MM, Yamaguchi I, Fields J, Berkovits B (1976) Recurrent reciprocating tachycardias in the Wolff-Parkinson-White syndrome: Control by use of a scanning pacemaker. Chest 69:769–774

244. Mannebach H (1988) Hundert Jahre Herzgeschichte. Entwicklung der Kardiologie 1887–1987. Springer, Berlin Heidelberg New York Tokyo
245. Manz M, Steinbeck G, Lüderitz B (1983) His-Bündel Ablation: Eine neue Methode zur Therapie bedrohlicher supraventrikulärer Herzrhythmusstörungen. Internist 24:95–98
246. Manz M, Steinbeck G, Lüderitz B (1985) Supraventrikuläre Tachykardie: Ergebnisse der His-Bündel-Ablation. Dtsch Med Wochenschr 110:576–582
247. Manz M, Gerckens U, Lüderitz B (1985) Antitachycardia pacemaker (Tachylog) and automatic implantable defibrillator (AID): combined use in ventricular tachyarrhythmias. Circulation [Suppl] 72:III-383
248. Manz M, Gerckens U, Funke HD, Kirchhoff PG, Lüderitz B (1986) Combination of antitachycardia pacemaker and automatic implantable cardioverter/defibrillator for ventricular tachycardia. Pace 9:676–684
249. Mark LC, Kayden HJ, Steele JM, Cooper JR, Berlin I, Rovenstine EA, Brodie BB (1951) The physiological disposition and cardiac effects of Procaine amide. J Pharmacol Exp Ther 102:5–15
250. Marmorstein M (1927) Contribution à l'etude des excitations électriques localisées sur le coeur en rapport avec la topographie de l'innervation du coeur chez le chien. J Physiol Pathol 25:617–625
251. Mautz FR (1936) Reduction of cardiac irritability by the epicardial and systemic administration of drugs as a protection in cardiac surgery. J Thor Surg 5:612–628
252. Mayer AG (1906) Rhythmical pulsation in scyphomedusae. Carnegie Institut of Washington: Publ No 47
253. Merritt HH, Putnam TJ (1938) Sodium diphenyl hydantoinate in treatment of convulsive disorders. J Am Med Assoc 111:1068–1073
254. Mines GR (1913) On dynamic equilibrium of the heart. J Physiol 46:349–383
255. Mines GR (1914) On circulating excitations in heart muscles and their possible relation to tachycardia and fibrillation. Trans R Soc Can Sec 4.8, 3:43
256. Mirowski M, Mower MM, Staeven WS, Tabatznik B, Mendelhoff AI (1970) Standby automatic defibrillator: an approach to prevention of sudden coronary death. Arch Intern Med 126:158–161
257. Mirowski M, Mower MM, Staeven WS, Denniston RH, Mendelhoff AI (1972) The development of the transvenous automatic defibrillator. Arch Intern Med 129:773–779
258. Mirowski M, Mower MM, Langer A, Heilman MS, Schreibmann J (1978) A chronically implanted system for automatic defibrillation conscious dogs. Experimental model for treatment of sudden death from ventricular fibrillation. Circulation 58:90–94
259. Mirowski M, Reid PR, Mower MM, Watkins L, Gott VL, Schauble JF, Langer A, Heilman MS, Kolenik SA, Fischell RE, Weisfeldt ML (1980) Termination of malignant ventricular arrhythmias with an implanted automatic defibrillator in human beings. N Engl J Med 303:322–324
260. Mobitz W (1924) Über die unvollständige Störung der Erregungsüberleitung zwischen Vorhof und Kammer des menschlichen Herzens. Z Ges Exp Med 41:180–237
261. Mokler CM, Armann CG van (1962) Pharmacology of a new antiarrhythmic agent, τ-diisopropyl-amio-α-phenyl-α-(2-pyridyl)-butyramide (SC-7031). J Pharmacol Exp Ther 136:114–124
262. Mond HG, Sloman JG, Edwards RH (1982) History. The first pacemaker. PACE 5:278–282
263. Moran NC, Perkins ME (1958) Adrenergic blockade of the mammalian heart by a dichloro analogue of Isoproterenol. J Pharmacol Exp Ther 124:223–237
264. Morgagni GB (1761) De sedibus et causis morborum per anatomen indagatis. Venedig
265. Mušič D, Rakovec P, Jagodic A, Cibic B (1984) The first description of syncopal attacks in heart block. Pace 7:301–303

266. Narula NS, Boveja BK, Cohern DM, Narula JT, Tarjan PP (1985) Laser catheter-induced atrioventricular nodal delays and atrioventricular block in dogs. J Am Coll Cardiol 5:259–267
267. Nathan DA, Center S, Wu CY, Keller W (1963) An implantable, synchronous pacemaker for the long-term correction of complete heart block. Circulation 27:682–685
268. Nathan DA, Center S, Wu CY, Keller W (1963) An implantable synchronous pacemaker for the long-term correction of complete heart block. Am J Cardiol 11:362–367
269. Nativelle CA (1869) Sur la digitaline cristallisée. J Pharm Chim 4:255–262
270. Naumann d'Alnoncourt C (1983) Pathogenese von Herzrhythmusstörungen. In: Lüderitz B (Hrsg) Handbuch der Inneren Medizin. Herzrhythmusstörungen. 5. Aufl. Bd IX/1, Springer, Berlin Heidelberg New York Tokyo, S 107–138
271. Naumann d'Alnoncourt C (1983) Bradykarde Rhythmusstörungen In: Lüderitz B (Hrsg) Handbuch der Inneren Medizin. Herzrhythmusstörungen. 5. Aufl. Bd IX/1, Springer Berlin Heidelberg New York Tokyo, S 935–1006
272. Nehb W (1938) Zur Standardisierung der Brustwandableitungen des Elektrokardiogramms. Klin Wochenschr 17:1807
273. Netter FH (1971) Heart. Ciba, Vol 5
274. Neumann G, Funke H, Simon H, Aulepp H, Grube E, Schaede A (1977) Therapie supraventrikulärer Reentry-Tachykardien durch Implantation bedarfsgesteuerter Over-drive-Schrittmacher. Herz Kreisl 9:714–721
275. Nitter-Hauge S, Storstein O (1973) Surgical treatment of recurrent ventricular tachycardia. Br Heart J 35:1132–1135
276. Nysten PH (1802) Nouvelles experiences galvaniques, faites sur les organes musculaires de l'homme et des animaux a sang rouge, dans lesquelles, en classant ces divers organes sous le rapport de la durée de leur excitabilité galvanique, on prouve que le coeur est celui qui conserve le plus longtemps cette propriété. An XI, Levrault, Paris
277. Oefele F von (1902) Vorhippokratische Medizin Westasiens, Aegyptens und der mediterranen Vorarier. Papyrus Ebers. In: Neuburger M, Pagel J (Hrsg) Handbuch der Geschichte der Medizin. Bd I: Altertum und Mittelalter. Fischer, Jena, S 78–80
278. Oettingen AJ von (Hrsg) (1894) Abhandlung über die Kräfte der Electricität bei der Muskelbewegung von Aloisius Galvani (1791). Engelmann, Leipzig
279. Öhnell RF (1944) Pre-excitation. A cardiac abnormality. Acta Med Scand [Suppl] 152:78–80
280. Pagel J (Hrsg) (1901) Biographisches Lexikon hervorragender Ärzte des neunzehnten Jahrhunderts. Mit einer historischen Einleitung. Urban & Schwarzenberg, Berlin Wien
281. Paladino G (1876) Contribuzione all'anatomia, istologia e fisiologia del cuore. Movim Med Chir, Napoli
282. Pfeiffer D, Lüderitz B (1992) Langzeit-Elektrokardiographie: Von der Zählung ventrikulärer Extrasystolen zur nicht-invasiven Risikobeurteilung. Dt Ärztebl 89:A4285–A4290
283. Pollak K (1991) „Ich fand bald, daß der rote Fingerhut ein sehr kräftiges Diuretikum ist...". Vor 250 Jahren, an einem Tag im März 1741, ist William Withering geboren worden. Ärzte Z 47:25
284. Powell CE, Slater IH (1958) Blocking of inhibitory adrenergic receptors by a dichloro analog of Isoproterenol. J Pharmacol 122:480–488
285. Prevost JL, Batelli F (1899) La mort par les courants électriques courant alternatif a bas voltage. J Physiol Pathol Gen 1:399–412
286. Puech P, Latour H, Grolleau R, Dufoix R, Cabasson J, Robin J (1970) L'activité électrique du tissu de conduction auriculo-ventriculaire en électrocardiographie intracavitaire. Identification. Arch Mal Coeur 63:500–520
287. Purkinje JE (1845) Mikroskopisch-neurologische Beobachtungen. Arch Anat Physiol Wiss Med II/III:281–295

288. Rall TW, Schleifer LS (1990) Drugs effective in the therapy of the epilepsies. In: Goodman Gilman A, Rall TW, Nies AS, Taylor P (eds) Goodman and Gilman's. The pharmacological basis of therapeutics. 8th edn. Pergamon Press, New York, pp 436–462
289. Reichart B, Weinhold C, Metzenbauer L (1986) Cardiovascular-Chirurgie. Erworbene Herzfehler und Transplantation. Medplan, München
290. Ringer S (1883) A further contribution regarding the influence of the different constituents of the blood on the contraction of the heart. J Physiol 4:29–42
291. Ritchie JM, Greene NM (1990) Local Anesthetics. In: Goodman Gilman A, Rall TW, Nies AS, Taylor P (eds) Goodman and Gilman's. The pharmacological basis of therapeutics. 8th edn. Pergamon Press, New York, pp 311–331
292. Romano C, Gemme G, Pongiglione R (1963) Aritmie cardiache rare dell'eta' pediatrica. Clin Pediatr 45:656–683
293. Rosenbaum JB, Hansen D (1954) Simple cardiac pacemaker and defibrillator. J Am Med Assoc 155:1151
294. Rosenbaum MB, Elizari MV, Lazarri JO (1967) Los hemibloqueous. Paidos, Buenos Aires
295. Rosenbaum MB, Elizari MV, Lazarri JO (1970) The hemiblocks. New concepts of intraventricular conduction based on human anatomical, physiological and clinical studies. Tampa Tracings, Oldsmar/Fla
296. Rosenbaum MB, Chiale PA, Ryba D, Elizari MV (1974) Control of tachyarrhythmias associated with Wolff-Parkinson-White syndrome by Amiodarone hydrochloride. Am J Cardiol 34:215–223
297. Rothschuh KE (1952) Elektrophysiologie des Herzens. Darstellung, Kritik, Probleme. Steinkopff, Darmstadt
298. Rothschuh KE (1963) Meilensteine in der Erforschung von Herz und Kreislauf. In: Bargmann W, Doerr W (Hrsg) Das Herz des Menschen. Bd 1. Thieme, Stuttgart, S. 1–20
299. Ryan GF, Easley RM, Zaroff LI, Goldstein S (1968) Paradoxical use of a demand pacemaker in treatment of supraventricular tachycardia due to the Wolff-Parkinson-White-Syndrome. Observation on termination of reciprocal rhythm. Circulation 38:1037–1043
300. Saborowski F (1987) Herzrhythmusstörungen. In: Siegentheler W, Kaufmann W, Hornbostel H, Waller HD (Hrsg) Lehrbuch der inneren Medizin. 2. Aufl. Thieme, Stuttgart New York, S 23–38
301. Saksena S, Parsonnet V (1988) Implantation of a cardioverter-defibrillator without thoracotomy using a triple electrode system. J Am Med Assoc 259:69–72
302. Saunders W (1783) Beobachtungen über die vorzüglichen Heilkräfte der rothen peruanischen Rinde. Dtsch Übersetzung Fritsch, Leipzig
303. Schadewaldt H (1979) Kardiologie in der Antike. In: Blümchen G (Hrsg) Beiträge zur Geschichte der Kardiologie. Klinik Roderbirken, S 21–26
304. Schall P (1965) Der Arzt in der chinesischen Kultur. Fink, Stuttgart
305. Scheinman MM, Morady F, Hess DS, Gonzales R (1982) Transvenous catheter technique for induction of damage to the atrioventricular junction in man. Am J Cardiol 49:1013
306. Scheinman MM, Morady F, Hess DS, Gonzales R (1982) Catheter-induced ablation of the atrioventricular junction to control refractory supraventricular arrhythmias. J Am Med Assoc 248:851–855
307. Schepdael J van, Solway H (1970) Etude clinique de l'amiodarone dans les troubles du rhythme cardique. Presse Med 78:1849–1850
308. Schellong F, Heller S, Schwingel E (1937) Das Vektordiagramm, eine Untersuchungsmethode des Herzens I. Mitteilung. Z Kreislaufforsch 29:497

309. Scherlag BJ, Lau SH, Helfant RH, Berkowitz WD, Stein E, Damato AN (1969) Catheter technique for recording His bundle activity in man. Circulation 39:13–18
310. Scheube B (1902) Die Geschichte der Medizin bei den ostasiatischen Völkern. I. Chinesen. In: Neuburger M, Pagel J (Hrsg) Handbuch der Geschichte der Medizin. Bd. I: Altertum und Mittelalter. Fischer, Jena: S 20–37
311. Schiff M (1896) Beiträge zur Physiologie. Benda, Lausanne
312. Schlepper M (1983) Spezielle Syndrome. In: Lüderitz B (Hrsg) Handbuch der Inneren Medizin. Herzrhythmusstörungen. 5. Aufl. Bd IX/1. Springer, Berlin Heidelberg New York Tokyo, S 643–694
313. Schley G (1986) Medikamentöse Therapie der Herz- und Gefäßkrankheiten. 2. Aufl. Thieme, Stuttgart New York, S 45–76
314. Schott E (1925) Willem Einthoven und die Fortschritte, welche wir der Erfindung des Saitengalvanometers verdanken. Münchn Med Wochenschr 72:391–392
315. Schütz E (1958) Physiologie des Herzens. Springer, Berlin Göttingen Heidelberg
316. Schwalbe E (1909) Vorlesungen über Geschichte der Medizin. 2. Aufl. Fischer, Jena
317. Sealy WC, Hattler BG jr, Blumenschein SD, Copp FR (1969) Surgical treatment of Wolff-Parkinson-White syndrome. Ann Thorac Surg 8:1–11
318. Seipel L, Ostermeyer J, Breithardt G (1983) Operative Therapie von Herzrhythmusstörungen. In: Lüderitz B (Hrsg) Handbuch der Inneren Medizin. Herzrhythmusstörungen. 5. Aufl., Bd IX/1. Springer, Berlin Heidelberg New York, S 1057–1104
319. Seipel L (1987) Klinische Elektrophysiologie des Herzens. 2. Aufl. Thieme, Stuttgart New York
320. Senac JB de (1749) Traité de la structure du coeur, de son action et de ses maladies. Vol 2. Vincent, Paris
321. Shoji T, Ikeshita M (1978) Surgical treatment of tachyarrhythmias. Jpn Circ J 42:279–286
322. Siddiqui S, Siddiqui RH (1931) Chemical examination of the roots of Rauwolfia serpentina. Benth J Indian Chem Soc 667–680
323. Siddons H, Davies JG (1963) A new technique for internal cardiac pacing. Lancet II:1204–1205
324. Sigerist HE (1954) Große Ärzte. Eine Geschichte der Heilkunde in Lebensbildern. 3. Aufl. Lehmanns, München
325. Singh BN, Vaughan Williams EM (1970) A third class of anti-arrhythmic action. Effects on atrial und ventricular potentials, and other pharmacological actions on cardiac muscle, of MJ 1999 and AH 3474. Br J Pharmacol 39:675–687
326. Singh BN, Vaughan Williams EM (1972) A fourth class of antiarrhythmic action? Effect of Verapamil on Ouabain toxicity, on atrial and ventricular intracellular potentials, and on other features of cardiac function. Cardiovasc Res 6:109–119
327. Snellen HA (1984) History of cardiology. Donker Academic, Rotterdam
328. Sowton E, Leatham A, Larson P (1964) The suppression of arrhythmias by artifical pacing. Lancet II:1098–1100
329. Spurrell RAJ (1975) Surgical treatment of tachyarrhythmias. In: Krikler DM, Goodwin JF (eds) Cardiac arrhythmias, the modern electrophysiological approach. Saunders, London
330. Stahl GE (1744) Materia Medica; das ist, Zubereitung, Krafft und Würckung, deren sonderlich durch chemische Kunst erfundenen Arztneyen. Gerlach, Dresden
331. Stannius HF (1837–1850) Archiv- und Personalakten der Universität Rostock
332. Stannius HF (1852) Zwei Reihen physiologischer Versuche. Arch Anat Physiol Wiss Med 2:85–100
333. Starkenstein E (1930) Die Chinarinde und ihre Alkaloide. Zum 300jährigen Jubiläum ihrer Einführung in den Arzneischatz. Beitr Ärztl Fortb 9:37–52

334. Steinbeck G (1978) Zur Pathogenese von Herzrhythmusstörungen. Internist 19:200–206
335. Steinbeck G (1983) Invasive Verfahren. In: Lüderitz B (Hrsg) Handbuch der Inneren Medizin. Herzrhythmusstörungen. 5. Aufl. Bd IX/1. Springer, Berlin Heidelberg New York Tokyo, S 485–548
336. Steinbeck G (1991) Rhythmusstörungen des Herzens. In: Riecker G (Hrsg) Klinische Kardiologie. Krankheiten des Herzens, des Kreislaufs und der herznahen Gefäße. 3. Aufl. Springer, Berlin Heidelberg New York Tokyo, S 497–547
337. Steinbeck G, Meinertz T, Andresen D, Borggrefe M, Brachmann J, Gonzka BD, Klein H, Kuck KH, Manz M (1991) Empfehlungen zur Implantation von Defibrillatoren. Z Kardiol 80:475–477
338. Steiner F (1871) Über die Electropunctur des Herzens als Wiederbelebungsmittel in der Chloroformsyncope, zugleich eine Studie über Stichwunden des Herzens. Arch Klin Chir 12:741–790
339. Stieda W (1929) Hermann Stannius und die Universität Rostock 1837 bis 1954. Jb Vereins Meckl Gesch 93:1–36
340. Stoffella E (1807) Oppolzer's Vorlesungen über die Krankheiten des Herzens und der Gefäße. Enke, Erlangen
341. Stokes W (1846) Observations on some cases of permanently slow pulse. Dublin Quart J Med Sci 2:73–85
342. Stokes W (1854) The diseases of the heart and the aorta. Hodges & Smith, Dublin
343. Editorial (1962) Stokes of Dublin (1804–1878). J Am Med Assoc 182:568–569
344. Sudhoff K (1922) Kurzes Handbuch der Geschichte der Medizin. 3./4. Aufl. Karger, Berlin
345. Sulyma MG (1985) Wörterbuch der Kardiologie. 2. Aufl. Medikon, München
346. Sunder-Plassmann P (1962) Pacemaker-Implantation bei totalem a.v.-Block. Thoraxchirurgie 10:220–221
347. Sykosch J, Effert S, Pulver KG, Zacouto F (1963) Zur Therapie mit elektrischen Schrittmachern. Ein implantierbarer, induktiv ausschaltbarer elektrischer Schrittmacher. Elektromedizin 8:139–142
348. Tawara S (1906) Das Reizleitungssystem des Säugetierherzens. Eine anatomisch-histologische Studie über das Atrioventrikularbündel und die Purkinjeschen Fäden. Mit einem Vorwort von L. Aschoff (Marburg). Fischer, Jena
349. Teichmann G, Knotte GH von, Ismer B (1991) Von den Stanniusschen Ligaturen zur nichtmedikamentösen Behandlung von Herzrhythmusstörungen. Z Klin Med 46:1101–1103
350. The Cardiac Arrhythmia Suppression Trial (CAST) (1989) Investigator's preliminary report: Effect of encainide and flecainide on mortality in a randomized trial of arrhythmia suppression after myocardial infarction. N Engl J Med 321–389
351. Thiele G (Hrsg) (1980) Handlexikon der Medizin. A–K. Urban & Schwarzenberg, München Wien Baltimore
352. Thiene G (1991) Anniversary Review. Cardiovascular pathology, quo vadis? Int J Cardiol 32:203–210
353. Toellner R (1986) Illustrierte Geschichte der Medizin. Dt Ausg, Bd 1, Andreas & Andreas, Salzburg
354. Toellner R (1986) Illustrierte Geschichte der Medizin. Dt Ausg, Bd 2. Andreas & Andreas, Salzburg
355. Toellner R (1986) Illustrierte Geschichte der Medizin. Dt Ausg, Bd 3. Andreas & Andreas, Salzburg
356. Toellner R (1986) Illustrierte Geschichte der Medizin. Dt Ausg, Bd 6. Andreas & Andreas, Salzburg
357. Valentini MB (1713) Medicina nov-antiqua. Frankfurt (1713)

358. Vaughan Williams EM (1970) Classification of anti-arrhythmic drugs. In: Sandoe E, Flensted-Jansen E, Olesen KH (eds) Symposium on cardiac arrhythmias. Astra, Södertälje, pp 449–472
359. Volavsek B (Hrsg) (1977) Marko Gerbec. Marcus Gerbezius 1658–1718. Syndroma Gerbezius-Morgagni-Adams-Stokes. Ljubljana
360. Waller AG (1887) A demonstration on man of electromotive changes accompanying the heart's beat. J Physiol 8:229–234
361. Walshe WH (1862) A practical treatise on the diseases of the heart and great vessels, including the principles of physical diagnosis. Blanchard & Lea, Philadelphia
362. Ward OC (1964) A new familial cardiac syndrome in children. J Irish Med Assoc 54:103–107
363. Watson H, Emslie-Smith D, Lowe KG (1967) The intracardiac electrocardiogram of human atrioventricular conducting tissue. Am Heart J 74:66–70
364. Weber H, Schmitz L (1983) Catheter technique for closed-chest ablation of an accessory pathway. N Engl J Med 308:653–654
365. Weber H, Hessel S, Ruprecht L, Unsöld E (1987) A new electrode quartz fiber catheter for electrically guided percutaneous Nd-YAG laser photocoagulation of the subendocardium. Pace 10:411
366. Wellens HJJ (1971) Electrical stimulation of the heart in the study and treatment of tachycardias. Kroese, Leiden
367. Wellens HJJ, Schuilenburg RM, Durrer D (1972) Electrical stimulation of the heart in patients with ventricular tachycardia. Circulation 46:216–226
368. Wenckebach KF (1898) De Analyse van den onregelmatigen Pols. Nederl Tijdschr Geneesk 9:297–316
369. Wenckebach KF (1899) De Analyse van den onregelmatigen Pols. II. Over den regelmatig intermitteerenden Pols. Nederl Tijdschr Geneesk 16:665–679
370. Wenckebach KF (1899) De Analyse von den onregelmatigen Pols. Over eenige Vormen van Allorhythmie en Bradycardie. Nederl Tijdschr Geneesk 24:1132–1144
371. Wenckebach KF (1899) Zur Analyse des unregelmässigen Pulses. Klin Med 36:181–199
372. Wenckebach KF (1899) Zur Analyse des unregelmässigen Pulses. II. Ueber den regelmässig intermittirenden Puls. Z Klin Med 37:475–488
373. Wenckebach KF (1900) Zur Analyse des unregelmässigen Pulses. III. Über einige Formen von Allorhythmie und Bradycardie. Klin Med 39:293–304
374. Wenckebach KF (1901) De Analyse van den onregelmatigen Pols. Over den Pulsus alternans. Nederl Tijdschr Geneesk 2:75–81
375. Wenckebach KF (1903) Die Arrhythmie als Ausdruck bestimmter Funktionsstörungen des Herzens. Engelmann, Leipzig
376. Wenckebach KF (1906) Beiträge zur Kenntnis der menschlichen Herztätigkeit. Arch Anat Physiol (Physiol Abt) 297–354
377. Wenckebach KF (1907) Beiträge zur Kenntnis der menschlichen Herztätigkeit. Zweiter Teil. Arch Anat Physiol (Physiol Abt) 1–24
378. Wenckebach KF (1914) Die unregelmässige Herztätigkeit und ihre klinische Bedeutung. Engelmann, Leipzig Berlin
379. Wenckebach KF, Winterberg H (1927) Die unregelmässige Herztätigkeit. Engelmann, Leipzig
380. Wiedling S (1964) Xylocaine. The pharmacological basis of its clinical use. 2nd edn. Almqvist & Wiksell, Stockholm Göteborg Uppsala, pp 13–15
381. Wiggers CJ (1961) Willem Einthoven (1860–1927). Some facets of his life and work. Circul Res 9:225–234
382. Willius FA, Keys TE (1942) Cardiac clinics. XCIV A remarkably early reference to the use of cinchona in cardiac arrhythmias. Proc Staff Meet Mayo Clin 17:294–296

383. Wilson FN, Johnston FD, MacLeod AG, Barker PS (1933) Electrocardiograms that represent the potential variations of a single electrode. Am Heart J 9:447–458
384. Wit AL, Cranefield PF (1974) Verapamil inhibition of the slow response; A mechanism for its effectiveness against reentrant A-V nodal tachycardia. Circulation 50:3–146
385. Withering W (1785) An account of the foxglove and some of its medical uses: with practical remarks on dropsy and other diseases. Birmingham
386. Wolff L, Parkinson J, White PD (1930) Bundle-branch block with short P-R intervall in healthy young people prone to paroxysmal tachycardia. Am Heart J 5:685–704
387. Wormer EJ (1989) Syndrome der Kardiologie und ihre Schöpfer. Medikon, München
388. Zeiler RH, Gough WB, Sung R, El-Sherif N (1981) Electrophysiologic effects of propafenone on canine ischemic cardiac cells (abstract). Am J Cardiol 47:483
389. Ziemssen H von (1882) Studien über die Bewegungsvorgänge am menschlichen Herzen sowie über die mechanische und elektrische Erregbarkeit des Herzens und des Nervus phrenicus, angestellt an dem freiliegenden Herzen der Catharina Serafin. Arch Klin Med 30:270–303
390. Zipf K (1957) Zur Pharmakologie Blutdruck-wirksamer Rauwolfia-Alkaloide. Arzneimittelforschung 7:475–477
391. Zoll PM (1952) Resuscitation of heart in ventricular standstill by external electric stimulation. N Engl J Med 247:768–771
392. Zoll PM, Paul MH, Linenthal AJ (1956) The effects of external electric currents on the heart. Control for cardiac rhythm and induction and termination of cardiac arrhythmias. Circulation 14:745–756
393. Zoll PM, Linenthal AJ, Gibson W, Paul MH, Norman LR (1956) Termination of ventricular fibrillation by externally applied electric countershock. N Engl J Med 254:727–732
394. Zwillinger L (1935) Über die Magnesiumwirkung auf das Herz. Klin Wochenschr 14:1429–1433

Namenverzeichnis

ABILDGAARD, P. C. 141
ACQUAPENDENTE, F. D' 53
ADAMS, R. 70, 139
ADER, C. 59
AHLQUIST, R. P. 133
ALDINI, G. 139, 141
ANREP, G. V. 126, 133
ANTONI, H. 150
ARISTOTELES 50
ARISTOXENOS VON TARENT 50
ASCHOFF, L. 91, 98
AZMAL KHAN, H. 131

BACHMANN, J. G. 91, 106
BAJUSZ, E. 137
BARNARD, C. N. 159
BATELLI, F. 144
BECK, C. S. 145
BENDER, F. 132
BERKOVITZ, B. V. 140, 147
BICHAT, M. F. X. 139, 141
BLACK, J. W. 133
BOREL, J. F. 159
BOUVERET, L. 76
BOUVRAIN, Y. 140, 153
BURCHELL, H. B. 157

CALLAGHAN, J. C. 67, 145
CAMMILLI, L. 156
CARELL, A. 159
CASTELLANOS, A. JR. 147
CAVENTOU, J. B. 125
CENTER, S. 147
CHARDACK, W. M. 147
CHRYSIPPOS VON KNIDOS 50

CLERC, A. 85
COBB, F. R. 157
COTTON, R. P. 77
COUCH JR., O. A. 158
CREMER, M. 112
CRITESCO, C. 85

DELONDRE, A. 125
DUCHENNE DE BOULOGNE,
 G. B. A. 139, 142
DUNGAN, K. W. 134
DURRER, D. 116, 157

EBERS, G. 49, 119
EHRLICH, P. 133
EINTHOVEN, W. 57, 112
ELMQUIST, R. 140, 146
ENGELMANN, T. W. 62
ERDTMAN, H. 127
EULER, H. V. 127

FERRIAR, J. 121
FERUGLIO, G. A. 67
FLACK, M. W. 91, 103
FLECKENSTEIN, A. 134
FONTAINE, G. 114
FORSSMANN, W. 114
FRAENKEL, A. 122
FRANK, E. 112
FRASER, T. R. 122
FREY, W. 125
FUCHS, L. 120
FUNKE, H. D. 147
FURMAN, S. 140, 147

GALENUS, C. 50
GALLAGHER, J. J. 140, 147, 151
GALLAVARDIN, L. B. 76
GALVANI, L. 139, 141
GANONG, W. F. 85
GENGERELLI, J. A. 113
GERBEZIUS, M. 67, 139, 140
GIRAUD, G. 112
GOLDBERGER, E. 112
GONZALES, R. 151
GREATBATCH, W. 147
GUTHRIE, C. C. 159

HANSEN, D. 146
HARDY, J. D. 159
HARRIS, A. S. 131
HARTIGAN, W. 71
HARVEY, W. 52
HENRY, E. O. 125
HEROPHILOS VON CHALKEDON 50
HIPPOKRATES 50
HIS JUN., W. 91, 93, 97
HOFFA, M. 145
HOFFMANN, A. 76
HOLTER, N. J. 113
HOLZMANN, M. 23, 78
HORMOLLE, A. E. 123
HUCHARD, H. 73, 140
HYMAN, A. S. 140, 144

IRNICH, W. 147

JACKMAN, W. M. 152
JAMES, T. N. 91, 107
JERVELL, A. 86

KAPLAN, B. M. 22
KEITH, A. B. 91, 103
KENT, A. F. S. 91, 95
KLEINSORGE, H. 130
KOCH, W. 105

KOKERNOT, R. H. 131
KUCK, K. H. 152

LAGERGREEN, H. 147
LANGE-NIELSEN, F. 86
LANGENDORFF, O. 75
LANGLEY, J. N. 133
LEHMANN, C. 76
LEVINE, S. A. 85
LEVY, R. 77
LEWIS, TH. 61
LIDWILL, M. C. 142
LISH, P. W. 134
LÖFGREN, N. 129
LOWER, R. R. 159
LOWN, B. 85, 88, 140, 143, 149
LUDWIG, C. 145
LÜDERITZ, B. 150, 156

MAHAIM, I. 91
MALKIEL-SHAPIRO, B. 137
MANZ, M. 151
MARK, L. C. 127
MARMORSTEIN, M. 144
MAUTZ, F. R. 127
MAYER, A. G. 118
MERCURIALE, G. 67, 139, 140
MINES, G. R. 118
MIROWSKI, M. 140, 147, 155
MOBITZ, W. 17
MORAN, N. C. 133
MORGAGNI, G. B. 67, 139, 140

NATHAN, D. A. 140, 147
NATIVELLE, C. A. 123
NEHB, W. 112
NYSTEN, P. H. 141

ÖHNELL, R. F. 23
OPPOLZER, J. 123

PAGEL, J. 69
PALADINO, G. 91, 95
PARKINSON, J. 80
PELLETIER, P. J. 125
PERKINS, M. E. 133
PIEN TS'IO 47
POWELL, C. E. 133
PRAXAGORAS VON KOS 50
PREVOST, J. L. 144
PUECH, P. 112, 115
PURKINJE, J. E. 91

RINGER, S. 135
ROBINSON, G. 140, 147
ROMANO, C. 86
ROSENBAUM, J. B. 146
ROSENBAUM, M. B. 109
ROSS, J. P. 157
ROTHSCHUH, K. E. 79

SAKSENA, S. 140
SANTORIO, S. 54
SAUNDERS, W. 123
SCHEINMAN, M. M. 140, 147, 151
SCHELLONG, F. 112
SCHERF, D. 82
SCHERLAG, B. J. 112, 115, 140, 147
SCHIFF, M. 142
SCHLEPPER, M. 88
SCHMITZ, L. 151
SENAC, J. B. 123
SENNING, A. 140, 146
SHUMWAY, N. E. 159
SIDDIQUI, S. 129
SIDDONS, H. 147

SIEBOLD, K. T. v. 75
SIGERIST, H. E. 55
SLATER, I. H. 133
STAHL, G. E. 123
STANNIUS, H. F. 74
STEINER, F. 142
STEPHENSON, J. S. 133
STOKES, W. 70, 139
SUNDER-PLASSMANN, P. 147
SYKOSCH, J. 147

TAWARA, S. 91, 98, 105
TEICHMANN, G. 76

VALENTINI, M. B. 56
VALSALVA, A. 68
VAUGHAN WILLIAMS, E. M. 123

WALLER, A. D. 57
WALSHE, W. H. 141
WANG SHU-HO 47
WARD, O. C. 86
WATSON, H. 115
WEBER, H. 151
WELLENS, H. J. J. 116, 118
WENCKEBACH, K. F. 62, 91, 125
WHITE, P. D. 80
WILSON, F. N. 112
WINTERBERG, H. 64
WITHERING, W. 121
WOLFF, L. 80

ZACOUTO, F. 140, 153
ZIEMSSEN, H. v. 139, 142
ZIPF, K. 131
ZOLL, P. M. 140, 146
ZWILLINGER, L. 137

Sachverzeichnis

Ablationsverfahren 151
Ableitung, bipolare 112
–, intrakardiale 19, 115
Ajmalin 129
Aktionspotential 3
Aktivität, getriggerte 7
Amiodaron 133
Ammi visnaga (Doldenblütler) 133
Antesystolie 23
Antiarrhythmika 123
–, Freinamen 34
–, Handelsnamen 34
–, Klassifizierung 30
–, Nebenwirkungen 31
–, Präparate 34
Arrhythmiediagnostik 60, 62
–, Stufenplan 111
„artificial Pacemaker" 144
Aschoff-Tawara-Knoten 100
Atrioventrikularknoten 100
Automatie 7
–, abnorme 7
AV-Blockierung 17
AV-Knoten 98

Bachmann-Bündel 106
Belastungselektrokardiogramm 16
Beta-Rezeptorenblocker 133
Blockbild, faszikuläres 18
Blockierung, bifaszikuläre 110
–, trifaszikuläre 110
–, unifaszikuläre 110
Blut, Herzbewegung 53
Blutkreislauf 53
Blutzirkulation 52
Bouveret-Hoffmann-Krankheit 78
Bradyarrhythmie 15
Bradykardie, pathologische 36
Bradykardie-Tachykardie-Syndrom 20
Brustwandableitung, unipolare 112

CAST-Studie (Cardiac Arrhythmia Suppression Trial) 31, 136
Chinarinde 123
Chinidin 123

Chinin 64, 125
Cinchona succirubra (Chinarindenbaum) 124
Cinchonin 125
Circus movement 6, 117
Clerc-Levy-Critesco-(CLC-)Syndrom 86
Cocain 126
Convallaria majalis (Maiglöckchen) 123

DDD-Schrittmacher 147
Defibrillation 145, 149
Defibrillator, automatischer, pharmakologischer (AIPhD) 156
Defibrillatortherapie, Indikation 41
Dichlorisoproterenol 133
Digitalin 123
Digitalis lanata (wollhaariger Fingerhut) 121
– purpurea (roter Fingerhut) 120
Diltiazem 134
Disopyramid 129

EKG-Auswertung, automatische 10
Elektrokardiogramm 57
Elektrokardiographie 112
Elektrokonversion 43
Elektroschock 29, 40, 43
Elektrostimulation 115, 145
Elektrotherapie, Geschichte 139
Encainid 132
Erregung, kreisende 6
Erregungsleitung 3
Erregungsleitungsstörungen 16
–, intraventrikuläre 109
Erregungsleitungssystem, Entdeckung 91
Erregungsumkehr 118
Erythroxylon coca (Cocastrauch) 126
Extrasystolie 13, 63
–, supraventrikuläre 13, 28
–, ventrikuläre 13, 29
Extremitätenableitung 57

Faszikel, linksanteriorer 109
–, linksposteriorer 109

Sachverzeichnis

Flecainid 132
Frequenzadaption, biologische Parameter 39

Gallopamil 134
Gerbezius-Morgagni-Adams-Stokes-Syndrom 73
Gramin 127

Hemiblock, linksanteriorer 18, 109
–, linksposteriorer 18, 109
Herzbewegung, Blut 53
Herzglykoside 119
Herzrhythmusstörungen, s. a. Rhythmusstörungen
–, bradykarde 148
–, Differentialtherapie 28
–, Pathogenese 3, 67
–, Symptomatik 67
–, tachykarde 149
–, Therapie 27
–, Akuttherapie 32
–, Differentialdiagnose 9
–, Nebenwirkungen, extrakardiale 32
–, Prophylaxe 32
–, Ursachen 9
Herzschrittmacher, Elektrotherapie 35
–, implantierbarer 146
Herzschrittmachercode 37
Herzstillstand 141
Herztransplantation 159
His-Bündel 19, 93
His-Bündel-Ablation 35, 147, 151, 152
His-Bündel-EKG (HBE) 19, 20, 115
Hochfrequenzkatheterablation 153
Hochfrequenzstimulation 150
Holter-Monitoring 11, 112
Hordeum vulgare 127
„Hymanator" 145

ICD, implantierbarer Kardioverter/Defibrillator 40
Impulsbildung, fokale 6
Impulsgeneratoren 41
Interaurikularbündel 106

James-Bündel 107
James-Faser 97
Jervell- und Lange-Nielsen-Syndrom 86

Kalzium 135
Kalziumantagonisten 134

Kammerflattern 15
Kammerflimmern 15
Kammertachykardie 29
Kapillarelektrometer 58
Kardiochirurgie, antiarrhythmische 157
–, supraventrikuläre Arrhythmien 157
–, ventrikuläre Arrhythmien 158
Kardiostimulation 142
Kardioversion 149
Kardioverter/Defibrillator, automatischer, implantierbarer 156
Karotissinusreflex, hyperaktiver 26
Karotissinussyndrom 26
Katheterablation 35
Katheterableitung, endokavitäre 112
Keith-Flack-Knoten 105
Khellin 133
Knotenextrasystole 14
Kreisende Erregung 117, 118
Kreislaufstillstand 69
Kryochirurgie 157

Langzeit-EKG 11, 112
Laserphotoablation 153
Leitungsgeschwindigkeit 5
LGL-Syndrom, EKG-Morphologie 24
Lidocain 127
Lorcainid 132
Lown-Ganong-Levine-(LGL-)Syndrom 25, 85
Lücke, erregbare 8

Magnesium 137
Mahaim-Faser 97
Maladie de Adams-Stokes 73
Maladie de Bouveret 78
Meerzwiebel [Urginea (Scilla) maritima] 119
Mexiletin 128
Morgagni-Adams-Stokes-Syndrom (MAS) 73
Moricizin 136
Muskelbündel, noduläres 97
Muskelfaser, atrioventrikuläre 97

Nerium oleander (Rosenlorbeer) 112
Notfallbehandlung 42

Oberflächenelektrokardiographie 10
Ösophagus-EKG 10, 112
Overdrive stimulation 150

Sachverzeichnis

Paladino-Kent-Bündel 97
Papaver somnifèrum (Mohngewächs) 135
Papyrus Ebers 49
Pause, kompensatorische 13
Perspiratio insensibilis 54
Pharmakotherapie, historische Entwicklung 119
Phenytoin (Diphenylhydantoin) 131
Präexzitation 23
Prajmaliumbitartrat 131
Prenylamin 135
Procainamid 127
Pronethalol 133
Propafenon 132
Propranolol 133
Puls, Analyse 47
–, Herzschlag 49
–, Ursache 52
Pulsformen 52
Pulsfrequenz 50
Pulsilogium 55
Pulslehre 47
–, 16./17. Jahrhundert 52
–, 17./18. Jahrhundert 55
–, 19./20. Jahrhundert 57
–, Ägypten 49
–, altchinesische 47
–, Griechenland 50
–, Spätantike 50
Pulsmesser 55
Pulsschema, Valentini 57
Pulsuntersuchung 48
Pulsvarianten 47
Purkinje-Faser 4, 91

QT-Intervall 86
QT-Verlängerung, Innenohrschwerhörigkeit 86

Rauwolfia serpentina (Schlangenwurzel) 129
Reanimationsblock 153
Reentry 6, 117
Refraktärperiode 8
Registriertechnik, elektrokardiographische 112
Reizbildung 3
Reizbildungssystem, Entdeckung 91
Reizbildungsstörung 12
Resektion, endokardiale 158
Rhythmusschema 62

Rhythmusstörung, bradykarde 5
–, Diagnostik 111
–, Pathogenese 6
–, tachykarde 5
Romano-Ward-Syndrom 86
Ruhe-EKG 10

SA-Blockierung 17
Saitengalvanometer 59
Schrittmacher, antitachykarder 40
–, AV-sequentieller (DDD) 38
–, bifokaler 147
–, frequenzadaptiver 38
–, Kammerdemand- (VVI) 37
–, physiologischer 39
–, Vorhofdemand- (AAI) 37
–, wandernder 12
Schrittmacher-EKG 37
Schrittmacherareal 4
Schrittmacherimplantation, Indikation 36
Schrittmachertherapie, antitachykarde 150
–, Indikation 35, 148
Schrittmachertypen 37
Scilla maritima (Meerzwiebel) 119
Signalmittlungstechnik („signal averaging") 113
„Sinu-auricular node" 105
Sinusbradykardie 28
Sinusknoten 102
Sinusknotenfunktion 88
Sinusknotensyndrom 20
–, Diagnostik 21
–, Klinik 20
–, Therapie 22
Sinustachykardie 28
Soldier's heart syndrome 83
Sotalol 134
Spätpotential, ventrikuläres 113
Spätpotential 11
Standard-EKG 112
Standardableitungen 61, 112
Stannius-Ligaturen 74
Stimulation, antitachykarde 41
–, programmierte, elektrische 116
–, kompetitive 150
Strophanthin 122
Strophanthus gratus, kombé (Hundsgiftgewächse) 122
Synkope 67
–, kardiale 67

Sachverzeichnis

Tachyarrhythmie 12
Tachykardie, extrasystolische 78
–, paroxysmale 76, 78
–, supraventrikuläre 29
–, ventrikuläre 29
–, terminale 78
Tachykardie-Bradykardie-Syndrom 22
Tawara-Schenkel 101
Telemetrie 10, 113
Tocainid 129

Untersuchungsverfahren, invasive 114
–, nichtinvasive 111

Ventrikulotomie, endokardiale 158
Verapamil 134

Verbindung, internodale 108
Vorhofflattern 15, 29
Vorhofflimmern 15, 29
Vorhofstimulation 19

Wenckebach-Bündel 63
Wenckebach-Periodik 63
Wolff-Parkinson-White-(WPW-)Syndrom 23, 80
–, EKG-Morphologie 24
–, Rhythmusstörungen 24
–, Therapie 25

Zeitintervall, interaurikuläres 107

B. Lüderitz, Universität Bonn
Therapie der Herzrhythmusstörungen
Leitfaden für Klinik und Praxis

4., erweit. u. neubearb. Aufl. 1993. Etwa 420 S. 135 überwieg. farb. Abb. Geb.
In Vorbereitung
ISBN 3-540-56209-5

Die „Therapie der Herzrhythmusstörungen" hat sich seit ihrem ersten Erscheinen als therapeutischer Leitfaden für Klinik und Praxis ausgezeichnet bewährt. Das erfolgreiche Therapiebuch erscheint jetzt in völlig überarbeiteter Neuauflage. Darin werden die grundlegend neuen Erkenntnisse der letzten Jahre in der Rhythmologie berücksichtigt.

Namentlich das Cardiac Arrhythmia Suppression Trial (Cast I und II) hat das Interesse von medikamentösen auf nichtmedikamentöse Behandlungsformen gelenkt. Dazu gehören insbesondere die Entwicklungen auf dem Gebiet der implantierbaren Kardioverter bzw. Defibrillatoren und der Katheterablation.

Dennoch bleibt die pharmakologische Behandlung von Herzrhythmusstörungen Basis der symptomatischen Therapie. Hier ergeben sich wichtige neue Optionen durch die Kombinationstherapie mit Antiarrhythmika, deren arrhythmogene und hämodynamische Nebenwirkungen besonders herausgestellt werden. Neue Möglichkeiten eröffnen sich auch durch den gezielten Einsatz von Magnesium bei eng definierten antiarrhythmischen Indikationen.

Vollständig neu bearbeitet wurde die Elektrotherapie mit den Kapiteln „Implantierbarer Kardioverter/Defibrillator" und „Katheterablation".

Der Anhang enthält eine Übersicht der „Arzneiverordnungen" (tabellarische pharmakologische Therapieübersicht) zur Sofortinformation, ein Präparateverzeichnis sowie ein modernes „Schrittmacher-Glossar". Damit erhalten alle Ärzte, die mit der Arrhythmiebehandlung befaßt sind, einen ganz auf die praktische Nutzanwendung im ärztlichen Alltag ausgerichteten Therapieleitfaden.

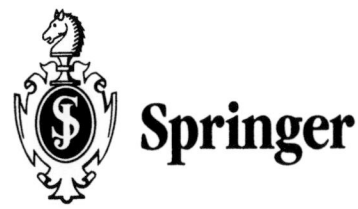

Preisänderungen vorbehalten

B. Lüderitz, Universität Bonn; H. Antoni, Universität Freiburg (Hrsg.)
Perspektiven der Arrhythmiebehandlung
1988. X, 143 S. 59 Abb. Geb. DM 48,- ISBN 3-540-18931-9

Die antiarrhythmische Therapie sowie die eindrucksvollen Fortschritte der Elektrotherapie und der antiarrhythmischen Kardiochirurgie lassen noch viele Fragen offen, die dieses Buch zu beantworten versucht. Es vermittelt nicht nur Hinweise auf die Perspektiven der Arrhythmiebehandlung, sondern gibt auch wichtige Anregungen für die tägliche Praxis. Ein Buch für alle Ärzte, die Patienten mit Herzrhythmusstörungen behandeln.

B. Lüderitz, Universität Bonn (Hrsg.)
Herzrhythmusstörungen
5., völlig neubearb. Aufl. 1983. XXVI, 1151 S. 410 Abb. 106 Tab. (Handbuch der inneren Medizin, Band IX, Teil 1) Geb. DM 320,- ISBN 3-540-12079-3

„... Das Buch muß jedem Kollegen empfohlen werden, der Herzrhythmusstörungen zu behandeln hat, für den Wissenschaftler ist es unentbehrlich. Dies um so mehr als es seit Jahren die erste wirklich umfassende monographische Darstellung dieses großen Gebietes ist und sich gerade in den letzten Jahren vieles in der Diagnostik und Therapie dieser Störungen geändert hat..."

Monatsschrift Kinderheilkunde

G. Riecker, Universität München (Hrsg.)
Therapie innerer Krankheiten
Mitherausgeber: T. Brandt, E. Buchborn, H. Jahrmärker, H.-J. Karl, J. van de Loo, W. Müller, G. Paumgartner, W. Siegenthaler

7., neubearb. Aufl. 1991. XXXII, 1220 S. 47 Abb. 504 Tab. Geb. DM 268,- ISBN 3-540-52610-2

In übersichtlicher Darstellung wird umfassend und praxisgerecht auf die Wahl der Medikamente, auf Dosierungen, Nebenwirkungen und Kontraindikationen sowie auch auf prophylaktische Maßnahmen und Nachsorgeprobleme eingegangen und das jeweilige Behandlungsrisiko erörtert. Über 500 Tabellen machen alle relevanten Therapiepläne auf einen Blick verfügbar. Bei Verzicht auf ausführliche Krankheitslehre erfüllt dieses Therapiebuch den Anspruch, dem Arzt wesentliche Therapieinformationen auf der Basis methodisch-kritisch überprüften Wissens an die Hand zu geben.

Springer

MIX
Papier aus verantwortungsvollen Quellen
Paper from responsible sources
FSC® C105338

If you have any concerns about our products,
you can contact us on
ProductSafety@springernature.com

In case Publisher is established outside the EU,
the EU authorized representative is:
**Springer Nature Customer Service Center GmbH
Europaplatz 3, 69115 Heidelberg, Germany**

Printed by Libri Plureos GmbH
in Hamburg, Germany